《傷寒論》與病理生理學

金梅 呂旭昇 ◎著

今日軒

國家圖書館出版品預行編目（CIP）資料

《傷寒論》與病理生理學/金梅，呂旭昇. -- 一版. -- 臺中市：今日軒文化事業有限公司，民114.07
　　面； 公分
ISBN 978-986-99856-7-3(平裝)

1. CST: 傷寒論 2. CST: 中醫典籍 3. CST: 病理生理學

413.32　　　　　　　　　　　　　　　114008610

《傷寒論》與病理生理學

作者	金　梅　呂旭昇
特約編輯	陳忠坤
封面／編排	吳思萍
發行人	林銘鴻
出版發行	今日軒文化事業有限公司
地址	台中市北區中清路一段89號10樓之8
電話	04-2207-7408
傳真	04-2207-7409
總經銷	紅螞蟻圖書有限公司
地址	台北市內湖區舊宗路2段121巷19號
電話	02-27953656
傳真	02-27954100
定價	新臺幣350元
ISBN	978-986-99856-7-3
一版一刷	2025年7月

本著作物經廈門外圖集團有限公司代理，由遼寧科學技術出版社授權今日軒文化事業有限公司出版、發行中文繁體字版版權。

Copyright © by Liaoning Science and Technology Publishing House Ltd.

前言

東漢張仲景的《傷寒論》兩千年來活人無數，其序言即使今天讀來依然令人感歎，讀《傷寒論》不可不讀序言。

"餘每覽越人入虢之診，望齊侯之色，未嘗不慨然歎其才秀也。怪當今居世之士，曾不留神醫藥，精究方術，上以療君親之疾，下以救貧賤之厄，中以保身長全，以養其生，但競逐榮勢，企踵權豪，孜孜汲汲，惟名利是務；崇飾其末，忽棄其本，華其外而悴其內，皮之不存，毛將安附焉？卒然遭邪風之氣，嬰非常之疾，患及禍至，而方震栗；降志屈節，欽望巫祝，告窮歸天，束手受敗。齎百年之壽命，持至貴之重器，委付凡醫，恣其所措。咄嗟嗚呼！……"

從序言中可以看出東漢之前就有中醫理論，並張仲景是理論的實踐者，並不是經驗的積累者。在其文化背景下，張仲景理論聯繫實際地總結了疾病發生發展及轉歸的規律，並給出了相對應的方藥治療，被後世尊為醫聖。《傷寒論》是一部理、法、方、藥俱備的經典，確立了六經辨證論治的原則，受到歷代醫家推崇，被稱作"眾方之宗，群方之祖"。

然而，自宋代成無己注《傷寒論》釋六經以來，代代不乏注解《傷寒論》之人，能卓然自立一說者卻寥寥無幾，真正通曉傷寒六經大義，全面正確解得六經之義的人也是少之又少，潛心研讀之人更是鳳毛麟角。由此，熱病論六經之說、經絡六經之說、氣運六經之說……聚訟爭鳴，迄今亦無定論，略懂皮毛的人更是肆意賣弄，拼命營造玄之又玄的神秘色彩。

中醫的"真知識"源自古老的中國傳統文化，唯有進入傳統文化的"語境"，才能意會醫聖張仲景的思想。為此，學習《傷寒論》要大量閱讀從古到今的各家各派所編著、注釋的醫學書籍，在各家各派眾口不一的情況下辨別真偽，找出"真知識"。

對於《傷寒論》的研究和整理，目的在於繼承和發揚。發揚始於繼承，繼承終於發揚，是個不斷深化和提高的過程。如果我們看不到或不認識古代的科學成就，繼承就無從說起；如果我們對其歎為觀止，那麼發揚又從何而來呢？要繼承和發揚祖國傳統醫學遺產，還需要正確的思維方法。形而上學的"上溯其源"雖好，但不接地氣、落不到實處，便不能解決發揚的實際問題。因此，還需借助現代科技的"眼睛"來"下探其流"，為中醫學的繼承和發揚另闢蹊徑。

對於一個學西醫的人來說，學習中醫是一件極不容易的事，也是一件極苦的事，不僅需要專心致志地花費大量的時間和精力去鑽研，還需要時時轉變固有的概念和思維模式。但是，也正是因為有西醫的理論基礎，深知人體產生的每一個"證"（證據），包括症候和體徵，都是客觀存在的，都會引發相對應的病理生理改變，這種不同的病理生理改變可以讓高深莫測的"六經辨證"完全"落地"。就西醫目前對疾病發生發展及轉歸規律的研究發現而言，無不驗證"六經辨證"的思維邏輯是有跡可循的，六經病每個條文中涉及的"證"都有對應的病理生理改變，每一個六經病的代表症候，都是人體損傷和抗損傷的表達。所謂的病在三陽，應當為人體的抗病防禦機制尚強的表現，抗損傷的能力大於損傷；病在三陰則當為人體的抗病防禦機制開始衰退的呈現，損傷的能力大於抗損傷。

西醫的病理生理學主要針對疾病發生的原因、發展及最後轉歸的規律和基本機制來進行研究。其主要任務是解釋疾病的本質，為建立有效的疾病診療和預防策略提供理論和實驗依據。

《傷寒論》單從書名"傷寒"二字就已經揭曉了其中心思想，以疾病的來路、疾病的性質為辨證施治的基本理論依據，以六經分篇闡述了疾病的發生、發展、最後轉歸的規律及機體發生的一系列的病理生理改變，除了功能、代謝及形態結構的變化外，還包括陰陽的盛衰或者說機體自身防禦抗病能力的強弱的變化。

六經病既有各自獨特的發生機制、基本病理生理改變及用藥策略，又有相互之間發展及最後轉歸的規律，又是疾病漸變演化的過程。六經病雖然有各自不同的用藥策略，但其治療宗旨不變，秉承順其自然，輔助人體完成自身的防禦調節機制。比如，用大辛大熱的麻黃湯治療發熱，就是輔助人體完善自身體溫調節機制，使其完成發熱的三個時相，體溫自然降至正常，外來致病因素也自然被清除。

昔人謂《傷寒論》以六經鈐百病，為不易之大法。病是萬變無定，經則不變有定，以有定禦無定，即以不變應萬變。亦是說明《傷寒論》發現了疾病發生、發展及轉歸的內在邏輯，做到了知疾病之然、知疾病之所以然。

以己之見，《傷寒論》堪稱中醫的病理生理學，完全可以借助現代科技的"眼睛"發揚其精髓思想，宋代林億曰："其言精而奧，其法簡而詳，非淺見寡聞者所能及。"今人冉雪峰曰："仲景既總結漢以前的經驗，吾人安可不總結漢以後的經驗，將來得西醫方面開啟輔助，進展未可限量。"

現代醫學有很多古人沒有的檢查手段，對疾病的認識更加細化，雖是如此，也不能硬拽西醫的某個病名來用某個經方治療。新冠病毒將"病毒性心肌炎"推向了大眾，於是關於炙甘草湯治療病毒性心肌炎類似的文章，被瘋狂轉發，似乎發現了中醫治療"病毒性心肌炎"的靈丹妙藥。這類文章往往牽強附會，既沒有說明西醫眼中病毒性心肌炎的發病機制，也沒有說明經方炙甘草湯證的證候特點，不講道理，不講內在邏輯，隨意拼湊。

關於病毒性心肌炎的定義及發生機制不再贅述，病毒性心肌炎發病前基本都有發熱的情況，也就是說，病毒性心肌炎由太陽病發展而來，如果第一時間把太陽病治好了，就不會發生病毒性心肌炎。如果發生了病毒性心肌炎，要麼因為誤治，導致引邪入裡，或者說外來致病因素更加猖獗；要麼因為本身就有這方面的基礎病。其中本為太陽傷寒證，因為誤治導致邪陷於裡，稱為太陽變證，涉及胸痛、憋氣、心悸的經方也不少，包括桂枝甘草湯、栀子豉湯、大小陷胸湯、十棗湯、小建中湯、小柴胡湯、炙甘草湯等，它們各有各的證候特點，各有各的病理生理改變。那病毒性心肌炎發展到什麼層面才能用炙甘草湯治療呢？

我們先瞭解一下炙甘草湯證，《傷寒論》第177條："傷寒脈結代，心動悸，炙甘草湯主之。"

傷寒，指病從外來，寒冷為應激源，機體因而啟動應急調節機制，交感—腎上腺髓質系統興奮，兒茶酚胺類激素分泌增加。在應急的過程中，如果交感神經持續興奮，兒茶酚胺分泌持續增加，就會提高心肌耗氧量。

一般情況下，體溫每升高1℃，心率平均增加18次/分，在一定範圍內，心率加快可增加心排血量以滿足組織的代謝需要，具有代償意義。但是，心率過快，心肌耗氧量因此增加，心排血量反而下降（脈代的由來），易引起心肌缺血。對於心肌有勞損或潛在病灶的患者，心動過速易誘發心律不齊（心動悸的由來），甚者導致心力衰竭。

另外，交感神經持續興奮，還會增強機體代謝率，增加能量消耗，使機體處於分解代謝大於合成代謝的狀態。持續分泌的兒茶酚胺使血小板數目增多、黏附聚集性增強，也可使白細胞及纖維蛋白原濃度升高，使血液黏滯度增加，影響正常的血液迴圈（脈結的由來），促進血栓的形成，這也是冠心病患者受寒後容易出現心肌梗死的原因。

傷寒脈結代，為機體長期應激過程中的防禦反應。應急反應為短期應激反應，主要表現為藍斑—交感—腎上腺髓質系統的興奮。而應激反應則為長期的應急反應，除了藍斑—交感—腎上腺髓質系統興奮外，下丘腦—垂體—腎上腺皮質系統也會興奮，其目的是影響藍斑—交感—腎上腺髓質系統的興奮。若機體本身存在腎上腺皮質激素分泌不足的情況，尤其是糖皮質激素即皮質醇的分泌不足，或者說長期應激反應導致糖皮質激素分泌下降，則會直接影響藍斑—交感—腎上腺髓質系統的興奮，繼而對兒茶酚胺"允許"作用減弱，減少兒茶酚胺對心血管的調節作用，所以心排血量反而減少；減弱血管對兒茶酚胺的反應性，隨著外周阻力的下降，不但影響靜脈回流，使血液迴圈持續不暢，還易導致低血壓；降低兒茶酚胺的能量儲備作用，使肝糖原耗竭及對胰島素敏感性增加，不耐饑餓而出現低血糖等。所以治療時應該加強糖皮質激素作用，當促進機體的應激防禦能力，當增強機體的能量儲備，炙甘草湯為首選。

很顯然，當病毒性心肌炎發展為亞當斯－斯托克斯綜合徵，出現快速性心律失常並伴有急性心肌缺血、低血糖時才是服用炙甘草湯的時機，但涉及心力衰竭、心肌細胞的病變就不是炙甘草湯的治療範疇了。換句話說，炙甘草湯證應該是人體長期應激過程中的防禦反應，此時人體的代償機制尚強。若心肌細胞長期處於缺血缺氧而導致心肌細胞的病變，引發心力衰竭，則說明人體的防禦調節機制已經處於部分失代償狀態，四逆湯就應該是首選了。

所以，絕對不能把西醫診斷的某疾病的病名生拉硬拽地與某個經方捆綁在一起，需要實事求是地辨證分析疾病的來龍去脈。

　　本書借助病理生理學等西醫理論對疾病目前的研究發現，對《傷寒論》原文逐條解讀，先列【原文】，後在【病理生理】專案下展開解讀，力求用樸素、客觀的語言闡述所知、所覺、所悟，據實推演醫聖張仲景通過脈證特點所描述的疾病的發生、發展及最後轉歸的規律、基本機制及診療方法。

　　本書參考的書籍主要有中國中醫藥出版社出版的中國中醫研究院研究生班編著的《傷寒論注評》，人民衛生出版社出版的第九版《病理生理學》《病理學》《生理學》高等學校教材，序言引用中醫古籍出版社出版的《白雲閣藏本傷寒雜病論》。

　　在解讀《傷寒論》的過程中，對於可能缺失文字或後人填補及個別錯誤的條文不會牽強附會地去硬解，涉及脈象特點、針灸方法等基礎中醫理論不做贅述。

　　因筆者能力有限，且以有限的理論解讀無限的中醫智慧，必然存在某些偏頗，歡迎大家參與討論並指正。希望通過本書的出版，拋磚引玉，讓更多的人客觀地瞭解中醫，學習中醫，傳承並發揚中醫。

　　知其本質，方能傳承與發揚。

金　梅　呂旭升

壬寅歲終之氣　北京

目錄

太陽病與體溫調節機制及誤治後　　001

辨太陽病脈證并治上　　001

　　桂枝湯與體溫持續期　　007
　　桂枝加葛根湯與面癱　　008
　　桂枝加附子湯與手腳抽筋　　011
　　桂枝去芍藥湯、桂枝去芍藥加附子湯與支氣管痙攣　　012
　　桂枝麻黃各半湯與風疹　　014
　　桂枝二麻黃一湯與陣發性發熱　　015
　　白虎加人參湯與高滲性脫水　　016
　　桂枝二越婢一湯與散熱調節　　018
　　桂枝去桂加茯苓白朮湯與組織液回流　　018
　　甘草乾薑湯與有效迴圈血量下降　　019
　　芍藥甘草湯與局部血管平滑肌痙攣　　022
　　調胃承氣湯與水、電解質失衡　　022
　　四逆湯與休克早期　　022

辨太陽病脈證并治中　　024

　　葛根湯與面癱　　024
　　葛根加半夏湯與非感染性急性胃腸炎　　025
　　葛根黃芩黃連湯與感染性急性胃腸炎　　026
　　麻黃湯與體溫上升期　　027
　　大青龍湯與稽留熱　　028

I

小青龍湯與肺水腫	030
桂枝加厚樸杏子湯與氣道狹窄	032
乾薑附子湯與低排量症候群	037
桂枝加芍藥生薑各一兩人參三兩新加湯與肌肉疼痛	038
麻黃杏仁甘草石膏湯與體溫下降期	039
桂枝甘草湯與急性心肌缺血	040
茯苓桂枝甘草大棗湯與心臟神經官能症	041
厚樸生薑半夏甘草人參湯與胃腸功能性消化不良	042
茯苓桂枝白朮甘草湯與梅尼爾氏症	042
芍藥甘草附子湯與毛細血管痙攣症候群	043
茯苓四逆湯與組織器官的慢性缺血缺氧狀態	044
五苓散與水中毒	045
茯苓甘草湯與水瀦留	046
梔子豉湯與自律神經失調症	048
梔子甘草豉湯與血管迷走神經性暈厥	050
梔子生薑豉湯與神經性嘔吐	050
梔子豉湯與肺泡通氣／血流比值	050
梔子厚樸湯與迷走神經活動	051
梔子乾薑湯與甲亢性心臟病	052
真武湯與旋轉性眩暈	053
小柴胡湯與應激反應	056
小建中湯與腹腔內臟平滑肌痙攣	060
小建中湯與低血糖	061
大柴胡湯與急性膽囊炎	061
柴胡加芒硝湯與膽結石	062
桃核承氣湯與盆腔淤血症候群	064
柴胡加龍骨牡蠣湯與陣發性交感神經過度活化症候群	065
桂枝去芍藥加蜀漆牡蠣龍骨救逆湯與狂躁症	068
桂枝加桂湯與破傷風	070
桂枝甘草龍骨牡蠣湯與交感神經持續興奮	071
抵當湯與淤血性出血	074
抵當丸與慢性靜脈淤血	076

辨太陽病脈證并治下 — 076

- 大陷胸丸與急性胸膜炎 — 077
- 大陷胸湯與急性腹膜炎 — 079
- 大陷胸湯與滲出性腹腔積液 — 080
- 小陷胸湯與炎性水腫 — 081
- 文蛤散與皮疹 — 083
- 柴胡桂枝湯與反應性關節炎 — 086
- 柴胡桂枝乾薑湯與代謝症候群 — 087
- 半夏瀉心湯與胃腸黏膜損傷 — 090
- 十棗湯與漏出性積液 — 092
- 大黃黃連瀉心湯與漏出性出血 — 094
- 附子瀉心湯與反射性血壓下降 — 095
- 生薑瀉心湯與腸鳴音亢進 — 096
- 甘草瀉心湯與克隆氏症 — 097
- 赤石脂禹餘糧湯與大腸運動過度亢奮 — 099
- 旋覆代赭湯與周圍神經性呃逆 — 100
- 桂枝人參湯與胃腸動力下降 — 101
- 瓜蒂散與呼吸道黏痰 — 102
- 黃芩湯、黃芩加半夏生薑湯與腸痙攣 — 105
- 黃連湯與消化性潰瘍 — 106
- 桂枝附子湯與筋膜炎 — 107
- 去桂加白朮（白朮附子）湯與骨骼肌運動受限的相關疾病 — 109
- 甘草附子湯與風濕性關節炎（滑膜炎） — 109
- 白虎湯與散熱障礙 — 111
- 炙甘草湯與心動過速 — 111

陽明病與水、電解質紊亂 — 114

辨陽明病脈證并治 — 114

- 調胃承氣湯與胃輕癱 — 124
- 大小承氣湯與動力性腸梗阻 — 125

III

白虎湯與全身炎性反應症候群　　　　　　　　　　131
　　　豬苓湯與低蛋白血症　　　　　　　　　　　　　　134
　　　四逆湯與休克進展期　　　　　　　　　　　　　　135
　　　小柴胡湯與慢性膽囊炎　　　　　　　　　　　　　137
　　　小柴胡湯與膽汁淤積性黃疸　　　　　　　　　　　137
　　　蜜煎方與功能性便秘　　　　　　　　　　　　　　139
　　　茵陳蒿湯與肝細胞性黃疸　　　　　　　　　　　　140
　　　吳茱萸湯與低容量性低鈉血症　　　　　　　　　　142
　　　麻子仁丸與慢性便秘　　　　　　　　　　　　　　145
　　　大承氣湯與青光眼　　　　　　　　　　　　　　　147
　　　梔子柏皮湯與溶血性黃疸　　　　　　　　　　　　150
　　　麻黃連軺赤小豆湯與寒冷性蕁麻疹　　　　　　　　150

少陽病與應激反應　　　　　　　　　　　　　　　　152

辨少陽病脈證并治　　　　　　　　　　　　　　　　152
　　　小柴胡湯與上呼吸道感染　　　　　　　　　　　　152

太陰病與缺氧缺血　　　　　　　　　　　　　　　　157

辨太陰病脈證并治　　　　　　　　　　　　　　　　157
　　　四逆輩與腹腔內臟組織器官的血液灌流量　　　　　158
　　　桂枝加芍藥湯、桂枝加大黃湯與胃腸排空障礙　　　159

少陰病與休克　　　　　　　　　　　　　　　　　　161

辨少陰病脈證并治　　　　　　　　　　　　　　　　161
　　　麻黃細辛附子湯與急性支氣管炎　　　　　　　　　165
　　　麻黃附子甘草湯與代償性肺氣腫　　　　　　　　　166
　　　黃連阿膠湯與高排出量心力衰竭　　　　　　　　　167
　　　附子湯與退行性骨關節病　　　　　　　　　　　　169

桃花湯與潰瘍性結腸炎　　　　　　　　　　　　　　　　170
　　吳茱萸湯與腦細胞水腫　　　　　　　　　　　　　　　　171
　　豬膚湯與高代謝症候群　　　　　　　　　　　　　　　　172
　　甘草湯與過敏性咽炎、桔梗湯與阻塞性肺通氣不足　　　　173
　　苦酒湯與聲帶潰瘍　　　　　　　　　　　　　　　　　　174
　　半夏散及湯與扁桃體炎　　　　　　　　　　　　　　　　175
　　白通湯與乳酸酸中毒、白通加豬膽汁湯與酸中毒昏迷　　　176
　　真武湯與心源性水腫　　　　　　　　　　　　　　　　　177
　　通脈四逆湯與休克晚期　　　　　　　　　　　　　　　　178
　　四逆散與動脈硬化　　　　　　　　　　　　　　　　　　179
　　豬苓湯與腎功能不全　　　　　　　　　　　　　　　　　180
　　大承氣湯與血運性腸梗阻　　　　　　　　　　　　　　　181
　　四逆湯與組織器官低灌注狀態　　　　　　　　　　　　　182

厥陰病與多器官功能障礙　　　　　　　　　　　　　　　　**184**

辨厥陰病脈證并治　　　　　　　　　　　　　　　　　　　**184**

　　烏梅丸與微循環淤血性缺氧　　　　　　　　　　　　　　188
　　白虎湯與感染性休克　　　　　　　　　　　　　　　　　192
　　當歸四逆湯與動脈痙攣型微循環不良、當歸四逆加吳茱萸生薑湯
　　與動脈梗阻型微循環不良　　　　　　　　　　　　　　　192
　　四逆湯與微循環缺血性缺氧　　　　　　　　　　　　　　194
　　瓜蒂散與氣管內痰栓　　　　　　　　　　　　　　　　　195
　　乾薑黃芩黃連人參湯與胃腸黏膜缺血缺氧　　　　　　　　196
　　通脈四逆湯與低排高阻型休克　　　　　　　　　　　　　199
　　白頭翁湯與腸源性內毒素血症　　　　　　　　　　　　　199

太陽病與體溫調節機制及誤治後

辨太陽病脈證并治上

【原文】太陽之為病，脈浮，頭項強痛而惡寒。(1)

【病理生理】本條描述了太陽病的基本病理生理過程，即機體在外來致病因素的作用下，最初的防禦機制（體溫調節機制）及臨床表現的症候（頭項強痛而惡寒）和體徵（脈浮）。

人體維持相對恆定的體溫，對內環境穩態的維持和正常生命活動至關重要。人體具有完善的體溫調節系統，以適應正常生命活動的需要。當外界環境溫度變化時，體表溫度感受器就會把資訊傳遞給大腦體溫調節中樞，精密的中樞控制系統會將體表溫度和血液溫度進行比較，綜合評估後調節體溫調定點的溫度，或上移或下移，並下達神經衝動到各個效應器，主要是散熱機構（當外界溫度超過30℃，通過汗腺分泌和外周血管的口徑變大以達到散熱的目的）和產熱機構（主要是骨骼肌戰慄、外周血管的口徑變小及提高基礎代謝率以產熱）。

當環境溫度過高時，熱敏神經元就會把資訊傳遞給體溫調節中樞，當實際溫度高於體溫調定點溫度37℃時，體溫調節中樞就會下達散熱增加、產熱減少的命令到效應器，汗腺分泌增加（有汗）和外周血管口徑增加（不怕冷）以完成散熱增加的指令，目的是體溫下降至體溫調定點的溫度。

當環境溫度過低時，冷敏神經元就會把資訊傳遞給體溫調節中樞，當實際溫度低於體溫調定點溫度時，體溫調節中樞就會下達產熱增加、散熱減少的指令給效應器，外周血管口徑變小（怕冷）和骨骼肌戰慄（強痛）以完成產熱增加的指令，目的是體溫升高至體溫調定點的溫度。

很顯然，"太陽之為病，脈浮，頭項強痛而惡寒"描述了當外界環境溫度變化或者說外來致病因素入侵人體時，人體首先啟動體溫調節機制以增強防禦能力，正常人體最初的防禦反應是以增加產熱和減少散熱為主，目的是通過發熱或體溫升高以阻止、抑制、清除外來致病因素的進一步

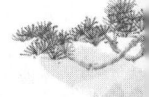

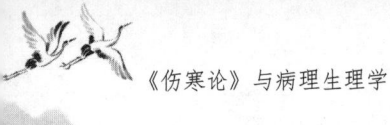

作用。

人體通過興奮運動神經，使骨骼肌收縮戰慄以產熱，骨骼肌強烈收縮為肌緊張的表現，而以伸肌的肌緊張表現最為明顯，為項強的由來；通過興奮交感神經，使皮膚外周血管收縮，減少外周皮膚血供以產熱，所以惡寒；因皮膚外周血管處於收縮的狀態，故脈浮以緊為主。在這個過程中，因為血流重新分佈，腦血管相對擴張，腦血流量相對增加，而顱腔又相對固定密閉，故顱內壓相對增加，大腦的溫度最先升高，這便是頭痛的來由。

本條說明了三個問題：

1. 太陽病的病因，與外來致病因素有關。

2. 太陽病的發生機制，與人體自身的體溫調節機制有關。

3. 人體自身的體溫調節機制或者說自身防禦能力還比較強大，處於正常反應階段。

【原文】太陽病，發熱，汗出，惡風，脈緩者，名為中風。(2)

【病理生理】中風是太陽病的一種表現形式，相當於西醫所說的發熱時相的體溫持續期。

需要強調的是，發熱不是體溫調節障礙，而是體溫調節功能正常，只是由於體溫調定點上移，機體通過增加產熱、減少散熱將體溫調節到較高水準。所以，發熱為體溫調節中樞的調定點上移引起的調節性體溫升高。

發熱持續一段時間後，隨著外來致病因素被控制或消滅、清除，體溫調定點迅速或逐漸恢復到正常水準，體溫也相應被調控下降至正常。這個過程大致分為三個時相，分別為體溫上升期、體溫持續期及體溫下降期。

第1條"太陽之為病，脈浮，頭項強痛而惡寒"，為發熱最初的表現，或者說體溫調節機制最初的防禦反應，相當於體溫上升期，此時產熱增加、散熱減少，體溫還未升起來或已經升起來，處在未發熱或已發熱的過程中。

當體溫已經升高至新的體溫調定點水準相適應的高度，並波動於該高度附近為體溫持續期，此時產熱與散熱同時進行，在高水準保持相對平衡。此時，交感神經興奮使豎毛肌收縮形成雞皮疙瘩狀以增加產熱，而豎毛肌收縮導致的毛髮直立對風尤為敏感，故惡風；汗腺分泌以增加散熱，故汗出；脈象由最初外周血管收縮的緊繃狀態因散熱而開始舒張和緩，故脈緩。此狀態名"中風"。

【原文】太陽病或已發熱，或未發熱，必惡寒，體痛，嘔逆，脈陰陽俱緊者，名為傷寒。(3)

【病理生理】傷寒也是太陽病的一種表現形式，相當於發熱時相的體溫上升期。

其表現"或已發熱，或未發熱，必惡寒"，說明此時體溫調節中樞的體溫調定點溫度已經上移，但實際體溫還未完全升起來，反而對身體形成了一個冷刺激。冷敏神經元就會發出神經衝動，收縮皮膚血管及骨骼肌戰慄以增加產熱減少散熱，皮膚血管收縮，血流減少，自然惡寒且無汗。

實際體溫處於還未完全升起來的狀態，為"或已發熱""或未發熱"的由來；周身血管平滑肌處於收縮緊張狀態，皮膚黏膜與收縮狀態的血管平滑肌形成一個牽拉的力量，所以"體痛"；在產熱的過程中，胃腸消化液分泌減少，胃腸的蠕動能力減弱，其自上往下蠕動的力量受到影響，不下反上，故"嘔逆"。

"脈陰陽俱緊"，再次提示身體此時處於一種緊張防禦的狀態，正在積極地募集能量，這也說明機體需要更大的產熱力量，讓實際體溫與體溫調定點溫度一致，因為只有實際體溫與體溫調定點的溫度持平，機體才有能力消滅外來致病因素，繼而體溫恢復正常。

【原文】傷寒一日，太陽受之，脈若靜者，為不傳；頗欲吐，若躁煩，脈數急者，為傳也。(4)

傷寒二三日，陽明、少陽證不見者，為不傳也。(5)

【病理生理】當環境溫度過低時，太陽所屬的區域也就是體表外周感受器最先做出反應，若溫度低於體溫調定點，則興奮冷敏神經元（體溫低於調定點形成冷刺激），然後發出神經衝動到達效應器，增加產熱（皮膚血管收縮、骨骼肌收縮寒戰、提高代謝率）機制，以調節機體的深部溫度。此時的脈象當以浮緊為主，若脈象發生了變化，則提示病情發展；若出現了噁心嘔吐、煩躁等症候，亦提示病情發展。

太陽傷寒證持續數日，若沒有出現陽明病或少陽病的證候，或者說沒有出現水、電解質代謝紊亂及臟腑功能下降或受損的狀況，則病情沒有發展，仍屬太陽病。

【原文】太陽病，發熱而渴，不惡寒者，為溫病。若發汗已，身灼熱

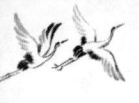

者，名風溫。風溫為病，脈陰陽俱浮，自汗出，身重，多眠睡，鼻息必鼾，語言難出。若被下者，小便不利，直視失溲；若被火者，微發黃色，劇則如驚癇，時瘛瘲。若火熏之，一逆尚引日，再逆促命期。(6)

【病理生理】溫病也是太陽病的一種表現形式，"發熱而渴，不惡寒"，說明開始進入發熱時相的體溫下降期，並伴有自身物質能量及體液的損耗，存在一定程度上的散熱障礙。

體溫每上升1℃，基礎代謝率約升高13%。由於發熱在體溫持續期持續了一段時間，升高的代謝率使物質能量及體液消耗顯著增加，高熱又使皮膚水分蒸發較多，反而影響了散熱機制，故"發熱而渴"。此時，為了增加散熱，使體溫快速下降，皮膚外周血管由收縮轉為舒張，皮膚淺層血管舒張使皮膚血流增多，故而"不惡寒"。

當然，如若機體本身就存在物質能量或體液損耗的情況，當遭遇"外感"時，散熱機制受到影響，也易發生溫病。

太陽溫病的發生有兩種情況：

1. 患者本身就有體液或物質能量的損耗，所謂"冬不藏精，春必病溫"。

2. 環境溫度過高或外來致病因素對人體的持續作用下，影響了機體本身的散熱機制，使機體始終處於高熱及高代謝狀態，因此消耗大量的物質能量及體液，也易發生太陽溫病。

在溫病狀態下，因本身就有體液損耗的情況，此時不可再用汗法治療，若誤用汗法發汗了，則會導致"身灼熱"，與臨床上的脫水熱極為類似。脫水熱是指機體因發汗嚴重導致失液後（由於皮膚蒸發的水分減少，使機體散熱受到影響，出現皮溫較高的情況，導致升高的血溫無法通過體表正常散熱）引發體溫持續升高的現象。

所以，風溫實際上是機體嚴重失液後體溫持續升高的表現，"自汗出"描述的就是高熱的表現；大量水分被蒸發導致血液黏滯度過高、血流速度減慢以及散熱障礙，所以"身重"；脫水發生後，腦細胞最為敏感，中樞神經系統功能最先受到抑制，故"多眠睡、鼻息必鼾、語言難出"。

此時的治療當以清熱和生津為主。若再誤用瀉下的方法治療，損耗了消化液，脫水的情況則更加嚴重。"小便不利"為機體自身補水補液的方式，說明機體仍有代償能力；而"直視失溲"則說明了機體的中樞神經系統因失水失液受到嚴重影響，失去了自我調控能力，即將或已經進入失代償狀態。

機體本身處於高熱脫水狀態，若再誤用艾灸等火療的方法，血液中的紅細胞遭到破壞而發生溶血，引起溶血性黃疸，故"身發黃色"；嚴重時組織細胞分解可導致高血鉀，骨骼肌先興奮後抑制，故而出現陣發性的抽搐震顫等。若被火熏之，一次誤治還能扛得住，機體還有能力代償，再次誤治如若出現高血鉀或低血鉀，引發心臟停搏，機體進入失代償狀態，則會危及生命。

【原文】病有發熱惡寒者，發於陽也；無熱惡寒者，發於陰也。發於陽，七日愈，發於陰，六日愈；以陽數七，陰數六故也。(7)

【病理生理】病有發熱惡寒者，說明機體的體溫調節機制及防禦能力完善，故曰病在陽，七天為一個週期；無熱惡寒者，說明機體的體溫調節機制及防禦能力下降，微循環處於缺血缺氧的狀態，故曰為病在陰，六天為一個週期。

【原文】太陽病，頭痛至七日以上自愈者，以行其經盡故也。若欲作再經者，針足陽明，使經不傳則愈。(8)

【病理生理】這一條說明太陽病七天為一個週期，可自愈，也可傳變，可通過針刺穴位提前預防病情的發展，如針刺足陽明胃經上的足三裡穴，可使病不傳。

【原文】太陽病，欲解時，從巳至未上。(9)

【病理生理】此條從"人與天地相應"的觀點，指出病證與時間的關係。

字面理解，巳時，即9~11時；午時，即11~13時；未時，即13~15時。"從巳至未上"即從上午9時至下午3時是太陽病的變化時段。

【原文】風家，表解而不了了者，十二日愈。(10)

【病理生理】風家，指常患或久患太陽病的人，或傷寒，或中風，或溫病，雖然表解或者說外來致病因素已被清除，但因在這個過程中被損耗了的物質能量或體液尚未恢復，身體仍然感覺有些不舒服，比如乏力、疲憊等，為"不了了者"。此時不需要再用藥物治療，等待身體的正氣自行恢復，這個時間段為十二日，七日表解後，複過一候（五日為一候），五臟元氣始充，故十二日精神爽慧而愈。

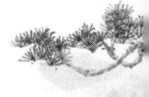

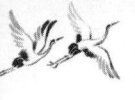

本條再次說明人體的自愈功能與時間有關。待到外來致病因素消除後，還需要將養五天，人體的正氣才能完全恢復。

【原文】病人身大熱，反欲得衣者，熱在皮膚，寒在骨髓也；身大寒，反不欲近衣者，寒在皮膚，熱在骨髓也。(11)

【病理生理】這段文字描述了寒極生熱和熱極生寒兩種不同的病理生理改變，這是疾病在發生發展過程中的變化，可出現所謂假熱和假寒的現象。

"病人身大熱，反欲得衣者，熱在皮膚，寒在骨髓也"描述了寒極生熱的變化，與低血容量性休克的發生機制類似。

休克病程分為三期，即微循環缺血期、微循環淤血期、微循環衰竭期。休克早期為微循環缺血期，其微循環變化特點是：微血管收縮痙攣，微循環血液灌注明顯減少，少灌少流，灌小於流。此時患者的臨床表現以四肢冰冷、身寒為主。如果休克的原始病因沒有及時清除，組織缺血缺氧持續存在，休克將繼續發展進入微循環淤血期，其微循環變化特點是：血液流速顯著減慢，血液"泥化"淤滯，組織缺血缺氧進一步加重，灌而少流，灌大於流，此時微血管由收縮變為擴張，患者雖然感覺身熱，即"熱在皮膚"，但仍然想加厚衣服。雖然患者微血管由收縮變為擴張，但始終處於組織缺血缺氧的狀態，為"寒在骨髓"。寒在骨髓為原始病因，這即是寒極生熱的發生機制。

"身大寒，反不欲近衣者，寒在皮膚，熱在骨髓也"描述了熱極生寒的變化，與高排低阻型的感染性休克發生機制類似。

感染初期，機體心排血量增高、外周阻力降低、皮膚血管擴張，臨床表現為皮膚溫暖、脈洪大有力、體溫升高等一派熱象，為身大熱，為"熱在骨髓"，因此不欲近衣。若此時沒有及時消除病因，隨著皮膚外周血管持續擴張，血管床容量持續增加（正常機體毛細血管僅有20%開放，80%處於閉合狀態，微血管開閉呈交替狀態），大量血液淤滯在擴張的血管內，就會影響回心血量，導致有效迴圈血量下降，微循環因此灌流不足，造成微循環缺血缺氧，繼發組織器官的缺血缺氧，機體由身大熱轉為身大寒，為"寒在皮膚"。這是熱極生寒的發生機制。

■ 桂枝湯與體溫持續期

【原文】太陽中風，陽浮而陰弱，陽浮者熱自發，陰弱者汗自出，嗇嗇惡寒，淅淅惡風，翕翕發熱，鼻鳴乾嘔者，桂枝湯主之。(12)

<u>桂枝湯方</u>

桂枝三兩（去皮）　芍藥三兩　甘草二兩（炙）　生薑三兩（切）　大棗十二枚（擘）

上五味，咀三味，以水七升，微火煮取三升，去滓，適寒溫，服一升。服已，須臾，啜熱稀粥一升餘，以助藥力。溫覆令一時許，遍身縶縶微似有汗者益佳，不可令如水流漓，病必不除。若一服汗出病差，停後服，不必盡劑。若不汗，更服依前法。又不汗，後服小促其間，半日許，令三服盡。

若病重者，一日一夜服，周時觀之。服一劑盡，病證猶在者，更作服。若汗不出，乃服至二三劑。禁生冷、黏滑、肉麵、五辛、酒酪、臭惡等物。

太陽病，頭痛，發熱，汗出，惡風，桂枝湯主之。(13)

【病理生理】服用桂枝湯的時機是發熱時相為體溫持續期的太陽中風證。

"熱自發，汗自出"，描述了機體自主啟動體溫調節機制以增加防禦能力的方式。"熱自發"為機體產熱的狀態，"汗自出"為機體開始散熱的狀態。

"嗇嗇惡寒"（皮膚血管收縮，皮膚血供減少）及"淅淅惡風"（豎毛肌收縮，毛髮直立，對風最為敏感）為產熱過程中的表現，所以怕冷怕風；"翕翕發熱"為體溫持續期時，機體產熱和散熱相對持平的狀態，所以發熱、汗出；"鼻鳴"為鼻塞、流鼻涕、打噴嚏的狀態，為鼻腔黏膜對外源性發熱啟動物或者說冷刺激的一種防禦反應，鼻腔黏膜充血，黏液分泌增加，通過流鼻涕、打噴嚏的方式防止外來致病因素繼續侵入，這也是外來致病因素或者說外源性發熱啟動物侵入上呼吸道的最初表現；在機體產熱的過程中，也就是交感神經興奮時，胃腸消化液分泌減少，胃腸自上而下的蠕動功能受到影響，故而"乾嘔"。

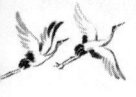

從這個過程中可以看出，機體正在努力地調節體溫，以增加抗病抗感染能力，但因能力有限，遲遲未能消滅外來致病因素，所以用桂枝湯幫助機體增加產熱和散熱的能力，協助機體快速消滅外來致病因素，使其從體溫持續期到達體溫下降期，所以桂枝湯為發熱的正回饋調節方式。

桂枝湯的用藥思考：桂枝、芍藥合用可調節機體的產熱和散熱機制，既可以幫助機體祛除外來致病因素，又可以防止散熱太過損耗津液；生薑、大棗、炙甘草合用可快速補充物質能量，保護細胞不受損害。

■ 桂枝加葛根湯與面癱

【原文】太陽病，項背強几几，反汗出惡風者，桂枝加葛根湯主之。(14)

桂枝加葛根湯方

葛根四兩　麻黃三兩（去節）　芍藥二兩　生薑三兩（切）　甘草二兩（炙）　大棗十二枚（擘）　桂枝二兩（去皮）

上七味，以水一斗，先煮麻黃、葛根，減二升，去上沫，內諸藥，煮取三升，去滓，溫服一升，覆取微似汗，不須啜粥，餘如桂枝法將息及禁忌。

【病理生理】太陽病，若出現頭項強痛而惡寒，則為發熱時相的體溫上升期，此期產熱大於散熱，機體還沒有明顯的物質能量消耗，屬太陽傷寒證。

若項背強几几，再加上汗出惡風，則說明太陽病進入發熱時相的體溫持續期，屬太陽中風證，並伴有骨骼肌的強烈收縮戰慄，說明機體的能量開始有所損耗。

在體溫持續期，產熱和散熱相對持平，既有豎毛肌收縮（惡風）以產熱，又有汗腺中樞興奮（汗出）以散熱，故而汗出惡風。同時，持續汗出惡風也說明機體的產熱能力不夠，始終達不到新的體溫調定點的溫度，若達到了，機體就有足夠的能力清除外來致病因素，外來致病因素隨著汗出增加被清除消滅，體溫隨著汗出增加進入發熱時相的體溫下降期而疾病痊癒。由於機體始終徘徊在產熱和散熱之間，僵持不下，造成了熱量和能量的消耗，於是，機體為了募集更多的熱量和能量，不得不加強骨骼肌戰慄收縮頻率，繼而出現肌肉強直或強，由於伸肌表現更為明顯，故而"項背強几几"。

另外，還有一些骨骼肌附著於器官（眼球）、皮膚（面肌）和黏膜（舌內肌），其功能也會因此受到影響。所以，當骨骼肌強烈收縮時，可引起面部肌肉痙攣、強直的面部中風，與臨床周圍性面神經麻痺類似。

面神經麻痺是一種常見的病，也稱為面癱。面神經麻痺的病因可分為中樞性面神經麻痺和周圍性面神經麻痺。周圍性面神經麻痺主要表現為口角歪斜、講話漏風、眼裂變大、單側閉眼、皺眉無力、不能順利完成皺眉、閉眼、吹口哨等動作，同側面部表情喪失、耳內或耳後疼痛等。誘發因素為寒冷。究其根本原因在於機體在產熱過程中骨骼肌的強烈收縮戰慄而引起，故可用桂枝加葛根湯治療。

桂枝加葛根湯的用藥思考：用桂枝湯增強機體的產熱能力以調節產熱、散熱的平衡，加葛根補"水氣"，使其在麻黃的作用下，自下而上，由裡達表，既可以舒張骨骼肌，使骨骼肌放鬆下來，又可以增加骨骼肌的血流以補充損耗的熱量和能量。

【原文】太陽病，下之後，其氣上衝者，可與桂枝湯，方用前法。若不上衝者，不得與之。（15）

【病理生理】太陽病，本當發汗解表，卻誤用了下法，如果機體的體溫調節機制沒有受到影響，也沒有體液的大量消耗，機體仍在積極努力地進行體溫調節，表現為"其氣上衝"，可酌情給與桂枝湯。若沒有"氣上衝"的表現，恐怕病已傳裡，就不可再用桂枝湯治療了。

【原文】太陽病三日，已發汗，若吐、若下、若溫針仍不解者，此為壞病，桂枝不中與之也。觀其脈證，知犯何逆，隨證治之。桂枝本為解肌，若其人脈浮緊，發熱汗不出者，不可與之也。常須識此，勿令誤也。（16）

【病理生理】太陽病持續了一段時間，用了汗法、吐法、下法、溫針後，仍不好轉，說明機體的體液、血容量等已有所損耗，組織器官的功能、代謝或形態結構已經有所變化，疾病已由表入裡，或者原本有舊疾，不再是桂枝湯的治療範疇了。具體治療方法，當觀其脈證特點，找到疾病的根本，隨證治之。

桂枝湯可調節血管平滑肌的口徑，既可以收縮外周血管以增加產熱，又可以擴張外周血管以增加散熱，雙向調節產熱與散熱的機制。當機體出現脈浮緊、發熱無汗的太陽傷寒證時，說明機體處於體溫上升期，治療當

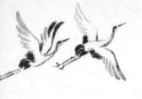

幫助機體從體溫上升期到體溫下降期，同時增加散熱的力量，如麻黃湯，通過擴張外周血管及增加汗腺分泌來達到散熱的目的。所以其人脈浮緊，發熱汗不出者，不可給與桂枝湯。

【原文】若酒客病，不可與桂枝湯。得之則嘔，以酒客不喜甘故也。（17）

【病理生理】經常喝酒之人，肝臟功能有所損傷，可導致肝臟代謝與免疫功能發生障礙，機體可出現一系列症候。比如，物質代謝障礙，可導致高血糖、高血脂、高尿酸等；凝血功能障礙，可導致出血等；激素滅活能力下降，如雌激素滅活能力下降，微小動脈擴張，可導致蜘蛛痣及肝掌等，若此時用桂枝湯繼續擴張微動脈，可增加出血的風險。

如果兒茶酚胺類激素滅活能力下降，機體的體表外周及胃腸血流就會持續減少，嚴重影響胃腸功能，再加上抗利尿激素滅活能力下降，可造成水鈉瀦留，故而"得之則嘔"。

凡是涉及組織器官的功能及結構損傷，病已由表入裡，就已經超出了桂枝湯的治療範疇，都不可用桂枝湯治療。

【原文】喘家作桂枝湯，加厚樸杏子佳。（18）

【病理生理】"喘家"是指本身就有肺通氣障礙的人或者說有呼吸系統疾病的人，這類人如果外感風寒表現為桂枝湯證，很容易再次誘發呼吸系統疾病。

原本就有呼吸系統疾病的人對各種致熱原或環境溫度的變化最為敏感，機體為了自保，呼吸道黏膜不得不分泌大量黏液以抗敵、防敵，這些黏液同時也會造成呼吸道的阻塞，所以治療時在桂枝湯的基礎上加厚樸和杏仁為最佳。

桂枝湯加厚樸杏子的用藥思考：用厚樸舒張支氣管平滑肌以調節呼吸道的管徑，改善氣道阻力以確保呼吸道的通暢；用苦杏仁保護呼吸道黏膜，並降低呼吸道黏膜對致熱原的敏感性，減少黏液分泌以確保呼吸道的通暢。參考第43條。

【原文】凡服桂枝湯吐者，其後必吐膿血也。（19）

【病理生理】凡服用桂枝湯吐者，說明機體本身存在組織器官的功能障礙，比如肝功能障礙，可導致門脈高壓，靜脈回流受阻可引起消化道出血及水、電解質代謝紊亂等，若此時再服用桂枝湯舒張血管平滑肌，擴張外周血管，其後必吐膿血。

■ 桂枝加附子湯與手腳抽筋

【原文】太陽病，發汗，遂漏不止，其人惡風，小便難，四肢微急，難以屈伸者，桂枝加附子湯主之。（20）

桂枝加附子湯方

桂枝三兩（去皮） 芍藥三兩 甘草二兩（炙） 生薑三兩（切） 大棗十二枚（擘） 附子一枚（炮，去皮，破八片）

上六味，以水七升，煮取三升，去滓，溫服一升。本雲桂枝湯，今加附子，將息如前法。

【病理生理】太陽病，正常情況下，如果發汗，散熱大於產熱，體溫應當下降，外來致病因素應當得到控制和驅除，繼而汗止且體溫恢復正常。若反而出現了汗漏不止的症候，說明其原始病因始終未清除，也就是說外來致病因素仍對機體持續作用，體溫調定點因此始終保持在高水準，並未因散熱增加而下移。

發汗後隨著熱量的損耗，使實際體溫再次低於體溫調定點，繼而形成的冷刺激使機體被動性不停地產熱以增加熱量。當機體始終處於產熱與散熱交替進行的狀態時，就會出現汗漏不止的情況，體液也會隨之損耗，繼而引發四肢抽搐。歸根結底在於機體自身產熱的能力不夠或者說熱能不足，沒有足夠的能力打敗敵人，又或者說外來致病因素的力量太過強大，導致內生致熱原對機體持續作用。

這種狀態下，交感神經及運動神經會持續興奮。交感神經興奮時，外周皮膚血管收縮，豎毛肌收縮，以加強產熱，故而"惡風"；交感神經興奮時，直接抑制排尿反應，再加上體液損耗，所以有"小便難"；交感神經興奮時，血液重新分佈，通過減少體表外周微循環的血供以保證心、腦等重要臟器的血供，故四肢末梢的血流減少，其血管平滑肌處於相對收縮的狀態。運動神經興奮時，骨骼肌緊張度增加，骨骼肌戰慄以增加產熱，極易發生強直，再加上四肢末梢迴圈血供不足，所以四肢的伸肌更易發生強直，這便是"四肢微急，難以屈伸"的由來。應當用桂枝加附子湯治療。

臨床上可見到出汗過多手腳抽筋的案例，原因有二：

第一，大量流汗後，ATP（三磷酸腺苷）損耗，無法完成細胞膜內外

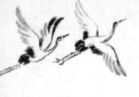

鈉鉀離子正常流動，因為鈉鉀離子流動需要 ATP 提供能量，故而可造成低鈉。低鈉引起肌肉細胞膜內外電位發生劇烈變化，導致手腳肌肉痙攣，機體呈現熱能流失後的惡寒、惡風的寒象。

第二，大量流汗後可直接造成水鈉丟失，失水大於失鈉，機體內會發生高滲性脫水。肌肉細胞鈉離子減少，會影響細胞膜內外鈉鉀離子交換，也可引發手足肌肉抽搐，機體呈現惡熱口渴的熱象。

很顯然，此條文描述的汗後手足肌肉抽搐當屬第一種情況，為熱能損耗後的表現，應該用桂枝加附子湯治療。而第二種情況，即高滲性脫水或者說熱驚厥引發的四肢肌肉抽搐絕對不可以用桂枝加附子湯治療。

桂枝加附子湯的用藥思考：用桂枝湯促進外周皮膚血管及四肢末梢的血液運行，在桂枝湯的基礎上加了一味炮附子可直接提供熱能，加強桂枝湯產熱及散熱的能力，讓機體主動完成從體溫上升期到體溫持續期再到體溫下降期的過程，從而有效清除外來致病因素，讓機體恢復正常生理狀態。同時，炮附子可促進腎上腺素的分泌，可強心、可收縮外周血管，可止汗斂津，有助於完成細胞膜內外鈉鉀離子正常流動。

■ 桂枝去芍藥湯、桂枝去芍藥加附子湯與支氣管痙攣

【原文】太陽病，下之後，脈促胸滿者，桂枝去芍藥湯主之。(21)

桂枝去芍藥湯方

桂枝三兩（去皮）　甘草二兩（炙）　生薑三兩（切）　大棗十二枚（擘）

上四味，以水七升，煮取三升，去滓，溫服一升。本雲桂枝湯，今去芍藥，將息如前法。

若微寒者，桂枝去芍藥加附子湯主之。(22)

桂枝去芍藥加附子湯方

桂枝三兩（去皮）　甘草二兩（炙）　生薑三兩（切）　大棗十二枚（擘）　附子一枚（炮，去皮，破八片）

上五味，以水七升，煮取三升，去滓，溫服一升。本雲桂枝湯，今去芍藥加附子，將息如前法。

【病理生理】太陽病，其治療方法本應該是幫助人體主動調節體溫以驅除並消滅外來致病因素，這種體溫調節過程從產熱增加再到散熱增加，

"汗法"應該是正確的治療方法，但卻用了瀉下的方法。

誤用瀉下的方法之後，機體出現脈促、胸滿，表現為脈率增快、胸悶憋氣等。正常情況下，脈率等於心率，體溫每升高1℃，心率平均增加18次/分。在一定範圍內，心率加快可增加心排血量以滿足組織器官的代謝需要，同時，心率加快、代謝率升高也可幫助機體產熱，故下之後出現脈促說明機體仍然有較強的體溫調節防禦能力。

下之後出現胸悶憋氣，原因在於瀉下的藥均為寒性，寒性的藥可反射性地刺激支氣管血管平滑肌，使之處於相對收縮的狀態，繼而影響正常的肺通氣功能，故而胸滿。

"下之後，脈促胸滿者"，說明機體的體溫調節機制尚強，病仍在太陽的管轄區域，並未傳變，可用桂枝去芍藥湯治療。

桂枝去芍藥湯的用藥思考：目的在於幫助機體增加心排血量、提高肺通氣功能，以快速驅除外來致病因素。因為芍藥有收縮支氣管血管平滑肌的作用，不利於肺通氣功能，還可牽制桂枝的作用，故而不用。

若下之後，不僅脈促胸滿，還出現了微惡寒，說明下之後大量損耗了機體的熱能，影響了機體的產熱能力，兒茶酚胺類激素的分泌隨之減少，使支氣管平滑肌處於相對收縮狀態，可造成肺通氣障礙，所以在桂枝去芍藥湯中加一味炮附子直接提供熱能，既能增加心排血量以改善心率，又能解除支氣管平滑肌的痙攣收縮以改善肺通氣量。

這兩種治療方法與臨床治療支氣管痙攣類似。支氣管痙攣是一個急症，是支氣管平滑肌強烈收縮的狀態，是由多種疾病引起的支氣管的一種功能狀態，並非是獨立的一個疾病。患者會突然出現喘憋、胸悶，或者持續加重的呼吸困難，伴有咳嗽或者沒有咳嗽。臨床治療時，最主要的藥物是支氣管擴張劑加上激素，在支氣管擴張劑的作用下，可快速擴張支氣管，緩解支氣管痙攣，類似桂枝去芍藥湯的作用機制。如果是慢阻肺急性加重時出現的支氣管痙攣，相對於支氣管哮喘的急性發作來說，緩解起來就要困難得多，因為這些患者已經存在組織器官缺血缺氧的情況，所以治療時在支氣管擴張劑的基礎上再加上全身激素的應用，類似桂枝去芍藥加附子湯的作用機制，因為炮附子產生熱能的機制就是通過促進腎上腺素分泌等完成的。

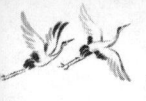

■ 桂枝麻黃各半湯與風疹

【原文】太陽病，得之八九日，如瘧狀，發熱惡寒，熱多寒少，其人不嘔，清便欲自可，一日二三度發。脈微緩者，為欲愈也。脈微而惡寒者，此陰陽俱虛，不可更發汗、更下、更吐也；面色反有熱色者，未欲解也，以其不能得小汗出，身必癢，宜桂枝麻黃各半湯。（23）

桂枝麻黃各半湯方

桂枝一兩十六銖（去皮） 芍藥 生薑（切） 甘草（炙） 麻黃（去節）各一兩（去節） 大棗四枚（擘） 杏仁二十四枚（湯浸，去皮尖及兩仁者）

上七味，以水五升，先煮麻黃一二沸，去上沫，內諸藥，煮取一升八合，去滓，溫服六合。本云桂枝湯三合，麻黃湯三合，並為六合，頓服。將息如上法。

【病理生理】太陽病的病程發展中，可有機體抗病能力強大即將自愈的病理生理表現；也可有機體抗病能力衰弱而病情加重的病理生理表現；還有機體抗病能力與"敵人"旗鼓相當而病情僵持不解的病理生理表現。

太陽病，持續了八九天，出現了"如瘧狀"，也就是陣發性的發熱，特點是發熱伴惡寒，說明病仍在太陽；熱多寒少，說明散熱大於產熱，發熱時相在體溫下降期；"不嘔"，說明病情沒有傳變，沒有少陽證；"清便欲自可"，說明病情沒有傳變，沒有陽明證；"一日二三度發"，沒有持續發熱，一天中較少發熱，說明體溫已經開始下降；"脈微緩者"，脈象由浮緊轉為微緩，說明戰鬥接近尾聲，外來致病因素即將被消除，機體即將恢復正常。此段描述了機體抗病能力強大即將自愈的病理生理表現。

太陽病，持續了八九天，若出現了脈微而惡寒者，說明機體的抗病能力及體溫調節能力均下降，機體沒有足夠的能力消除外來致病因素；此陰陽俱虛，說明太陽病發展過程中，機體的熱能與物質能量均被持續大量消耗，產熱機制及散熱機制均受到影響，故抗病防禦能力低下；"不可更發汗、更下、更吐也"，即此時的治療不可再用汗、吐、下等損耗體液或能量的方法了。此段描述了機體抗病能力衰弱、病情有加重趨勢的病理生理表現及治療原則。

太陽病，持續了八九天，"面色反有熱色者"，面色反紅為外周血管擴張、皮膚血流增加、機體散熱的表現，若此時散熱大於產熱，進入體溫下降期，面色便會很快恢復正常，然而並沒有出現這個情況，面色反而持續熱色，外周血管持續擴張，會有輕微滲出，這說明雖在體溫下降期，卻是僵持不下，所以"未欲解也"；"以其不能得小汗出"，原因在於汗出不徹，仍有少量外來致病因素未被消除，也說明病仍在太陽；"身必癢"，為皮膚血管持續擴張、滲出增加的表現，皮膚可出現紅疹或風團等；因僅剩少量外來致病因素，故宜用桂枝麻黃各半湯，小劑量的桂枝湯加上小劑量的麻黃湯以略微調節產熱和散熱能力，從而達到治療的目的。此段描述了機體抗病能力與"敵人"旗鼓相當、病情僵持不解的病理生理表現及治療方法。

桂枝麻黃各半湯證與臨床獲得性風疹類似。獲得性風疹有潛伏期、前驅期、出疹期。潛伏期：14~21天；前驅期：1~2天，表現有低熱，或中度發熱、頭痛、食欲減退、疲倦、乏力及咳嗽、打噴嚏、流涕、咽痛、結膜充血等輕微上呼吸道症候；出疹期：通常於發熱1~2天後出現皮疹，皮疹初起呈細點狀淡紅色斑疹、斑丘疹或丘疹，直徑2~3毫米，初見於面頸部，迅速擴展軀乾四肢，1天內佈滿全身，但手掌、足底大都無疹。目前風疹在臨床上沒有特效治療方法，一般採取臥床休息、流質或半流質飲食等方法，藥物治療主要用於對症治療，常用藥物有阿司匹林等以解熱、抗炎。

桂枝麻黃各半湯的用藥思考：可增強機體自主調節體溫的能力，可促進體溫調節中樞的作用機制，使體溫自然而然地恢復正常，為發熱的正回饋調節。而阿司匹林則是通過抑制體溫調節中樞的作用機制，強行散熱來達到降溫的目的，為發熱的負回饋調節。

【原文】太陽病，初服桂枝湯，反煩不解者，先刺風池、風府，卻與桂枝湯則愈。（24）

【病理生理】太陽病，本當解表發汗，服用桂枝湯後，反而症候不緩解，可先針刺風池、風府穴，後再服用桂枝湯。

■ 桂枝二麻黃一湯與陣發性發熱

【原文】服桂枝湯，大汗出，脈洪大者，與桂枝湯如前法。若形似瘧，一日再發者，汗出必解，宜桂枝二麻黃一湯。（25）

桂枝二麻黄一湯方

桂枝一兩十七銖（去皮）　芍藥一兩六銖　麻黄十六銖（去節）　生薑一兩六銖（切）　杏仁十六枚個（去皮尖）　甘草一兩二銖（炙）　大棗五枚（擘）

上七味，以水五升，先煮麻黄一二沸，去上沫，內諸藥，煮取二升，去滓，溫服一升，日再服。本雲：桂枝湯二分，麻黄湯一分，並為二升，分再服。今合為一方，將息如上法。

【病理生理】服桂枝湯後，可出現兩種情況：

第一，"大汗出，脈洪大"，為散熱機制障礙或亢進的表現，病情有傳變的跡象，若此時仍有發熱，則要考慮是否再用發汗解表的方法，再發汗可能會損耗體液引發脫水熱，所以再服桂枝湯要慎重。"與桂枝湯如前法"應該不是繼續服桂枝湯，而是需要考慮服用桂枝湯的適應證。此時的是否口渴就是鑒別要點，後一條文（26 條）就是補充此條。

第二，"若形似瘧，一日再發者"，為陣發性發熱，一天兩次左右的發熱，說明服用桂枝湯後雖然已經有效果，但仍有小股外來致病因素未被清除，故目前的治療只需要稍稍增強體溫調節能力，就能徹底消滅外來致病因素，桂枝二麻黄一湯為最佳選擇。

桂枝二麻黄一湯的用藥思考：取桂枝湯"十二分之五"的量來微調機體產熱和散熱的能力；取"九分之二"量的麻黄湯（麻黄、杏仁）來少少增加散熱的能力，通過微發汗來消除留存的小股的外來致病因素。

■ 白虎加人參湯與高滲性脫水

【原文】服桂枝湯，大汗出後，大煩渴不解，脈洪大者，白虎加人參湯主之。(26)

白虎加人參湯方

知母六兩　石膏一斤（碎，綿裹）　甘草三兩（炙）　粳米六合　人參三兩

上五味，以水一斗，煮米熟湯成，去滓，溫服一升，日三服。此方立夏後、立秋前乃可服，立秋後不可服，正月、二月、三月尚凜冷，亦不可與服之，與之則嘔利而腹痛。諸亡血虛家，亦不可與，得之則腹痛利者，但可溫之，當愈。

【病理生理】這一條緊接著上一條文描述服用桂枝湯大汗出後的另一種狀況，即機體出現了失液或脫水的情況。

人體的主要散熱部位是皮膚，汗腺通過汗液水分的蒸發增加散熱以驅敵滅敵。剛從汗腺分泌出來的汗液與血漿是等滲的，但在流經汗腺管腔時，在醛固酮的作用下，汗液中的 Na^+ 和 Cl^- 被重吸收，最後排出的汗液是低滲液。因此，機體大量出汗時易導致血漿晶體滲透壓升高，從而造成高滲性脫水，口渴為高滲性脫水的特徵性臨床表現。這是因為細胞外液滲透壓增高，刺激了口渴中樞，導致口渴並主動攝水。同時由於"大汗出"造成整個機體體液容量減少，唾液分泌減少而出現口乾舌燥，這時僅僅喝水是不能解渴的。

細胞外液高滲狀態還會導致細胞內的水向細胞外轉移引起細胞脫水，腦細胞最先反應，因而產生一系列中樞神經系統症候，故"大煩"；因大量失水導致散熱障礙易造成高熱，故"脈洪大"。所以，口渴不解、高熱、汗出、煩躁為早期高滲性脫水的臨床表現。

當機體出汗速度加快時，由於 NaCl 不能被充分吸收，汗液中的 NaCl 濃度較高，此時機體在丟失大量水分的同時，也丟失了一部分的 NaCl，因此，在短時間內大量出汗時應注意在補充水分的同時補充 NaCl，否則易引起水和電解質紊亂，甚至導致神經系統和骨骼肌組織的興奮性改變而發生熱痙攣。

熱痙攣是一種高溫中暑現象，在乾熱環境條件下勞動，出汗過度，隨汗液排出很多 NaCl，可能導致發生肢體和腹壁肌肉的痙攣現象。若為高滲性脫水征，可首選白虎加人參湯治療。

白虎加人參湯可治療脫水熱，脫水熱主要發生於新生兒以及小嬰兒，因為嬰兒體表面積相對較大，皮膚血管豐富，呼吸較快，不自覺丟失液體量較多，當飲水量不足時可導致一過性的體溫升高，可能會表現突然發燒，體溫高達 40℃，煩躁、哭鬧，有時還有脫水的症候，表現為口乾、哭時眼淚少、尿量少、皮膚乾燥等。

白虎加人參湯的用藥思考：石膏、知母合用可降血溫、清氣熱、止汗斂津；粳米、炙甘草可直接補充損耗的水分，稀釋血液，降低血漿晶體滲透壓；人參可提供物質能量、可促進機體的修復。

■ 桂枝二越婢一湯與散熱調節

【原文】太陽病，發熱惡寒，熱多寒少，脈微弱者，此無陽也，不可發汗，宜桂枝二越婢一湯。（27）

<u>桂枝二越婢一湯方</u>

桂枝（去皮）　芍藥　麻黃　甘草（炙）各十八銖　大棗四枚（擘）生薑一兩三銖（切）　石膏二十四銖（碎，綿裹）

上七味，以水五升，煮麻黃一二沸，去上沫，內諸藥，煮取二升，去滓，溫服一升。本雲：當裁為越婢湯、桂枝湯，合之飲一升；今合為一方，桂枝湯二分，越婢湯一分。

【病理生理】太陽病，發熱惡寒，即機體通過體溫調節機制來清除外來致病因素，是太陽病的特徵表現；熱多寒少，說明散熱大於產熱，為體溫下降期，應該有"汗出"。但"脈微弱"，說明"此無陽也"，此時不可發汗。因為在體溫下降期，隨著外來致病因素的力量逐漸被削弱，機體的"水氣"或者說體液也被消耗，當有口渴時，說明內熱即將產生，若此時僅僅用溫熱發汗的方式治療極易造成失液脫水，所以不可再用桂枝湯或麻黃湯發汗，應該用桂枝二越婢一湯方。

桂枝二越婢一湯的用藥思考：機體的散熱機制包括發汗和調節皮膚的血流量，桂枝湯擴張皮膚血管增加皮膚血流以散熱，若僅加麻黃，會同時增加汗腺的分泌，以通過汗液散熱，這樣勢必會造成體液流失或脫水，所以與石膏合用，意在清裡熱降血溫，輔助機體降溫解熱，繼而減少體液的流失。

■ 桂枝去桂加茯苓白朮湯與組織液回流

【原文】服桂枝湯，或下之，仍頭項強痛，翕翕發熱，無汗，心下滿微痛，小便不利者，桂枝去桂加茯苓白朮湯主之。（28）

<u>桂枝去桂加茯苓白朮湯方</u>

芍藥三兩　甘草二兩（炙）　生薑（切）　白朮　茯苓各三兩　大棗十二枚（擘）

上六味，以水八升，煮取三升，去滓，溫服一升。小便利則愈。本雲：桂枝湯，今去桂加茯苓、白朮。

【病理生理】服桂枝湯，或下之，仍頭項強痛，翕翕發熱，一方面說明機體的體溫調節防禦能力尚強，體溫調節機制仍然正常運行，交感神經及運動神經持續興奮，故而仍頭項強痛，翕翕發熱；另一方面說明雖然用了汗法和下法，外來致病因素依舊未被消除，其作用位置不在表也不在裡，因為若為表則汗法有效，若為裡則下法有效。

"無汗"，說明用了汗法和下法雖然也會造成體液損耗，但卻沒有大量水分流失的高滲性脫水的燥熱之象，所以沒有口渴、高熱、大汗出的表現，其翕翕發熱也不是脫水熱，機體可能存在等滲性脫水或低滲性脫水的情況。

因為用了汗法和下法，造成了體液流失，機體因此啟動了神經—體液調節機制，交感神經持續興奮可刺激抗利尿激素（ADH）的釋放，ADH與腎遠曲小管和集合管的特異性受體結合，使腎小管上皮細胞對水的通透性增加，水沿著滲透梯度被動地重吸收，故而"小便不利"。如果此時機體已經出現因體液損耗而導致的等滲性脫水的表現，那麼重吸收的水就會稀釋血液導致血管內外滲透壓失衡，影響組織液、淋巴液、靜脈的回流，細胞外液因此相對增多，故而"心下滿"。同時，ADH使內臟血管平滑肌收縮，產生加壓作用，故而"微痛"。

"心下滿微痛，小便不利"，即鎖定了疾病當下的發生部位為心下（血管外細胞外組織間、第三間隙），也說明了疾病的病機為機體的組織液、淋巴液、靜脈回流受到影響，積聚在了心下，細胞外液相對增多，應該用桂枝去桂加茯苓白朮湯治療。

桂枝去桂加茯苓白朮湯的用藥思考：因為病位不在體表，而且已經有體液的損耗，用桂枝恐其擴張外周血管反而增加細胞外液的生成，恐其辛熱之性損耗津液，故去桂枝；因為需要幫助機體完成自身輸液的調節機制，故在用芍藥促進靜脈回流的基礎上再加茯苓、白朮以促進組織液、淋巴液的回流。茯苓、白朮合用可調節血漿晶體滲透壓，可治療水瀦留；生薑、大棗、炙甘草可補充能量，防止體液的損耗。機體獲得體液的補充，小便自然恢復正常。

■ 甘草乾薑湯與有效迴圈血量下降

【原文】傷寒脈浮，自汗出，小便數，心煩，微惡寒，腳攣急，反與

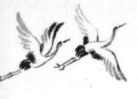

桂枝欲攻其表，此誤也。得之便厥，咽中乾，煩躁，吐逆者，作甘草乾薑湯與之，以複其陽；若厥愈足溫者，更作芍藥甘草湯與之，其腳即伸；若胃氣不和，譫語者，少與調胃承氣湯；若重發汗，複加燒針者，四逆湯主之。（29）

甘草乾薑湯方

甘草四兩（炙）　乾薑二兩

上二味，以水三升，煮取一升五合，去滓，分溫再服。

芍藥甘草湯方

白芍藥　甘草（炙）各四兩

上二味，以水三升，煮取一升五合，去滓，分溫再服。

調胃承氣湯方

大黃四兩（去皮，清酒洗）　甘草二兩（炙）　芒硝半升

上三味，以水三升，煮取一升，去滓，內芒硝，更上火微煮令沸，少少溫服之。

四逆湯方

甘草二兩（炙）　乾薑一兩半　附子一枚（生用，去皮，破八片）

上三味，以水三升，煮取一升二合，去滓，分溫再服，強人可大附子一枚，乾薑三兩。

【病理生理】"傷寒脈浮，自汗出，小便數，心煩，微惡寒，腳攣急，反與桂枝欲攻其表，此誤也"，這一段文字描述了機體最初的疾病狀態及病因。

"傷寒脈浮"，為疾病的來路，從太陽傷寒而來。"自汗出，小便數，心煩，微惡寒"，為散熱大於產熱的狀態，機體進入體溫下降期。"腳攣急"，則進一步說明機體已經存在體液損耗的情況，其病情已經發生了變化，不再是單純的體溫調節機制能解決的問題了，而是防禦升級，機體進入應激狀態，即交感神經興奮和腎上腺髓質分泌的短期應激反應。

受到各種內外環境因素及社會、心理因素刺激時所出現的全身性非特異性適應反應，稱為應激反應。其本質是一種適應和防禦反應，有利於維持自穩態和增強機體的適應能力。如持續寒冷、感染、脫水、貧血等均可刺激交感—腎上腺髓質系統興奮，使去甲腎上腺素及腎上腺素分泌增加，出現心煩、心臟活動增加、流經肌肉血量增多、汗腺分泌增加、血液重新

分佈、代謝率升高、肺通氣量增加等反應。

因流經肌肉血量增加、汗腺分泌增加，故而自汗出；心臟活動增加、心率加快會使心房血流量增加，心房血容量增加刺激心房肌細胞合成和釋放心房鈉尿肽，抑制腎遠端小管和集合管對水、鈉的重吸收，促進排水排鈉，故而小便數；血液重新分佈，外周血管收縮、心腦血流相對增加，以保證心腦等重要臟器的功能，故而微惡寒；代謝率持續升高，增加了能量損耗，包括體液的流失，抽搐或抽筋為機體募集能量的表現，也為失液的反應，下肢血供最先受到影響，故而腳攣急。所以此時的治療不能再用桂枝湯溫熱解表發汗了。若仍用桂枝湯，會加重失液或失血的狀態，就是錯誤的治療，故曰"反與桂枝欲攻其表，此誤也"。

機體因誤發汗導致失液，隨著血容量的減少，有效迴圈血量也會受到影響。於是，機體為了維持血壓和自穩態，就會持續興奮交感—腎上腺髓質系統，除了對中樞效應產生較嚴重的影響，如煩躁等，外周效應表現得更為明顯，主要表現在以下四個方面：

1. 外周血管持續收縮以維持血壓，但長時間外周血供減少會導致微循環的缺血缺氧，"厥"即微循環缺血缺氧呈現的四肢冰冷狀態，故而"得之便厥"。

2. 雖然腹腔內臟血管平滑肌持續收縮保證了重要臟器心、腦的供血，但同時可造成胃腸的缺血缺氧狀態，導致胃腸蠕動減慢、消化能力下降等消化系統功能障礙，由於食物在胃腸道積滯，食欲不振、噁心嘔吐等為常見症候，故而"吐逆"。

3. 交感神經持續興奮會減少唾液腺、消化腺的分泌，以保證戰備狀態，故而咽中乾。

4. 繼續增加能量消耗。

所以，實際上厥、咽中乾、煩躁、吐逆，是機體啟動的急性應激反應，也是機體自救的代償機制，此時機體仍然具備防禦能力，但其抗損傷的能力開始逐漸減弱，機體的損傷已然顯現，處於有效迴圈血量不足導致的微循環缺血缺氧的風險中。若微循環持續缺血缺氧，就會造成組織器官的灌流量不足，從而引發休克。當務之急的治療當增強心肌收縮力，改善有效迴圈血流量，以提高微循環的灌流量，甘草乾薑湯為首選。

甘草乾薑湯的用藥思考：增強心肌收縮力，改善微循環的缺血缺氧，

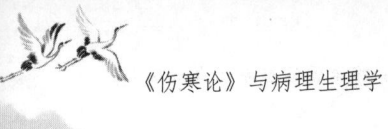

還可增加組織細胞利用氧的能力，以防止組織器官的缺血缺氧，故曰"以複其陽"。

■ 芍藥甘草湯與局部血管平滑肌痙攣

用了甘草乾薑湯後，微循環缺血缺氧的狀態得到了改善，四肢末梢的血流開始增多，由冰冷轉為溫暖，若此時仍有腳攣急，則再用芍藥甘草湯以促進局部的血液迴圈、解除局部血管平滑肌的痙攣，故曰"若厥愈足溫者，更作芍藥甘草湯與之，其腳即伸"。

正常情況下，心臟泵血通過相對穩定的心輸出量和血管張力維持血壓來保障微循環血氧供應。相對而言，甘草乾薑湯增加心排血量以調節全身的血液迴圈，而芍藥甘草湯調節血管張力以促進局部的血液迴圈。

■ 調胃承氣湯與水、電解質失衡

"若胃氣不和，譫語者，少與調胃承氣湯"，為誤發汗後的另一種表現。誤汗導致體液大量損耗，造成水、電解質代謝失衡，引發細胞外液高滲狀態，輕、中度高滲性脫水對血容量的影響不大，主要以中樞神經系統症候為主，因細胞外液高滲可使細胞內的水向細胞外轉移，繼而引起細胞脫水，而腦細胞最為敏感，故而產生一系列的中樞神經系統症候，如抽搐、煩躁、譫語等。

同時，細胞外液高滲狀態可啟動細胞膜上的鈉鉀泵，促進鈉鉀交換，造成低血鉀，使胃腸血管平滑肌處於麻痺狀態，嚴重影響胃腸功能，故而胃中不和，可酌情給與調胃承氣湯。若因此造成了腸梗阻，則酌情給與大、小承氣湯。調胃承氣湯證與臨床上因水、電解質代謝紊亂造成的急性胃輕癱類似，待到陽明篇 207 條時再詳解。

■ 四逆湯與休克早期

"若重發汗，複加燒針者，四逆湯主之"，機體本身存在失液、失血的情況，微循環已經處於缺血缺氧的狀態，若再用發汗及熱療的方法損耗體液，就會直接導致組織器官的缺血缺氧，繼而引發休克。

休克是指機體在嚴重失血失液、感染、創傷等強烈致病因素作用下，有效迴圈血量急劇減少，組織血液灌流量嚴重不足，以致各重要生命器官和組織細胞發生功能、代謝障礙及結構損害的全身性病理過程。休克早期為休克代償期,既有微循環缺血缺氧,也有組織器官血液灌注減少,臨床表現有脈搏細數、脈壓差小、臉色蒼白、四肢冰冷、煩躁不安、尿量減少、肛溫下降、腸道屏障損傷、冷汗等,此時應該用四逆湯治療。

四逆湯的用藥思考:心臟的動力、血容量的充足、血管床容量正常,共同維護正常的血液迴圈及組織灌注量,四逆湯可以強心擴容、改善組織灌流量、增加組織器官利用氧的能力。

【原文】問曰:證象陽旦,按法治之而增劇,厥逆,咽中乾,兩脛拘急而譫語。師曰言夜半手足當溫,兩腳當伸,後如師言。何以知此?

答曰:寸口脈浮而大,浮為風,大為虛,風則生微熱,虛則兩脛攣。病形象桂枝,因加附子參其間,增桂令汗出,附子溫經,亡陽故也。厥逆,咽中乾,煩躁,陽明內結,譫語煩亂,更飲甘草乾薑湯。夜半陽氣還,兩足當熱,脛尚微拘急,重與芍藥甘草湯,爾乃脛伸,以承氣湯微溏,則止其譫語,故知病可愈。(30)

【病理生理】此條文主要是解釋上一條文,懷疑有誤。誤發汗後,出現了厥逆、咽中乾、煩躁且伴有陽明內結、譫語煩亂之象,這從機理上說不通。

參考陽明病篇第181條:"問曰:何緣得陽明病?答曰:太陽病,若發汗,若下,若利小便,此亡津液,胃中乾燥,因轉屬陽明。不更衣,內實,大便難者,此名陽明也。"第182條:"問曰:陽明病,外證雲何?答曰:身熱,汗自出,不惡寒,反惡熱也。"

以上兩條說明了陽明病的來路,為亡津液、失液,也說明了陽明病的主要臨床表現,即身熱,汗自出,不惡寒反惡熱,不大便、大便難,所以陽明內結為陽明熱燥之證,與臨床高滲性脫水所引發的一系列水、電解質代謝紊亂類似。

高滲性脫水的發病特徵主要是細胞內液減少,細胞內液向細胞外轉移,以稀釋細胞外液高滲狀態。早期血容量未見減少,可繼發早期的高排低阻型的暖休克。而甘草乾薑湯治療的是有效迴圈血量相對不足或者說心排出量不足的情況,可繼發早期低排高阻型的冷休克。高排低阻與低排高阻截然相反,治療也完全不同,所以懷疑有誤。

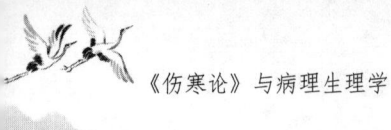

辨太陽病脈證并治中

■ 葛根湯與面癱

【原文】太陽病，項背強几几無汗惡風，葛根湯主之。（31）

葛根湯方葛根四兩　麻黃三兩（去節）　桂枝二兩（去皮）　芍藥二兩　生薑三兩（切）　甘草二兩（炙）　大棗十二枚（擘）

上七味，以水一斗，先煮麻黃、葛根，減二升，去白沫，內諸藥，煮取三升，去滓，溫服一升，覆取微似汗，餘如桂枝法將息及禁忌，諸湯皆仿此。

太陽與陽明合病者，必自下利，葛根湯主之。（32）

【病理生理】太陽病，頭項強痛而惡寒，為體溫上升期，或已發熱，或未發熱，無汗，說明此期產熱大於散熱，機體還沒有明顯的物質能量消耗。

此條則已由惡寒轉為惡風，說明體溫上升期持續了一段時間，若"項背強几几"，即骨骼肌持續戰慄產熱，說明已經伴有能量的消耗了。為了募集更多的能量，骨骼肌必須加強收縮頻率，因而出現強几几的表現，由於伸肌表現更為明顯，故而項背強几几。

"太陽病，項背強几几，無汗惡風"，這一系列表現說明機體在體溫上升期因持續產熱而損耗了能量，應該用葛根湯治療。

葛根湯的用藥思考：葛根湯在桂枝湯的基礎上加了麻黃、葛根。麻黃助桂枝增加產熱進而散熱驅寒，再加葛根，舒張骨骼肌、增加骨骼肌血流以補充能量。

和桂枝加葛根湯一樣，葛根湯亦可以治療周圍性面神經麻痺。葛根湯與桂枝加葛根湯的用藥配伍基本相同，原文可能有誤，在麻黃的應用上歷來有爭議。筆者認為，桂枝加葛根湯可根據患者的出汗情況自行調整麻黃的用量，可用可不用，主要是加葛根，而葛根湯則是定式。

太陽病，如果涉及體液、物質能量的損耗，因而造成胃腸功能障礙，即為太陽陽明合病。此時除了骨骼肌強烈收縮外，胃腸血管平滑肌也處於收縮狀態，胃腸的消化吸收功能因此受到影響，勢必造成胃腸排空障礙。若因此而自下利，說明機體尚有較強的調節能力，胃腸內容物可以刺激副交感神經來做自我調節。

副交感神經興奮，胃腸血流增加，胃腸蠕動能力增強，必會除去胃腸中滯留的內容物，故必自下利，或不下利但嘔。若自下利，說明胃腸自我調節能力尚強，病尚未完全傳裡，只是影響了胃腸的功能，故仍可用葛根湯治療。

■ 葛根加半夏湯與非感染性急性胃腸炎

【原文】太陽與陽明合病，不下利，但嘔者，葛根加半夏湯主之。(33)

葛根加半夏湯方

葛根四兩　麻黃三兩（去節）　生薑二兩（切）　甘草二兩（炙）　芍藥二兩　桂枝二兩（去皮）　生薑二兩（切）　半夏半升（洗）　大棗十二枚（擘）　半夏半升（洗）

上八味，以水一斗，先煮葛根、麻黃，減二升，去白沫，內諸藥，煮取三升，去滓，溫服一升，覆取微似汗。

【病理生理】此條是講太陽陽明合病，是太陽病病程發展的一種表現。

"太陽之為病，脈浮，頭項強痛"，描述了外來致病因素入侵人體時，人體最初的防禦反應是以增加產熱和減少散熱為主。機體一方面興奮運動神經，使骨骼肌收縮戰慄以增加產熱；一方面興奮交感神經，使皮膚外周血管收縮以減少散熱，使腹腔內臟血流減少以保證重要臟器心、腦的血供。在這個過程中，體表外周及胃腸血流減少，再加上體液損耗，病情將會進一步發展。

相對而言，皮膚外周屬表，為太陽管轄區域，內臟胃腸屬裡，為陽明管轄區域，太陽陽明合病，勢必影響胃腸的功能，造成胃腸排空障礙，所謂"陽明之為病，胃家實是也"。當機體出現"自下利"或"但嘔不下利"的症候時，說明機體仍有較強的自身調節能力，通過興奮副交感神經以增加胃腸血流、促進胃腸排空，這也說明胃腸黏膜本身並未受損，自下利或但嘔不下利均為機體促進胃腸排空的方式。

究其根本原因，病從太陽傷寒而來，機體在啟動體溫調節防禦機制的過程中損耗了能量，影響了胃腸的功能，故仍用葛根湯或葛根加半夏湯。

葛根湯證、葛根加半夏湯證與臨床上非感染性急性胃腸炎類似，進食生冷等刺激性強的食物，攝入有毒植物、化學毒素等，服用胃腸道刺激性

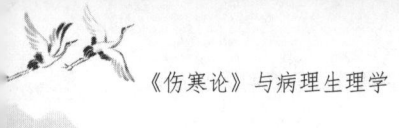

藥物、酗酒、海鮮過敏等，均可引起非感染性急性胃腸炎，常見症候噁心、發熱、頭痛、肌痛、嘔吐、腹瀉，若伴隨有發熱、惡風、無汗，可酌情給與葛根湯或葛根加半夏湯。

■ 葛根黃芩黃連湯與感染性急性胃腸炎

【原文】太陽病，桂枝證，醫反下之，利遂不止，脈促者，表未解也；喘而汗出者，葛根黃芩黃連湯主之。（34）

<u>葛根黃芩黃連湯方</u>

葛根半斤　甘草二兩（炙）　黃芩三兩　黃連三兩

上四味，以水八升，先煮葛根，減二升，內諸藥，煮取二升，去滓，分溫再服。

【病理生理】太陽病，桂枝湯證，當用發汗解表的方法治療，卻誤用了瀉下的方法，損耗了胃腸的津液，使腸道屏障功能發生障礙。

腸道記憶體在著很多細菌，各類細菌間相互制約，相互依存，構成一個巨大而複雜的生態系統。正常情況下，腸道具有屏障作用，由機械屏障、化學屏障、免疫屏障與生物屏障共同構成，防止腸內的有害物質如細菌和毒素穿過腸黏膜進入人體內其他組織、器官和血液迴圈。

若腸液大量損耗便會打破這種生態平衡，細菌、病毒、寄生蟲等極易滋生和繁殖，對腸道黏膜造成一定的損傷，此時機體為了自保，減少腸道黏膜的損傷，不得不興奮副交感神經，刺激腸道的分泌以增強化學屏障，增強腸道平滑肌的蠕動以鞏固生物屏障，因腸道黏液增多及運動過快而引發持續性腹瀉，故"利遂不止"。

"脈促者，表未解也"，則說明雖然機體的防禦能力尚強，但外來致病因素仍未被清除。"喘而汗出"表明隨著胃腸津液的流失，體液被損耗，因而交感神經興奮性增加，通過擴張支氣管、增加肺泡通氣量使呼吸加深加快，以增加機體的供氧量，同時刺激汗腺分泌，通過汗出以增加散熱，故喘而汗出。此為機體的防禦反應，再次說明利遂不止為機體的防禦措施，故用葛根黃芩黃連湯治療。

葛根黃芩黃連湯的用藥思考：用大劑量的葛根可抑制胃腸平滑肌過度蠕動，可補充胃腸津液以維護腸道黏膜屏障，佐以黃芩、黃連抗炎、抗損傷以改善胃腸道的高動力狀態。

葛根黃芩黃連湯證與臨床上的感染性腹瀉（即急性胃腸炎）類似，臨床表現主要有發熱、呼吸急促、裡急後重、腹瀉、稀水便等。葛根黃芩黃連湯還可以治療腹瀉後誘發的支氣管哮喘。

■ 麻黃湯與體溫上升期

【原文】太陽病，頭痛發熱，身疼，腰痛，骨節疼痛，惡風，無汗而喘者，麻黃湯主之。（35）

麻黃湯方

麻黃三兩（去節）　桂枝二兩（去皮）　甘草一兩（炙）　杏仁七十個（去皮尖）

上四味，以水九升，先煮麻黃，減二升，去上沫，內諸藥，煮取二升半，去滓，溫服八合，覆取微似汗，不須啜粥，餘如桂枝法將息。

太陽與陽明合病，喘而胸滿者，不可下，宜麻黃湯。（36）

太陽病，十日以去，脈浮細而嗜臥者，外已解也；設胸滿脅痛者，與小柴胡湯；脈但浮者，與麻黃湯。（37）

【病理生理】麻黃湯治療發熱時相為體溫上升期的太陽病，其表現為頭痛發熱、身疼、腰痛、骨節疼痛、惡風、無汗而喘。

當環境溫度過低時引起的體表溫度降低，冷敏神經元就會把資訊傳遞給體溫調節中樞，當實際溫度低於體溫調定點溫度時，體溫調節中樞就會下達產熱增加、散熱減少的指令給效應器，所以發熱、無汗，最終使體溫升高至體溫調定點的溫度以提高機體防禦反應。所以，人體最初的防禦反應以增加產熱和減少散熱為主，在這個過程中，腦血管相對擴張，腦血流相對增加，因為顱腔相對固定密閉，所以顱內壓相對增加，此時大腦的溫度最先升高，這便是頭痛的緣由。

外周皮膚血管收縮和骨骼肌戰慄以加強產熱，持續產熱時肌肉對氧的需求量大幅增加，機體氧供相對不足、糖無氧酵解相對增強，就會出現肌肉疼痛；當骨骼肌戰慄收縮時也會與骨骼關節形成一個牽張力，所以腰痛、骨節疼痛。此時豎毛肌也處於收縮狀態，毛髮直立，所以惡風；同時，因為機體在產熱的過程中需要大量的氧氣供給，所以會興奮呼吸中樞，增加肺通氣量，使呼吸加深加快，故無汗而喘。

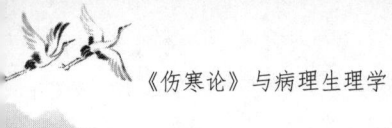

麻黃湯的用藥思考：麻黃、桂枝可幫助人體完成產熱的過程，推進人體從體溫上升期到體溫持續期再到體溫下降期的體溫調節過程，幫助人體完成降溫的終極目標。所以，麻黃湯也是發熱的正回饋調節方式。

太陽與陽明合病，機體除了有頭痛發熱、身疼、腰痛、骨節疼痛、惡風、無汗等太陽病的臨床表現外，還伴有胃腸排空障礙等陽明病的臨床表現。在此基礎上若有"喘而胸滿"的臨床表現，則說明人體仍在產熱的過程中，為了增加機體的氧供而使呼吸加深加快，此時機體仍處於體溫上升期。在此過程中，為了保證重要臟器心、腦的供血而減少胃腸血流，伴有胃腸蠕動能力減弱致胃腸排空障礙，此時不可用瀉下的方法，可酌情給與麻黃湯先解決根本問題，消除外來致病因素。

太陽病，發病十天以後，會有三種情況：

第一，脈浮細而嗜臥者，說明外邪已經化解，脈浮細提示外來致病因素的力量被消弱，同時伴有物質能量的消耗，嗜臥則為"戰鬥"後修復的狀態。

第二，如果出現了胸滿脅痛，並伴有噁心、嘔吐等少陽證，則說明病情有了更進一步的發展，機體處於抗損傷的應激狀態中，可給與小柴胡湯治療。

第三，如果出現胸滿，但沒有噁心嘔吐等症，只是脈浮，則說明外來致病因素仍然作用，仍有頭痛發熱、身疼、腰痛、骨節疼痛、惡風、無汗等，其胸滿僅是機體為了增加供氧量而使呼吸加深加快的表現，仍然可用麻黃湯治療。

■ 大青龍湯與稽留熱

【原文】太陽中風，脈浮緊，發熱，惡寒，身疼痛，不汗出而煩躁者，大青龍湯主之。若脈微，汗出惡風者，不可服之。服之則厥逆，筋惕肉瞤，此為逆也。（38）

大青龍湯方

麻黃六兩（去節）　桂枝二兩（去皮）　甘草二兩（炙）　杏仁四十枚（去皮尖）　生薑三兩（切）　大棗十二枚（擘）　石膏如雞子大（碎）

上七味，以水九升，先煮麻黃，減二升，去上沫，內諸藥，煮取三升，去滓，溫服一升，取微似汗。汗出多者，溫粉粉之。一服汗者，停後服。若複服，汗多亡陽遂虛，惡風煩躁，不得眠也。

傷寒，脈浮緩，身不疼，但重，乍有輕時，無少陰證者，大青龍湯發之。（39）

【病理生理】太陽中風，發熱，汗出，惡風，脈緩。太陽中風屬發熱時相的體溫持續期，此時期產熱與散熱同時進行，故當有汗出，脈當浮緩。

然而此條卻是"脈浮緊，發熱惡寒，身疼痛，不汗出"，說明外來致病因素的力量太過強大，機體不得不持續增加產熱，升高體溫以增強防禦能力，因而造成機體產熱過多。機體在此時的狀態就好像一個熱氣球，內部不停產熱，外表卻是密閉而繃緊的狀態。

由於機體產熱過多，使體溫始終維持在高水準，與臨床稽留熱類似。稽留熱是臨床上常見的一種熱型，體溫上升後即維持在39~40℃的高水準，達數天或數周，24小時內體溫波動範圍不超過1℃，常見於大葉性肺炎、斑疹傷寒及傷寒高熱期、腦膜炎等。故臨床表現以脈浮緊、高熱、寒戰、身疼痛、不出汗而煩躁為主的疾病均可用大青龍湯治療。

大青龍湯的用藥思考：雖然因機體產熱過多而造成諸多症候，但其持續產熱的目的是為了消除外來致病因素，所以在麻黃湯的基礎上加倍麻黃幫助機體加強散熱以滅敵驅敵，加生薑、大棗以補充能量，加石膏以制約過熱並幫助機體降溫。如若脈微弱、汗出惡風，則說明機體已經開始散熱，此時絕對禁止服用大青龍湯，若再服用大青龍湯強力散熱，只會大大損耗體液導致機體出現水、電解質代謝紊亂，甚至造成組織器官的缺血缺氧，故曰"服之則厥逆，筋惕肉瞤，此為逆也"。

太陽傷寒，脈當浮緊，第39條卻脈浮緩，則說明機體已經處於體溫持續期。

如果汗腺分泌增加和皮膚血管舒張，骨骼肌的戰慄及寒戰現象消失，即有脈浮緩，並伴有汗出、身不疼、體溫下降的表現時，說明病情好轉，即將痊癒。

如果是在脈浮緩的同時，仍有發熱、惡寒、無汗，則說明雖然機體體溫始終維持在一定高度，血溫持續較高水準，散熱時皮膚淺層血管舒張，但汗腺分泌卻受到了阻礙。同時，機體持續高溫、高代謝狀態產生了較多的代謝水及代謝產物，因持續無汗不能隨汗液及時排出，則有"身不疼，

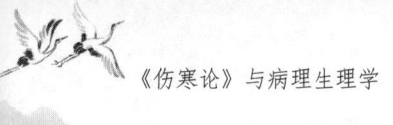

但重，乍有輕時"。說明機體存在輕微水腫或炎症反應（由於代謝產物可擴張血管並增加其通透性，導致炎性滲出的情況），機體的防禦機制仍然很強，故仍可用大青龍湯治療。

少陰病之真武湯證也有身重、水腫的表現，但脈當沉緊，可與大青龍湯證進行鑒別，在後面涉及真武湯證時會詳細講解。

■ 小青龍湯與肺水腫

【原文】傷寒，表不解，心下有水氣，乾嘔，發熱而咳，或渴，或利，或噎，或小便不利，少腹滿，或喘者，小青龍湯主之。（40）

小青龍湯方

麻黃（去節）　芍藥　細辛　乾薑　甘草（炙）　桂枝各三兩（去皮）細辛各三兩　五味子半升　半夏半升（洗）

上八味，以水一鬥，先煮麻黃，減二升，去上沫，內諸藥，煮取三升，去滓，溫服一升。

若渴，去半夏，加栝樓根三兩；若微利，去麻黃，加蕘花如一雞子，熬令赤色；若噎者，去麻黃，加附子一枚，炮；若小便不利，少腹滿者，去麻黃，加茯苓四兩；若喘，去麻黃，加杏仁半升（去皮尖）。且蕘花不治利，麻黃主喘，今此語反之，疑非仲景意。

傷寒，心下有水氣，咳而微喘，發熱不渴。服湯已，渴者，此寒去欲解也。小青龍湯主之。（41）

【病理生理】太陽傷寒，屬發熱時相的體溫上升期，必惡寒、無汗、體痛、脈浮緊等，機體維持體溫上升期狀態為"傷寒，表不解"。

"傷寒，表不解"，交感神經必然持續興奮，為了增加機體的氧供，肺血管也會持續擴張而導致呼吸道黏膜充血水腫，此時若再受寒邪侵擾則會處於過度反應狀態，表現出敏感而過強的支氣管平滑肌收縮反應，造成氣道縮窄，同時伴有黏液腺及杯狀細胞的黏液分泌增加，使氣道阻力變大，影響到肺通氣，即肺與外界環境之間的氣體交換過程。

隨著氣道阻力的加大，胸膜腔負壓也會增加。胸膜腔負壓的生理意義在於：既有利於肺擴張增加肺泡通氣量，又有利於靜脈血與淋巴回流。若胸腔負壓因氣道阻力持續升高，反而影響呼吸道氣體的交換及靜脈回流，引發肺換氣功能障礙，即氧氣在肺泡通過呼吸膜與血液進行交換的障礙。

同時也會造成組織液、淋巴液的回流障礙，導致組織間液或第三間隙液的瀦留，故曰"心下有水氣"。

"乾嘔，發熱而咳"，說明機體的體溫調節防禦機制尚強，因體溫上升期產熱大於散熱，交感神經興奮，胃腸道血管平滑肌處於收縮狀態，影響其消化功能，故乾嘔發熱。

"咳"，則鎖定疾病目前發生的部位主要在呼吸系統。咳嗽屬於人體的一種保護性反射動作，也就是說當呼吸道內積存多餘的黏液分泌物，就會引發機體的反射反應，並通過咳嗽將它們排出以減輕氣道阻力，發熱而咳是人體的防禦抗敵機制。再結合"心下有水氣"綜合來看，機體同時存在輕微水腫的情況，尤其是肺水腫。

小青龍湯證與大青龍湯證的輕微水腫的病因不同，小青龍湯證的輕微水腫與靜脈、組織液、淋巴回流受阻有關，為心下有水氣；大青龍湯證的輕微水腫與血管擴張、通透性增加有關，為炎性滲出的表現。就咳喘而言，小青龍湯證為支氣管持續收縮引發的咳喘，大青龍湯證為支氣管持續擴張引發的咳喘。

小青龍湯的用藥思考：用麻黃、桂枝以散寒解表，加芍藥、炙甘草促進靜脈回流，加半夏以降解稀釋黏液，加乾薑、細辛、五味子增強心肌收縮力、疏通呼吸道、促進肺循環以改善肺通氣及增強肺換氣。

"或渴"，疑非仲景意，因為"渴者，此寒去欲解也"，表寒已解，支氣管平滑肌不再過強收縮，氣道阻力及胸腔負壓不再持續升高，心下水氣不會再形成，胃腸血管血流恢復正常，不會再有乾嘔發熱而咳，機體開始需要補充能量進行自我修復，故而說"渴者，此寒去欲解也"，不可再用小青龍湯。

"或利"，疑非仲景意，若有下利，恐表邪已入裡，必伴有消化液的大量流失，怎麼可能再用麻黃、桂枝辛散耗津之藥發汗？

"或噎"，若出現了呼吸困難，則有呼吸功能衰竭的風險，勢必引起肺臟和心臟的損傷性變化，比如出現肺淤血和肺心病，已經超出小青龍湯的治療範圍了。

"或小便不利、少腹滿"，疑非仲景意。小青龍湯的"心下有水氣"為機體的自我調節機制，隨著細胞外液的增多，將會稀釋血漿晶體滲透壓，機體為了預防低滲狀態會增加小便的量以維持水、電解質的平衡，所以小

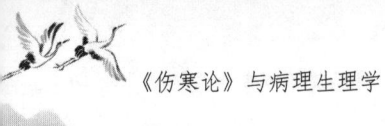

便當利。若是出現小便不利、少腹滿，一種可能是機體的津液或有效迴圈血量已然不足，因而抗利尿激素分泌增加故而小便不利；另一種可能是機體的排水機制出現了問題。然而"或小便不利、少腹滿"假設下的這兩種可能涉及的問題均超出了小青龍湯的治療範疇。

"或喘"，因寒或缺氧等引發的氣道狹窄和氣道阻力增加所導致的喘，可用小青龍湯治療。

【原文】太陽病，外證未解，脈浮弱者，當以汗解，宜桂枝湯。（42）

【病理生理】此條是麻黃湯和桂枝湯的鑒別點。

太陽病持續了幾日，頭項、強痛、惡寒等表證仍未解，若處於發熱時相的體溫上升期，則產熱大於散熱，脈當浮緊，是麻黃湯證。如果脈由浮緊轉為浮弱，則說明病情有所變化，產熱開始減少，散熱開始增加，測量體溫應當是處於體溫持續期，此時的治療宜用桂枝湯。

■ 桂枝加厚樸杏子湯與氣道狹窄

【原文】太陽病，下之，微喘者，表未解故也，桂枝加厚樸杏子湯主之。（43）

桂枝加厚樸杏子湯方

桂枝三兩（去皮）　甘草二兩（炙）　生薑三兩（切）　芍藥三兩　大棗十二枚（擘）　厚樸二兩（炙，去皮）　杏仁五十枚（去皮尖）

上七味，以水七升，微火煮取三升，去滓。溫服一升，覆取微似汗。

【病理生理】太陽病，誤用了下法後，出現了微喘的症候，說明表證不但未解還對呼吸道造成了一定的影響。

攻下藥通常為涼藥，可以興奮迷走神經。迷走神經興奮可增加胃腸血流，促進消化道的蠕動，同時可減少肺血流、收縮支氣管血管平滑肌。如果機體本身存在呼吸系統方面的疾病或隱患，可因下法導致氣道狹窄等誘發，故言"下之微喘"。

桂枝加厚樸杏子湯的用藥思考：如果此時太陽病表證仍未解，治療時可在桂枝湯的基礎上加厚樸和杏仁，用厚樸調節氣道管徑以擴張支氣管，防止氣道狹窄造成的肺通氣障礙，用杏仁保護呼吸道黏膜、減少黏液分泌以確保呼吸道的通暢。

【原文】太陽病，外證未解，不可下也，下之為逆，欲解外者，宜桂

枝湯。(44)

太陽病，先發汗不解，而複下之，脈浮者不愈。浮為在外，而反下之，故令不愈。今脈浮，故在外，當須解外則愈。宜桂枝湯。(45)

【病理生理】這兩條說明了太陽病的治療原則。

若太陽病外證未解，即仍有頭項強痛、惡寒、惡風、脈浮等症候，說明病還在表、在太陽，還未入裡、入陽明，此時不可用下法。若用了下法則"為逆"，是錯誤的，應該用桂枝湯。

太陽病，先用了汗法，表證未解，又用了下法，脈浮則說明表證仍未解。脈浮說明病仍在太陽，此時仍然可用汗法，但卻用了下法，以致表邪或外來致病因素仍未被消滅，故表證仍在，應該繼續用汗法驅敵以解外，桂枝湯最為適合。

以上這兩條分別從脈證的兩個方面指出了太陽病的治療原則，即外證未解、脈浮者，均當酌情給與桂枝湯治療。

【原文】太陽病，脈浮緊，無汗，發熱，身疼痛，八九日不解，表證仍在，此當發其汗。服藥已，微除，其人發煩，目瞑，劇者必衄，衄乃解，所以然者，陽氣重故也。麻黃湯主之。(46)

太陽病，脈浮緊，發熱身無汗，自衄者愈。(47)

【病理生理】這兩條說明了太陽病解表散熱的兩種方式，即機體通過擴張外周血管和汗腺分泌以散熱。

若"脈浮緊，無汗，發熱，身疼痛，八九日不解"，則為太陽傷寒證，當用麻黃湯輔助機體的體溫調節中樞進行正回饋調節，最終刺激汗腺分泌以解表發汗。

服麻黃湯後，表邪微除，皮溫有所下降，但血溫仍有餘熱未散，大腦的溫度仍高，故而出現發煩、目瞑。機體為了自保，不得不大力擴張微血管、增加微血管的通透性以散血溫，流鼻血即為機體散熱的方式，所以衄乃解。其原因在於本來血溫就高，再加上用麻黃湯溫熱發汗，表邪只是微除，故血溫更高，故謂"陽氣重故也"。

"太陽病，脈浮緊，無汗，發熱，身疼痛，八九日不解"，也很有可能為持續高溫的大青龍湯證，此時卻用了麻黃湯，造成汗出不徹、血溫不降的局面，故而發煩、目瞑，機體為了自保，不得不通過鼻子出血的方式快速降溫。

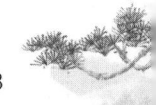

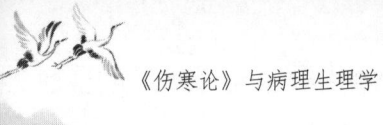

【原文】二陽並病，太陽初得病時，發其汗，汗先出不徹，因轉屬陽明，續自微汗出，不惡寒。若太陽病證不罷者，不可下，下之為逆，如此可小發汗。設面色緣緣正赤者，陽氣怫鬱在表，當解之、熏之；若發汗不徹，不足言陽氣怫鬱不得越，當汗不汗，其人躁煩，不知痛處，乍在腹中，乍在四肢，按之不可得，其人短氣，但坐，以汗出不徹故也，更發汗則愈。何以知汗出不徹？以脈澀故知也。（48）

【病理生理】太陽初得病時，當發其汗，汗出病卻未解，卻因失液而病情更進一層，轉屬陽明燥證，繼而出現汗自出、不惡寒等陽明外證，治療也應該用下法。

若汗出後太陽表證仍在，則不可用下法，用下法即為誤治，可再用汗法小發汗微調。

如果汗出後面色赤，則說明病邪沒有隨汗完全排除，仍有小股外來致病因素在表，當用小發汗法（如桂枝麻黃各半湯）微調解表。

如果發汗後表證仍在，當再發汗卻未發汗，繼而出現躁煩，不知痛處，乍在腹中，乍在四肢，按之不可得，其人短氣，但坐（只能坐，平臥則短氣）等症候，則說明已經因汗出不徹導致散熱障礙而生內熱了，此時仍可再用汗法（如大青龍湯或桂枝二越婢一湯）。

如何知道汗出不徹？因為脈象浮緊或澀而有力，氣機不暢（汗出不徹，散熱障礙），血行受阻（血液迴圈受到阻礙，血溫高），則脈澀而有力也。

【原文】脈浮數者，法當汗出而愈，若下之，身重心悸者，不可發汗，當自汗出乃解。所以然者，尺中脈微，此裡虛，須表裡實，津液自和，便自汗出愈。（49）

【病理生理】太陽病，若脈浮數，理應解表發汗即可痊癒。但若誤用了下法損耗了體液，導致有效迴圈血量減少，機體就會啟動神經—體液調節機制，使促進水重吸收的激素分泌增加以完成自身輸液，使心率加快提高心排血量以促進血液的正常迴圈。長此以往，反而會導致水瀦留及心肌缺血，故而出現身重、心悸等症，這也說明病已入裡，已經影響了組織器官的功能，此時不可再用汗法損耗體液，待到機體的代償機制修復了損耗，血容量得到了補充，機體便會恢復正常運行。"自汗出"為機體氣血充足或者說體液恢復的標誌性表現，故"當自汗出乃解"。

之所以如此，判斷依據是尺中脈微，即有效迴圈血量不足而使微循環處於缺血缺氧的風險之中，也就是裡虛的狀態，必須待到"裡"之有效迴圈血量改善、"表"之微循環運行正常，津液自會充足，所以自汗出則愈。

【原文】脈浮緊者，法當身疼痛，宜以汗解之。假令尺中遲者，不可發汗。何以知然？以榮氣不足，血少故也。（50）

【病理生理】太陽病，脈浮緊，理應有身疼痛的症候，宜用汗法解表。假若脈象尺中遲，則說明血液中有水分的損耗，血液濃縮、血液黏滯度增高影響了血液迴圈的正常運行，此時不可再用汗法解表。為什麼不能再用汗法？因為機體的血容量已經有所下降，故而不能再發汗損耗體液。

【原文】脈浮者，病在表，可發汗，宜麻黃湯。（51）

脈浮而數者，可發汗，宜麻黃湯。（52）

【病理生理】這一條講用麻黃湯的必要條件，太陽病（發熱、惡寒），脈浮或者浮而數，提示病在表，可解表發汗，如果再伴有無汗的症候，就適合用麻黃湯。

【原文】病常自汗出者，此為榮氣和，榮氣和者，外不諧，以衛氣不共榮氣諧和故爾；以榮行脈中，衛行脈外，復發其汗，榮衛和則愈，宜桂枝湯。（53）

病人臟無他病，時發熱，自汗出而不愈者，此衛氣不和也，先其時發汗則愈，宜桂枝湯。（54）

【病理生理】機體有兩種方式以散熱解表驅敵於外，一為皮膚外周血管擴張以增加血流來散熱解表驅敵於外，二為汗腺分泌以汗出方式來散熱解表驅敵於外。

常常自汗出，說明機體尚有散熱解表的能力，汗腺分泌雖然正常，但皮膚外周的血流卻沒有同步增多，說明機體的體溫調節機制出現了不協調，應該用桂枝湯擴張外周血管、增加外周血流來幫助機體解表散熱。

"病人臟無他病"，指機體在裡沒有組織器官的功能障礙及形態結構的損傷，或者說機體血容量充足沒有微循環缺血缺氧的情況，但卻"時發熱、自汗出而不愈"，這種情況可以用桂枝湯先其時發汗則愈。

【原文】傷寒脈浮緊，不發汗，因致衄者，麻黃湯主之。（55）

【病理生理】太陽傷寒，脈浮緊，也沒有汗，應當及時發汗卻沒有發汗，機體持續高溫造成血溫過高，機體為了自保，不得不主動擴張微血管

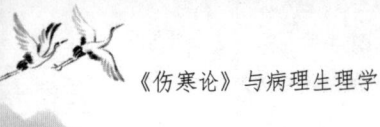

通過出血的方式以降低血溫，如果出血後仍然有太陽傷寒證，可酌情給與麻黃湯治療。

【原文】傷寒不大便六七日，不僅頭痛、有熱者，與承氣湯。其小便清者，知不在裡，仍在表也，當鬚髮汗；若頭痛者必衄，宜桂枝湯。(56)

【病理生理】傷寒以後，不大便六七日，不僅有頭痛、身熱、自汗出的症候，而且還出現不惡寒、小便濁、尿比重大等陽明熱燥之徵象，說明病情有所發展，若確定為陽明病，可與承氣湯等瀉下類的方劑治療。

必須重視的是，在疾病發展的過程中，小便的狀態是極為重要的鑒別要點。傷寒不大便六七日，雖有頭痛身熱，但小便清，尿比重低，則說明還未形成陽明熱燥之證，病仍在表，仍然要用汗法發汗解表。

因太陽傷寒證持續了一段時間，體溫始終維持高溫造成血溫過高，機體為了自保必通過出血來降低血溫，若出現了頭痛、衄的情況，則宜用桂枝湯散熱以解表。

【原文】傷寒發汗已解，半日許復煩，脈浮數者，可更發汗，宜桂枝湯。(57)

【病理生理】太陽傷寒，發汗已解，半日後又出現之前的症候，若脈浮數者，說明雖然汗出但仍有餘邪，可再發汗，應該促進外周血液迴圈以加強散熱解表的力量，桂枝湯適合用。

【原文】凡病，若發汗，若吐，若下，若亡血，亡津液，陰陽自和者，必自愈。(58)

【病理生理】凡是（太陽）病，若用了汗法、吐法、下法，損耗了體液和血容量，此時如果機體的自身調節能力正常，就會啟動自身輸液、自身輸血等代償機制，加強心肌收縮力、增加心排血量，繼而加快周身血液迴圈以助機體解表散邪，會出現自汗出（陰陽自和）的表現，必自愈。

【原文】大下之後，復發汗，小便不利者，亡津液故也，勿治之，得小便利，必自愈。(59)

【病理生理】太陽病，本當用汗法，卻用了瀉下之法，之後表邪未解，又再用汗法，這些表述的意思是大量損耗了體液，影響了血容量，機體不得不啟動代償機制以增加水的重吸收來補充血容量，故而小便不利。待到機體的血容量充足，小便自然恢復正常。這也說明若機體的自我調節能力比較強大，血容量便可以得到及時補充，故而得小便利必自愈。

【原文】下之後，復發汗，必振寒，脈微細，所以然者，以內外俱虛故也。(60)

【病理生理】太陽病，誤用下法之後，表邪未解，又再次發汗，大量損耗了體液，影響了有效迴圈血量，繼而造成了微循環的缺血缺氧，必怕冷、寒戰且脈微細。此時，機體既有在外表邪未解的憂患，又有在內組織器官缺血缺氧的風險，所以說內外俱虛。

■ 乾薑附子湯與低排量症候群

【原文】下之後，復發汗，晝日煩躁不得眠，夜而安靜，不嘔，不渴，無表證，脈沉微，身無大熱者，乾薑附子湯主之。(61)

乾薑附子湯方

乾薑一兩　附子一枚（生用，去皮，切八片）

上二味，以水三升，煮取一升，去滓頓服。

【病理生理】"下之後，復發汗"，說明疾病的來路與失液有關；"晝日煩躁不得眠，夜而安靜，不嘔，不渴""脈沉微，身無大熱"，闡述了疾病的現狀。

一般情況下，機體若有失液的情況，會馬上啟動神經—體液調節機制，通過刺激口渴中樞來使機體主動飲水補液，通過增加抗利尿激素等分泌來促進水的重吸收以補液，這些均為機體的代償機制。

此條失液後，既不嘔又不渴，說明機體的代償機制或者說神經—體液調節機制受到了嚴重影響，處於失代償的風險之中，"脈沉微"也說明病情開始傳變，由表入裡，可能直接發展為少陰證，故無表證；晝日煩躁，不得眠，說明失液後隨著有效迴圈血量的減少、微循環的缺血缺氧，直接導致中樞神經系統功能障礙，因為腦細胞對於缺血缺氧最為敏感，故而煩躁、安靜不下來；夜而安靜，說明機體缺血缺氧的程度還不算嚴重，晚上平躺時回心血量還能相對增加，中樞神經細胞仍然可以得到滋養，故曰"晝日煩躁，不得眠，夜而安靜"。也進一步說明機體的神經—體液調節機制尚未完全失代償，與臨床低排量症候群類似。

低排量症候群為心功能不全的一種表現，處於不完全代償狀態，僅能滿足機體在安靜狀態下的需要，雖然可能已發生了輕度心力衰竭。"脈沉微，身無大熱者"，則再次提示機體瀕臨低排高阻型的冷休克風險，同時

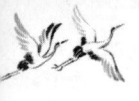

提示患者可能存在心動過緩，可導致腦灌注不足，引起短暫性頭暈或頭痛，或出現心力衰竭的症候，所以及時治療相當關鍵，可給與乾薑附子湯頓服。

乾薑附子湯的用藥思考：乾薑附子湯證為血容量發生改變而導致的心排血量不足，繼而引發迴圈功能障礙，嚴重時可造成迴圈衰竭。乾薑附子湯可快速強心，提高心排出量以改善微循環缺血缺氧的狀態。與四逆湯比較，之所以不用炙甘草，是因為機體主要問題在於因心排出量驟然減少而導致的動脈血液灌注不足，只是迴圈功能障礙，還未造成心肌本身的病變，組織器官的形態結構還並未受到損傷，當務之急的治療應以快速增強迴圈動力，提高動脈灌流量為主；又因為炙甘草有減緩心率的作用，唯恐其牽制乾薑附子湯增強迴圈動力的藥效。

頓服，是指將煎成的藥液一次服完，也是即刻起效之意。

■ 桂枝加芍藥生薑各一兩人參三兩新加湯與肌肉疼痛

【原文】發汗後，身疼痛，脈沉遲者，桂枝加芍藥生薑各一兩人參三兩新加湯主之。（62）

桂枝加芍藥生薑各一兩人參三兩新加湯方

桂枝三兩（去皮）　芍藥四兩　甘草二兩（炙）　人參三兩　大棗十二枚（擘）　生薑四兩

上六味，以水一斗二升煮取三升，去滓，溫服一升。本雲桂枝湯，今加芍藥、生薑、人參。

【病理生理】太陽病，發汗後，仍身疼痛，若脈浮緊或浮緩，則說明外來致病因素並未袪除，表證還未解，當繼續用汗法；若脈沉遲，則說明雖然表證已解，但在體溫下降的過程中，也就是散熱大於產熱的過程中，消耗了較多的物質能量，導致代謝產物如乳酸生成增多，機體便會出現肌肉酸痛的症候。隨著物質能量的損耗，物質能量的分解大於合成，就會影響正常的血液迴圈，則表現為脈沉遲。

太陽病，發汗後，身疼痛，脈沉遲，說明汗後不但消耗了機體的物質能量，還影響了正常的血液迴圈，導致了代謝產物的堆積，阻礙了體表的血供氧供，繼而引發外周血管的強烈收縮或痙攣，可以用桂枝加芍藥生薑人參新加湯治療。

桂枝加芍藥生薑各一兩、人參三兩新加湯的用藥思考：一方面仍用桂枝湯增強周身血液迴圈以促進乳酸等代謝產物的排出，加倍芍藥以改善局部血管平滑肌的痙攣狀態；另一方面加人參、生薑及時補充物質能量以增加局部的血供氧供。

桂枝加芍藥生薑各一兩、人參三兩新加湯可治療大運動量或者大汗後出現的肌肉疼痛痙攣，因為運動強度過大，無氧糖酵解增加，會釋放出大量的乳酸，其無法很快通過血液迴圈及時代謝出去，繼而積聚在體表局部，就會刺激局部神經而出現疼痛症候。堆積量越大，疼痛延續的時間就越長，疼痛的程度也會越重。桂枝加芍藥生薑各一兩人參三兩新加湯沒有止痛藥物的不良反應，卻有極好的治療效果。

■ 麻黃杏仁甘草石膏湯與體溫下降期

【原文】發汗後，不可更行桂枝湯，汗出而喘，無大熱者，可與麻黃杏仁甘草石膏湯。（63）

麻黃杏仁甘草石膏湯方

麻黃四兩（去節）　杏仁五十個（去皮尖）　甘草二兩（炙）　石膏半斤（碎，綿裹）

上四味，以水七升，煮麻黃減二升，去上沫，內諸藥，煮取二升，去滓，溫服一升。本雲黃耳杯。

【病理生理】發汗後，如果仍未退熱，表證仍在，而且出現了口渴、不惡寒的症候，就不能再用桂枝湯發汗治療了。若伴有汗出而喘，則說明機體的體溫調節機制仍在進行中，應該處於發熱時相的體溫下降期，該期散熱大於產熱，因散熱增加，皮膚外周血管擴張，汗腺分泌增加，故而汗出不惡寒；因散熱大於產熱，體液及物質能量消耗增加，故而口渴，這些症候與溫病相同。同時，機體為了保證足夠的供氧量，就會興奮呼吸中樞，增加肺血流、擴張支氣管，使呼吸加深加快，長此以往，支氣管黏膜易充血水腫，可造成氣道狹窄，也可造成氣道高反應性，所以還會有汗出而喘的表現。

無大熱者，則有兩層含義：一方面說明體液的損耗不算大，還未造成水、電解質代謝紊亂，還未達到陽明燥證身大熱的狀態；另一方面再次說明此發熱已處於體溫下降期，體溫應當逐步下降至恢復正常，但因體液的損耗影響了散熱機制,即便汗腺分泌正常,仍有餘熱未散,身雖無大熱,但血溫仍未降至正常。這種狀態下,應該用麻黃杏仁甘草石膏湯治療。

麻黃杏仁甘草石膏湯的用藥思考:麻黃、石膏合用,可直接幫助機體降低血溫,控制汗液的分泌,減少體液的流失,同時改善機體呼吸加深加快的狀態;炙甘草、苦杏仁可鎖住水分、可保護呼吸道黏膜,可降低氣道的高反應性。

■ 桂枝甘草湯與急性心肌缺血

【原文】發汗過多,其人叉手自冒心,心下悸欲得按者,桂枝甘草湯主之。(64)

桂枝甘草湯方

桂枝四兩(去皮) 甘草二兩(炙)

上二味,以水三升,煮取一升,去滓,頓服。

【病理生理】健康成人體液總量占體重的60%,細胞膜將體液分隔成細胞內液和細胞外液,細胞內液約占40%,細胞外液約占20%,細胞外液又分為血漿5%和組織間液14%、體腔積液1%~2%。發汗過多,散熱過快,會造成體液的損耗和比例的改變。

心下悸欲得按,提示體液損耗的範圍為"心下",即細胞外血管外,因細胞外液損耗、熱量流失而有空虛感,所以喜按,故此悸為心下"空虛"即細胞外液驟然減少的表現。

細胞外液包括血漿和組織間液,因部分血漿的損耗也會引起血容量的減少,故而機體啟動神經—體液調節機制,通過升高外周血管阻力以減少散熱,通過增加心率以提高心排血量,從而快速補充血容量。然而心率過快極易增加心肌耗氧量進而導致心肌缺血,繼發應激性心律失常。"叉手自冒心"為機體因發汗過多導致血容量驟然減少,繼而用雙手交叉按壓胸部的反射性防護反應,這也說明機體已然存在急性心肌缺血或者說應激性心律失常的風險,此時應該用桂枝甘草湯治療。

桂枝甘草湯的用藥思考:桂枝、炙甘草合用可直接作用於心臟,舒張冠狀動脈以改善急性心肌缺血的狀態,同時還可擴張外周動脈血管以增加微循環的灌流量來補充細胞外液,細胞外液得到補充,心肌缺血得到改善,機體的應激反應必然解除,增快的心率自然恢復正常,諸症均會消失。

桂枝甘草湯的作用機制與硝酸甘油有部分類似，所不同的是，硝酸甘油僅僅調形，擴張容量（靜脈）血管以減慢心率，心率慢下來，冠狀動脈血流就會增加，可減輕心臟前負荷，改善心肌缺血，僅適合心率快、舒張壓相對過高的心肌缺血，而有嚴重低血壓、心動過速、嚴重貧血的患者則禁用，也就是說，不適用於失液、失血的患者。

桂枝甘草湯重在直接增加心臟的動力或者說自我調節能力，可擴張冠狀動脈及外周血管，直接增加冠脈血流，減少外周阻力，直接減輕心臟的前負荷和後負荷，作用面積廣，還安全，心動過速或心動過緩的心律不齊均可調節，還具有幫助機體產熱及補充體液的作用。

■ 茯苓桂枝甘草大棗湯與心臟神經官能症

【原文】發汗後，其人臍下悸者，欲作奔豚，茯苓桂枝甘草大棗湯主之。（65）

茯苓桂枝甘草大棗湯方

茯苓半斤　桂枝四兩（去皮）　甘草二兩（炙）　大棗十五枚（擘）

上四味，以甘瀾水一斗，先煮茯苓，減二升，內諸藥，煮取三升，去滓，溫服一升，日三服。

作甘瀾水法：取水二斗升，置大盆內，以杓揚之，水上有珠子五六千顆相逐，取用之。

【病理生理】發汗後，損耗了體液，影響了血容量，機體因而啟動神經—體液調節機制，通過增加心率以提高心排血量從而快速補充血容量，但心率過快除了極易增加心肌耗氧量而繼發應激性心律失常，還可縮短心房舒張期而導致心房回心血量減少，直接抑制心房鈉尿肽的分泌。

心房鈉尿肽有排水排鈉的作用，由於心房鈉尿肽分泌的減少，腎近端小管對鈉水的重吸收相對增多，從而保水保鈉，又會造成一定程度的水瀦留，故而臍下悸，此悸為"水氣"悸動的表現，還未完全形成水瀦留，所以水與"水氣"不同。

如果機體長期處於這種應激狀態，將會引起一系列交感神經張力過高的症候，發作時除了有心悸、胸痛、胸悶、胸憋、氣短等症外，還常伴有瀕死感，故曰"欲作奔豚"。類似於臨床上的心臟神經官能症，通常無器質性心臟病證據。此時治療當用茯苓桂枝甘草大棗湯治療。

茯苓桂枝甘草大棗湯的用藥思考：此方是在桂枝甘草湯的基礎上加大劑量的茯苓，目的是增強心臟自身調節水的能力，加大棗"存津液"以靜制動，促進"水氣"的斂藏。

■ 厚樸生薑半夏甘草人參湯與胃腸功能性消化不良

【原文】發汗後，腹脹滿者，厚樸生薑半夏甘草人參湯主之。（66）

厚樸生薑半夏甘草人參湯方

厚樸半斤（炙，去皮）　生薑半斤（切）　半夏半升（洗）　甘草二兩（炙）　人參一兩

上五味，以水一斗，煮取三升，去滓，溫服一升，日三服。

【病理生理】太陽病，發汗後，機體狀態從產熱大於散熱再到散熱大於產熱。在這個過程中，先是產熱增加，外周皮膚血管及胃腸平滑肌處於收縮狀態；後是散熱增加，除了外周皮膚血管舒張、血流增加外，胃腸血管平滑肌也應當由收縮狀態恢復到正常狀態。

但若汗後機體胃腸血管平滑肌的收縮狀態未及時得到改善，那麼胃腸的動力就會受到影響，從而導致胃腸排空不良，繼而出現食物積滯及液體存留，出現腹滿。食物殘渣液化產生氣體，胃腸道因而擴張牽張腹壁就會導致腹脹，故此腹脹滿為胃腸排空不良或延緩的表現。

發汗後，腹脹滿，說明表邪已解，但胃腸動力還未及時恢復，因而造成胃腸功能性消化不良，當給與厚樸生薑半夏甘草人參湯治療。

厚樸生薑半夏甘草人參湯的用藥思考：厚樸舒張胃腸道平滑肌，降低胃腸內壓，促進胃腸排空，半夏、生薑降解稀釋積滯的食物液體殘渣以幫助胃腸的消化，炙甘草、人參既可以限制胃腸排空的速度、防止發生腹瀉，又可以補充汗後機體消耗的能量，還能防止胃腸黏膜受損。

■ 茯苓桂枝白朮甘草湯與梅尼爾氏症

【原文】傷寒若吐、若下後，心下逆滿，氣上衝胸，起則頭眩，脈沉緊，發汗則動經，身為振振搖者，茯苓桂枝白朮甘草湯主之。（67）

茯苓桂枝白朮甘草湯方

茯苓四兩　桂枝三兩（去皮）　白朮二兩　甘草各二兩（炙）

上四味，以水六升，煮取三升，去滓，分溫三服。

【病理生理】太陽傷寒，本當用汗法，卻用了吐法、下法，導致胃腸道消化液大量丟失，直接影響胃腸功能，由於消化液為等滲液，不僅失水也失鈉，容易導致等滲性脫水（主要是細胞外液減少，血容量因此減少）。同時，因為吐法、下法損耗了體液，消耗了熱量，機體啟動了神經—體液調節機制，通過增加心率以提高心排血量，從而快速補充血容量，然而心率持續較快就會相應地縮短心房舒張期，影響靜脈回流及組織液回流，從而導致組織間液或者說細胞外液反而相對增多，故曰"心下逆滿"。此時機體暫時處於細胞外液反而相對增多的局面，這也是機體自身調節的方式，故曰"氣上衝胸"。

如果此時機體調節能力比較強，這種失衡局面很快就會恢復正常，但如果機體的調節能力尚不足以令自己馬上恢復，就會引起短暫性缺血的情況，故而"起則頭眩"。

起則頭眩與臨床直立性眩暈有些類似，當機體平臥位時，有利於靜脈回流及組織液回流，從而改善細胞外液相對增多的情況；當機體直立位時，因重力作用不利於靜脈回流和組織液回流，所以會造成短暫性缺血的情況，而大腦對缺血缺氧最為敏感。

脈沉緊，為細胞外液代償性相對增多之象。若此時再用汗法損耗體液，血容量顯著減少，就會加重這種短暫性缺血的狀態，故曰"發汗則動經，身為振振搖"。

這種起則頭眩、脈沉緊的狀態，與臨床上的梅尼爾氏症也有類似之處。梅尼爾氏症是一種特發性內耳疾病，該病主要的病理改變為膜迷路積水，臨床表現為反覆發作的旋轉性眩暈、波動性聽力下降、耳鳴和耳悶脹感等，可以用茯苓桂枝白朮甘草湯治療。

茯苓桂枝白朮甘草湯的用藥思考：此方是在桂枝甘草湯的基礎上加了茯苓、白朮，目的在於增強機體調節水的能力，加強肌肉的動力以促進組織液的回流，改善細胞外液相對增多的情況。

■ **芍藥甘草附子湯與毛細血管痙攣症候群**

【原文】發汗病不解，反惡寒者，虛故也，芍藥甘草附子湯主之。（68）

芍藥甘草附子湯方

芍藥　甘草各三兩（炙）　附子一枚（炮，去皮，破八片）

上三味，以水五升，煮取一升五合，去滓，分溫三服。疑非仲景方。

【病理生理】發汗後，病不但未解，反而出現了惡寒的症候，說明在發汗的過程中不但沒有解表反而損耗了熱能（糖、脂肪、蛋白質分解代謝後，會產生熱能和化學能，熱能維持體溫，最終還將以熱能的形式向體外發散）及血容量，故曰"虛"。

於是，機體不得不持續增加產熱以保持恒定的體溫及保證重要臟器心、腦的供血，交感神經因此興奮，兒茶酚胺釋放增多，通過收縮體表外周、腹腔內臟器官的血管平滑肌，減少其血流量以增加產熱，故而"反惡寒"。

但若機體產熱能力有限，那麼體表外周、腹腔內臟器官血管平滑肌就會持續處於收縮狀態，極易造成局部缺血及血管痙攣，可引起有皮膚發紺、肢體發冷、疼痛症候的毛細血管痙攣症候群，也可引起胃腸壁暫時性缺血，導致胃腸平滑肌痙攣。此種狀況當用芍藥甘草附子湯治療。

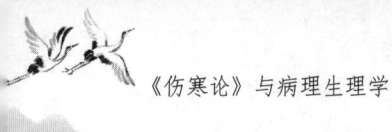

芍藥甘草附子湯的用藥思考：用炮附子增加熱能以幫助機體產熱，用芍藥甘草湯舒張血管平滑肌以促進局部血液迴圈，繼而增加局部的供血供氧。

■ 茯苓四逆湯與組織器官的慢性缺血缺氧狀態

【原文】發汗，若下之，病仍不解，煩躁者，茯苓四逆湯主之。（69）

茯苓四逆湯方

茯苓四兩　人參一兩　附子一枚（生用，去皮，破八片）　甘草二兩（炙）　乾薑一兩半

上五味，以水五升，煮取三升，去滓，溫服七合，日二服。

【病理生理】"發汗，若下之"，可導致失液、失血，機體為了自保，就會啟動神經—體液調節機制，興奮交感—腎上腺髓質系統，升高外周血管阻力以維持正常血壓，此時微循環處於灌注量不足的狀態，所以表病仍不解。微循環若長期處於灌注量不足，就會導致微循環的缺血缺氧，嚴重時可造成組織器官的缺血缺氧，病情直接發展為少陰病。"煩躁"，則進一步說明機體已經處於組織器官的慢性缺血缺氧狀態。

慢性缺血缺氧可引起組織毛細血管增生，特別是心臟和腦。腦最為顯著，腦的重量僅為體重的2%~3%，而腦的血流量卻占心輸出量的15%，腦的氧耗量占機體總氧耗量的23%。同時，腦組織的能量主要來源於葡萄糖的有氧氧化，而腦內葡萄糖和氧的儲備量很少，因此腦組織對缺氧缺血極為敏感，故中樞神經系統功能障礙最先表現，所以煩躁。

組織細胞的長期缺血缺氧必會導致ATP能量生成不足，細胞膜鈉水轉運系統功能因此也會受到影響，使得組織器官清除水的能力下降，繼而造成水腫，甚者可導致細胞的變性壞死，應該及時給與茯苓四逆湯治療。

茯苓四逆湯的用藥思考：本方可改善組織器官缺血缺氧的狀態，啟動細胞膜上的鈉鉀泵，繼而加強細胞利用氧及清除水的能力，以防止細胞的變性壞死。

【原文】發汗後，惡寒者，虛故也；不惡寒但熱者，實也，當和胃氣，與調胃承氣湯。（70）

【病理生理】發汗後，一方面可以出現熱能損耗、有效迴圈血量減少繼而出現"反惡寒"的虛損狀態，病情可直接發展為少陰病；另一方面可以出現"不惡寒但熱"等水、電解質代謝紊亂狀態（因汗後消耗大量水分，可使機體散熱機制受到影響，可造成血漿滲透壓偏高的脫水狀態），病情可直接發展為陽明病。

細胞外液高滲可以把細胞內水帶出來，細胞內高溶質，鉀離子順濃度差進入細胞，可引發低血鉀。低血鉀對胃腸道平滑肌的影響：輕則平滑肌麻痺，造成胃腸排空障礙，可引發胃輕癱症候群，可用調胃承氣湯治療；重則可直接引發麻痺性腸梗阻，當酌情給與大、小承氣湯治療。

■ 五苓散與水中毒

【原文】太陽病，發汗後，大汗出，胃中乾，煩躁不得眠，欲得飲水者，少少與飲之，令胃氣和則愈。若脈浮，小便不利，微熱消渴者，五苓散主之。（71）

五苓散方

豬苓十八銖（去皮） 澤瀉一兩六銖 白朮十八銖 茯苓十八銖 桂枝半兩（去皮）

上五味，搗為散，以白飲和服方寸匕，日三服，多飲暖水，汗出愈，

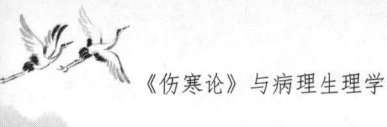

如法將息。

發汗已，脈浮數，煩渴者，五苓散主之。(72)

【病理生理】太陽病，發汗後，大汗出，機體必定丟失了大量的水分，影響血漿晶體滲透壓，導致水、電解質代謝失衡，而中樞神經系統對脫水最為敏感，故而"煩躁不得眠"，若此時口渴想喝水，每次少量飲水，通過胃腸吸收入血及時補充水分就會痊癒。

因汗液為低滲液，所以大汗出極易引起血漿晶體滲透壓的升高，然後通過下丘腦視上核滲透壓感受器刺激口渴中樞引起口渴，促使機體主動攝水以稀釋細胞外液鈉離子的濃度及時補充血容量，從而改變血漿高滲狀態，進而口渴感消失，這是機體的神經—體液調節方式之一。

當細胞外液滲透壓增高 1%~2% 時，還會通過下丘腦視上核滲透壓感受器刺激神經垂體釋放抗利尿激素，使腎遠端小管上皮細胞重吸收水增加（主要是水的重吸收，對鈉的影響不大），細胞外液因此增加，以完成自我輸液，小便因此不利，這也是機體的神經—體液調節方式。

然而在機體的神經—體液調節過程中，口渴時如果不是一次少量飲水，而是多次大量飲水，再加上抗利尿激素僅僅增加水的重吸收，反而會過度稀釋細胞外液導致血漿晶體滲透壓偏低，繼發水瀦留，故而"口渴且小便不利"。

脈浮、微熱，則說明機體的調節機制尚強，強調此為機體的自身調節方式，故用五苓散助機體排水利尿以恢復水、電解質的代謝平衡。

五苓散可治療臨床上的稀釋性低鈉血症。稀釋性低鈉血症屬於低鈉血症的一種，也稱水中毒，主要是身體內水分過多，血液中的鈉離子被稀釋所引起。可因抗利尿激素分泌過多、腎功能障礙、入水過多等引發。

五苓散的用藥思考：桂枝、茯苓、豬苓、澤瀉合用可直接增加腎血流量以提高腎小球濾過率，幫助機體排水利尿；加白朮可濃縮血漿以提高血漿晶體滲透壓，繼而促進細胞外液、組織液的回流。

■ 茯苓甘草湯與水瀦留

【原文】傷寒汗出而渴者，五苓散主之；不渴者，茯苓甘草湯主之。(73)

茯苓甘草湯方

茯苓二兩　桂枝二兩（去皮）　甘草一兩（炙）　生薑三兩（切）

上四味，以水四升，煮取二升，去滓，分溫三服。

【病理生理】太陽傷寒，汗出而渴，說明機體的體液已有所損耗，因而啟動神經—體液調節機制，如大量飲水，可導致代償性的稀釋性低鈉血症，造成水瀦留，口渴而小便不利者，當用五苓散治療。

若汗出不渴，則說明機體雖有失水情況，但程度尚輕，水、電解質代謝功能還未受到影響，血漿晶體滲透壓尚正常，故不會刺激口渴中樞，不會出現口渴。這種血漿滲透壓正常伴有小便不利的情況，易導致組織間存在少量游離水。游離水的特徵是游離在組織間隙中，具有流動性；會因熱而蒸發流失，所以用茯苓甘草湯治療。

茯苓甘草湯的用藥思考：此方是在桂枝甘草湯的基礎上加了生薑、茯苓以溫散化水。

【原文】中風發熱，六七日不解而煩，有表裡證，渴欲飲水，水入則吐者，名曰水逆，五苓散主之。（74）

【病理生理】中風發熱，是汗出發熱，一段時間後表證不僅未解又出現了煩躁、渴欲飲水的症候，說明機體已經出現了體液損耗的狀態。出汗引起細胞外液晶體滲透壓升高，通過下丘腦視上核滲透壓感受器刺激口渴中樞引起口渴，故曰"有表裡證"。

"水入即吐"，則說明機體內抗利尿激素分泌增加，使腎遠端小管上皮細胞重吸收水增加，細胞外液因此增加，血漿滲透壓隨之降低，影響了組織液的回流，造成水瀦留，小便也因此不利。另外，抗利尿激素也稱血管升壓素，可使血管和內臟平滑肌收縮，產生加壓作用，故而飲水即吐。

水入即吐是機體自身調節方式，防止過度飲水加重水中毒，故仍用五苓散輔助機體排水利尿，使血漿晶體滲透壓恢復正常。

【原文】未持脈時，病人手叉自冒心，師因教試令咳而不咳者，此必兩耳聾無聞也。所以然者，以重發汗虛故如此。發汗後飲水多必喘，以水灌之亦喘。（75）

【病理生理】發汗過多，散熱過快，不僅損耗體液還引起血容量減少，故而機體啟動神經—體液調節機制，通過升高外周血管阻力以增加產熱，通過增加心率以提高心排血量從而快速補充血容量，然而心率過快極易增加心肌耗氧量而導致心肌缺血引發應激性心律失常。

"手叉自冒心"，即雙手交叉按壓胸部，是機體因血容量驟然減少的

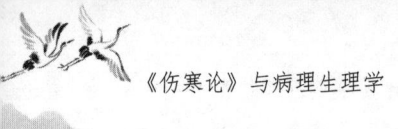

反射性防護反應，這也說明機體已然存在急性心肌缺血或者說應激性心律失常的風險。在這個過程中，外周阻力持續升高會相應地引起微循環的供血減少，若內耳的微細血管血流減少而導致內耳供血障礙，聽力便會急劇減退，故其耳聾的原因在於重發汗後損耗了血容量，與臨床突發性耳聾類似。突發性耳聾是一種突然發作的耳部疾病，原因可能與內耳供血障礙和病毒感染有關。

發汗後雖有水分流失的狀態，但如果在短時間內飲水過多、過快，超出了機體的排水能力，就會造成水瀦留，繼而引發肺水腫，故飲水多必喘。對於等滲性脫水或低滲性脫水的患者而言，輸液過快過多同樣容易繼發肺水腫。

■ 梔子豉湯與自律神經失調症

【原文】發汗後，水藥不得入口為逆，若更發汗，必吐下不止。發汗吐下後，虛煩不得眠；若劇者，必反復顛倒，心中懊憹，梔子豉湯主之。若少氣者，梔子甘草豉湯主之。若嘔者，梔子生薑豉湯主之。(76)

梔子豉湯方

梔子十四個（擘） 香豉四合（綿裹）

上二味，以水四升，先煮梔子，得二升半，內豉，煮取一升半，去滓，分為二服，溫進一服，得吐者，止後服。

梔子甘草豉湯方

梔子十四個（擘） 甘草二兩（炙） 香豉四合（綿裹）

上三味，以水四升，先煮梔子、甘草，取二升半，內豉，煮取一升半，去滓，分二服，溫進一服，得吐者，止後服。

梔子生薑豉湯方

梔子十四個（擘） 生薑五兩 香豉四合（綿裹）

上三味，以水四升，先煮梔子、生薑，取二升半，內豉，煮取一升半，去滓，分二服，溫進一服，得吐者，止後服。

【病理生理】發汗後，因失水沒有遵循"欲得飲水者，少少與飲之"的補水原則，反而引發了水瀦留，故說"水藥不得入口為逆"。此時若再次發汗，不但失水還會失血。當有效迴圈血量減少時，機體就會啟動神經—體液調節機制，興奮交感—腎上腺髓質系統，使血流重新分佈以保障重要臟器（心腦）的功能。在這個過程中，皮膚、胃腸道的血流會相應減少，若胃腸道持續處於缺血的狀態，必會導致消化系統功能障礙，故"必吐下不止"。

發汗、吐、下後，必然會造成體液損耗，此時神經—體液調節機制通過興奮交感神經、分泌兒茶酚胺類激素進行血液重新分佈，以保證重要臟器心、腦的供血等。若虛煩僅伴有不得眠，而沒有心下悸、小便不利、大煩渴不解等症，說明一方面失液的情況已經通過自身調節機制有所改善，另一方面失液的情況本身就不嚴重，只是因失水導致血液黏滯度和血流阻力增加，影響了正常的血液迴圈。機體分泌的兒茶酚胺類激素不能通過正常的血液迴圈被及時滅活而持續作用，因此引發虛煩不得眠，這種狀態久了或嚴重時便會打破自律神經系統的平衡。

自律神經系統由交感神經和副交感神經兩大系統組成，主要支配心肌、平滑肌、內臟活動及腺體分泌，受大腦皮質和下丘腦的支配和調節，不受意志所控制，所以稱為自律神經。人體在正常情況下，功能相反的交感和副交感神經相互平衡制約，在這兩個神經系統中，當一方起正作用時，另一方則起負作用，很好地平衡協調和控制身體的生理活動，這便是自律神經的功能。因血液黏滯度和血流阻力的增加影響了正常的血液迴圈，由交感神經或副交感神經興奮時分泌的激素就不能很快通過血液迴圈運送到全身各臟器，以發揮其正常的調節功能，就會打破自律神經系統的平衡，"若劇者，必反復顛倒，心中懊憹"，進一步說明目前只是自律神經功能的失調，還沒有任何器質性病理基礎，與臨床自律神經失調症類似，故當用梔子豉湯治療。

梔子豉湯的用藥思考：有關藥理研究發現，梔子的作用部位在中樞，主要是加強了延腦副交感中樞緊張度；淡豆豉所含的營養物質、生理活性物質及活性酶等除了補充血漿蛋白以調節多種激素在血液的動態平衡外，還可降低血液黏滯度並增強血液的流動性。

當機體的血液黏滯度和血流阻力增大時，必會影響正常的血液迴圈，繼而延緩兒茶酚胺類激素的滅活，使胃腸功能持續處於功能下降的狀態，隨著梔子豉湯的藥理作用，兒茶酚胺類激素被滅活，胃腸功能隨之恢復，如果胃中還有未被消化的食物會反射性嘔出。服用梔子豉湯後出現嘔吐症候可以說明胃腸功能開始恢復，也可以說明兒茶酚胺類激素沒有再持續作用。

■ 梔子甘草豉湯與血管迷走神經性暈厥

自律神經功能失調時，臨床表現可涉及全身多個系統，如心血管系統、呼吸系統、消化系統、內分泌系統、代謝系統、泌尿生殖系統等，少氣或嘔均為自律神經功能失調的生理反應。

若少氣者，即本身已經存在能量消耗過度的人，治療時要在梔子豉湯的基礎上加一味炙甘草，目的是平衡自律神經系統活動，謹防副交感神經或迷走神經通過調節後衝動突然增加，誘發與正常人相反的反射性心動過緩和外周血管擴張，導致嚴重的腦灌注不足、腦缺氧和暈厥，梔子甘草豉湯證與臨床血管迷走神經性暈厥類似。

■ 梔子生薑豉湯與神經性嘔吐

若嘔者，即自律神經功能紊亂的患者，本身就有胃內容物未消化及胃排空障礙，治療時在梔子豉湯的基礎上加一味生薑，目的是增加胃排空的動力，防止副交感神經或迷走神經反射突然興奮，繼而誘發胃食管反流或膽汁反流，因為迷走神經興奮時會短暫性鬆弛食管下括約肌，導致胃內容物反流。

■ 梔子豉湯與肺泡通氣／血流比值

【原文】發汗，若下之，而煩熱胸中窒者，梔子豉湯主之。(77)

【病理生理】發汗或用下法，出現了煩熱胸中窒，則說明因失液使血液黏滯度和血流阻力增加，影響了正常的血液迴圈，導致機體分泌的兒茶酚胺類激素不能及時地通過血液迴圈滅活，除了能造成自律神經功能失調外，還會提高機體的代謝率，故而煩熱。

血液迴圈包括肺循環、體循環和冠脈迴圈，若血液黏滯度和血流阻力的增加影響了肺循環，肺血流阻力升高和兒茶酚胺類激素的持續作用所引起的肺泡通氣量增大，必會影響肺泡通氣／血流的比值，出現部分肺泡氣因血流不夠，未經過氣體交換而成為無效氣體的滯留現象，從而引發胸悶、氣短、憋氣等症候，故"胸中窒"，仍可用梔子豉湯治療。

【原文】傷寒五六日，大下之後，身熱不去，心中結痛者，未欲解也，

梔子豉湯主之。(78)

【病理生理】傷寒五六日，大下之後，身熱仍不去，說明機體仍處於神經—體液調節模式，兒茶酚胺類激素仍在持續作用，此身熱不去為應激性體溫升高的表現。心中結痛，則再次說明體液流失導致了血液黏滯度和血流阻力的增加，影響了冠脈迴圈（冠脈迴圈是指供應心臟本身的血液迴圈），冠脈血流阻力增加和兒茶酚胺類激素的持續作用引起的心肌耗氧量增加，可使心臟負荷增大，從而誘發心肌暫時性缺血缺氧，繼而出現心絞痛等症候，故曰"心中結痛"。這也說明病情不但沒有緩解，還有了進一步發展，與臨床神經性心臟病類似。神經性心臟病是由神經功能失調而引起的心血管系統功能紊亂的一組精神神經症候，這種患者多伴有身體其他部位神經症的症候群。可用梔子豉湯治療。

■ 梔子厚樸湯與迷走神經活動

【原文】傷寒下後，心煩腹滿，臥起不安者，梔子厚樸湯主之。(79)

梔子厚樸湯方

梔子十四個（擘） 厚樸四兩（炙，去皮） 枳實四枚（水浸，炙令黃）

上三味，以水三升半，煮取一升半，去滓，分兩服，溫進一服，得吐者，止後服。

【病理生理】傷寒誤用了下法之後，因損耗了消化液，導致胃腸排空障礙，故而腹滿。機體因失液啟動神經—體液調節機制，興奮交感神經、增加兒茶酚胺類激素的分泌，故而心煩加腹滿。

臥起不安則是一種情緒生理反應，類似於焦慮情緒，主要由自律神經系統調節，在多數情況下，情緒生理反應為交感神經系統活動的持續興奮，臥起不安再次說明此為自律神經調節功能失調的表現，可用梔子厚樸湯治療。

梔子厚樸湯的用藥思考：用梔子增強副交感神經、迷走神經的活動，抑制交感神經的持續興奮；用厚樸、枳實增強胃腸平滑肌的舒縮作用以促進胃腸的排空。

■ 梔子乾薑湯與甲亢性心臟病

【原文】傷寒，醫以丸藥大下之，身熱不去，微煩者，梔子乾薑湯主之。（80）

梔子乾薑湯方

梔子十四個（擘）　乾薑二兩

上二味，以水三升半，煮取一升半，去滓，分兩服，溫進一服，得吐者，止後服。

【病理生理】傷寒病，醫生卻用了大量瀉下的丸藥，損耗了體液，機體因此啟動神經—體液調節模式。身熱不去，則說明機體仍處於自身調節模式，兒茶酚胺類激素還在持續作用，機體持續高代謝率、高消耗率，可引起應激性體溫升高；微煩，則說明機體因失液直接影響了有效迴圈血量，導致心排血量開始呈現不足，再加上交感神經持續興奮導致心肌耗氧量增加，必會加重心臟的負荷，最終造成心肌缺血缺氧。用梔子乾薑湯治療。

梔子乾薑湯的用藥思考：用梔子降低交感神經的興奮性以減少心肌耗氧量，用乾薑增加心排血量，防止因副交感神經突然興奮導致心動過緩等，從而誘發心力衰竭。

梔子乾薑湯證與臨床甲狀腺功能亢進症（簡稱"甲亢"）類似。甲亢是由於甲狀腺合成釋放過多的甲狀腺激素，造成機體代謝亢進和交感神經興奮，引起怕熱、出汗、低熱、心悸、心動過速、失眠、進食和便次增多、體重減少等病症，情緒易激動，甚至焦慮，甲亢患者長期沒有得到合適的治療，可引起甲亢性心臟病。

【原文】凡用梔子湯，病人舊微溏者，不可與服之。（81）

【病理生理】一般情況下，腸道吸收不良易引起便溏。所謂吸收不良指各種疾病所致腸腔內一種或多種營養物質未能充分消化或不能順利地通過腸壁吸收入血，以致營養物質從糞便中排出，引起相應營養物質缺乏的現象，與腸道的消化不良、吸收障礙、血流不足等均有關。

患者若長期處於便溏的狀態，則說明機體的自身調節能力相對低下，抗損傷的能力相對不足，其腸道的功能及形態已經受損，這與梔子豉湯的治療範疇完全相反，梔子豉湯治療機體自身調節能力相對亢進的狀態。

■ 真武湯與旋轉性眩暈

【原文】太陽病發汗，汗出不解，其人仍發熱，心下悸，頭眩，身瞤動振振欲擗地者，真武湯主之。（82）

真武湯方

茯苓三兩　芍藥三兩　白朮二兩　生薑三兩（切）　附子一枚（炮，去皮，破八片）

上五味，以水八升，煮取三升，去滓，溫服七合，日三服。若咳者，加五味子半升，細辛一兩，乾薑一兩；若小便利者，去茯苓。若下利者，去芍藥，加乾薑二兩；若嘔者，去附子，加生薑，足前為半斤。

【病理生理】太陽病，發汗後不解，說明病情有了進一步發展，與發汗太過損耗了體液或能量等有關。若機體的血容量因此減少，就會出現心下悸的症候，機體必然啟動神經—體液調節機制，通過興奮交感—腎上腺髓質系統，增加兒茶酚胺的分泌。一方面提高外周阻力以促進組織液回流完成自身輸液，另一方面收縮外周血管及內臟血管以促進靜脈回流完成自身輸血。這也是機體產熱的過程，故"其人仍發熱"。

但當血容量代償性增加大於紅細胞的增加時，反而會稀釋血液，影響組織液、淋巴的回流，繼發水瀦留，從而加重心臟的負荷。若此時心泵功能強大，就可以及時地排水，繼而有效地制約水瀦留的發生，若此時心泵功能受損，其分泌的心房鈉尿肽減少，便不能有效地排水，繼而造成水瀦留。

水瀦留一旦發生，組織液生成大於回流，回心血量減少，有效迴圈血量因此下降，組織器官的灌流量就會受到影響，而腦細胞對缺血缺氧最為敏感，故而頭眩，嚴重者可引發中樞性眩暈。此眩暈可為旋轉性或非旋轉性，持續時間較長（數天、數周或數月），程度不定，一般較輕，有時可進行性加重，與頭和身體的位置變動無關。

"身瞤動振振欲擗地"，是旋轉性眩暈的狀態，其腦缺血缺氧的程度比苓桂朮甘湯證嚴重，涉及重要臟器心、腦的血供皆不足，涉及有效迴圈血量下降，涉及水瀦留，是機體的自身調節能力低下的表現，病情發展為少陰證，應該用真武湯治療。

真武湯的用藥思考：炮附子促進腎上腺素的分泌，增強心泵的動力，

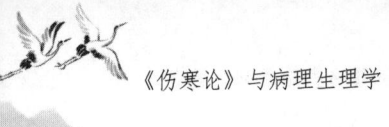

增加心排血量，保證組織器官的供血供氧；茯苓、白朮、芍藥合用可促進組織液、淋巴、靜脈回流，不但改善水瀦留的情況，還可幫助機體完成自身輸液；生薑則可增強血管平滑肌的舒縮運動，以促進水的新陳代謝。

【原文】咽喉乾燥者，不可發汗。（83）

淋家，不可發汗，發汗必便血。（84）

瘡家雖身疼痛，不可發汗，汗出則痙。（85）

衄家不可發汗，汗出必額上陷，脈急緊，直視不能眴，不得眠。（86）

亡血家，不可發汗，發汗則寒慄而振。（87）

汗家，重發汗，必恍惚心亂，小便已，陰疼，與禹餘糧丸。（88）

病人有寒，復發汗，胃中冷，必吐蚘。（89）

【病理生理】如有以上七種情況，均不能再用汗法。

咽喉乾燥者，即機體存在脫水的情況時，不可發汗。

淋家，即機體存在感染的情況時，不可發汗，汗出必引發出血性炎。

瘡家，即機體體表存在化膿流血、無法癒合的情況時，不可發汗，發汗則損耗血容量，引發膿毒血症，繼而出現項背強急、四肢抽搐，甚至角弓反張。

衄家，即機體存在五官或肌膚出血的情況時，不可發汗，發汗則直接導致有效迴圈血量下降，影響中樞神經系統功能障礙，視力、睡眠等均會受到影響。

亡血家，即機體存在大量失血的情況時，不可發汗，發汗則易引發低血容量性休克，出現寒慄而振。

汗家，即機體存在汗出不止的情況時，不可發汗，發汗則大量損耗體液，導致有效迴圈血量下降，造成組織器官的灌流量下降，引發心腎功能不全等多個器官功能障礙，並出現相關症候。

"病人有寒"，即存在能量流失及動力不足的情況，機體必啟動應激調節模式，進行血液重新分佈以保證重要臟器的功能，外周血流和胃腸血流因此減少，若此時再發汗散熱，胃腸缺血則更加嚴重，消化系統功能即形態結構必受損，故"胃中冷，必吐蚘"。

【原文】本發汗，而復下之，此為逆也；若先發汗，治不為逆。本先下之而反汗之，為逆；若先下之，治不為逆。（90）

【病理生理】太陽病，本當發汗，卻用了下法，此為誤治；若先發汗，則不會誤治。陽明病，本當先用下法，卻反用了汗法，為誤治；若先用下法，則不會誤治。

【原文】傷寒，醫下之，續得下利，清穀不止，身疼痛者，急當救裡；後身疼痛，清便自調者，急當救表。救裡宜四逆湯，救表宜桂枝湯。(91)

【病理生理】太陽傷寒，本當用汗法，卻反用了下法，損耗了熱能和體液，皮膚外周及胃腸因此血流減少，嚴重影響了其消化吸收的功能，吸收不良故"下利不止"，消化不良故"下利清穀"。表仍未解再加上皮膚血流減少，故身疼痛更明顯。

當務之急當先救裡，用四逆湯強心擴容以防組織器官的缺血缺氧；服用四逆湯後，胃腸功能恢復，大便正常，若仍有身疼痛，再用桂枝湯解表。

【原文】病發熱頭痛，脈反沉，若不差，身體疼痛，當救其裡，四逆湯方。(92)

【病理生理】雖有發熱、頭痛、惡寒的表證，脈象卻反而沉，用解表發汗的方法後，病情沒有得到緩解，身體疼痛反而更加明顯。說明皮膚血流減少更甚，微循環存在缺血缺氧的風險，當務之急當先救裡，宜用四逆湯強心擴容。

【原文】太陽病，先下而不愈，因復發汗。以此表裡俱虛，其人因致冒，冒家汗出自愈。所以然者，汗出表和故也。裡未和，然後復下之。(93)

【病理生理】太陽病，用了下法後表證未解，因此又用了汗法，熱能及體液損耗，其人因而起則頭眩（可參考苓桂朮甘湯證）。若機體自身調節能力足夠強大，必會汗出自愈。之所以自愈，是因為機體的熱能和體液得到了恢復而自汗出。若自汗出後，表邪雖解，但體液的損耗及胃腸的功能還並沒有得到及時的恢復，因而造成大便難，可酌情再用下法。

【原文】太陽病未解，脈陰陽俱停，必先振慄汗出而解。但陽脈微者，先汗出而解；但陰脈微脈者，下之而解。若欲下之，宜調胃承氣湯。(94)

【病理生理】太陽病未解，如果脈陰陽俱浮，則說明機體處於體溫上升期，通過骨骼肌戰慄以增加產熱，當體溫上升到體溫調定點後，便會開始散熱以汗出解表，故"必先振慄汗出而解"。

太陽病未解，脈象出現了變化，如果陽脈微，說明產熱開始減少，散

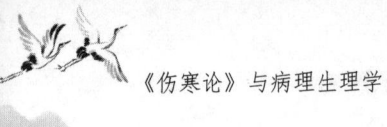

熱相對增加，故"先汗出而解"；如果陰脈微，則說明散熱損耗了大量水分，反而導致散熱障礙，若用瀉下之法治療，可酌情給與調胃承氣湯。

【原文】太陽病，發熱汗出者，此為榮弱衛強，故使汗出，欲救邪風者，宜桂枝湯。(95)

【病理生理】太陽病，發熱汗出，一方面說明機體抗病能力強，稱之為"衛強"；另一方面說明機體的能量開始有損耗，稱之為"榮弱"。此時宜用桂枝湯促進周身的血液迴圈以解表發汗。

■ 小柴胡湯與應激反應

【原文】傷寒五六日，中風，往來寒熱，胸脅苦滿，默默不欲飲食，心煩喜嘔，或胸中煩而不嘔，或渴，或腹中痛，或脅下痞硬，或心下悸，小便不利，或不渴，身有微熱，或咳者，小柴胡湯主之。(96)

血弱氣盡，腠理開，邪氣因入，與正氣相搏，結於脅下。正邪分爭，往來寒熱，休作有時，默默不欲飲食。臟腑相連，其痛必下，邪高痛下，故使嘔也，小柴胡湯主之。服柴胡湯已，渴者，屬陽明，以法治之。(97)

小柴胡湯方

柴胡半斤　黃芩三兩　人參三兩　半夏半升（洗）　甘草三兩（炙）　生薑三兩（切）　大棗十二枚（擘）

上七味，以水一鬥二升，煮取六升，去滓，再煎取三升，溫服一升，日三服。若胸中煩而不嘔者，去半夏、人參，加栝樓實一枚；若渴，去半夏，加人參合前成四兩半，栝樓根四兩；若腹中痛者，去黃芩，加芍藥三兩；若脅下痞硬，去大棗，加牡蠣四兩；若心下悸，小便不利者，去黃芩，加茯苓四兩；若不渴，外有微熱者，去人參，加桂枝三兩，溫覆微汗愈；若咳者，去人參、大棗、生薑，加五味子半升，乾薑二兩。

【病理生理】"傷寒五六日，中風，往來寒熱"，描述了機體的發病過程：首先，疾病持續了一段時間；其次，先後經歷了體溫上升期和體溫持續期（皮膚血流減少、骨骼肌戰慄、產熱大於散熱為體溫上升期的表現，故無汗、惡寒、脈浮緊為傷寒。體溫隨著產熱的增加到達體溫調定點時開始散熱，皮膚淺層血管開始擴張、汗腺開始分泌，產熱與散熱開始持平為體溫持續期的表現，故有汗、惡風、脈浮緩為中風）。

正常情況下，體溫調節中樞通過升高體溫以防禦抗敵需要經歷三個時相，從體溫上升期、體溫持續期到體溫下降期，隨著體溫調定點的上移到恢復正常也是機體的自我防禦過程。按照發熱的時相來說，機體進入體溫持續期後，散熱會逐漸大於產熱，而後進入以散熱為主的體溫下降期，機體應該最終呈現皮膚血管擴張、汗腺分泌增加等相對熱的表現，然而機體卻表現出了寒熱往來，這說明病情有了進一步的發展，與發熱持續了一段時間有關。

在這個過程中，隨著機體的代謝率、耗氧量及物質消耗持續增加，機體的防禦抗敵能力隨之開始下降，體溫調節能力也開始隨之下降，致病因素的力量卻開始逐漸強大，機體開始進入損傷與抗損傷的階段，故曰"血弱氣盡，腠理開，邪氣因入，與正氣相搏，結於脅下"。於是，機體為了加強防禦和減少損傷，啟動了以血管防禦為主的應激反應，可直接引發免疫反應，其目的是消滅和局限損傷因數，清除和吸收代謝產物，並修復已經受損的組織細胞。

這種複雜的以血管防禦為主的應激反應稱為炎症。血管反應是早期炎症過程的主要特徵和防禦的中心環節，最初的反應就是血管（細動脈）先短暫收縮（寒）後擴張（熱），血流先加速（熱）後變慢（寒），血管內的液體成分、纖維素等蛋白質和各種炎症介質細胞通過血管壁進入組織間隙、體腔、體表和黏膜表面，所滲出的液體和細胞成分總稱為滲出物或滲出液。

滲出液的有利作用：稀釋及中和毒素，帶走毒素及代謝產物；為白細胞提供營養物質；阻止細菌擴散，有利於吞噬細胞發揮吞噬作用，使病灶局限化；將病原微生物和毒素帶到局部淋巴結，刺激產生細胞和體液免疫；同時提供修復支架。所以，血管反應是機體控制損傷、清除致病因素及修復損傷的方式。由於勢均力敵，損傷和抗損傷此起彼伏，這便是寒熱往來的根本原因，故曰"正邪分爭，往來寒熱，休作有時"。

機體既然進入一場損傷和抗損傷的戰備應激狀態，就會相應地增加肺泡通氣量以保證機體的供氧量，胸膜腔負壓也隨之增加。胸膜腔負壓的生理意義在於有利於肺擴張及靜脈血與淋巴回流。由於肺泡通氣量和靜脈回流的突然增加，故而"胸脅苦滿"；同時加快心率以保證機體的血供，血流重新分佈以保證重要臟器的功能。在這個過程中，由於中樞興奮性增高，腹腔內臟器官血流減少，消化系統功能減弱，故曰"默默不欲飲食，

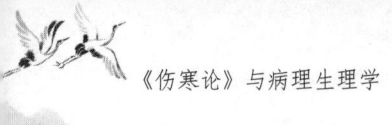

心煩喜嘔"；心率的持續增快反而降低冠脈血供，有效迴圈血量因此下降，下降到百分之十以上時就會刺激口渴中樞，故曰"胸中煩而不嘔、或渴"；由於內臟器官包括胃腸血流持續減少，胃腸黏液黏膜屏障很容易被打破，胃腸黏膜因此受損，故曰"臟腑相連，其痛必下，或腹中痛"；若致病因素還未對胃腸黏液黏膜屏障造成損傷，只是在應激的過程中影響了胃腸的消化功能，一般只會有嘔吐的情況，故"邪高痛下，故使嘔也"；若代謝產物增多，機體來不及完全清除，就會增加肝膽的負荷，出現"脅下痞硬"；若有效迴圈血量持續減少，機體就會啟動自身輸液、自身輸血機制，減少腎血流量，降低腎小球的濾過率，嚴重時可造成水瀦留，故曰"或心下悸，小便不利"；若機體雖然有基礎代謝率增高的情況，有效迴圈血量或體液卻沒有因此減少，故"或不渴，身有微熱"；若機體的肺血流量持續相應增加，滲出液也會相對增加，氣道阻力因此增加，就會咳嗽，故曰"或咳嗽"。

這種以血管防禦反應為主的應激狀態，若過強或持續時間久，也會對機體造成一定的損傷，導致功能、代謝紊亂，乃至疾病的發生，當及時用小柴胡湯治療，也可酌情給與小柴胡湯的加減。

小柴胡湯的用藥思考：柴胡，幫助機體調控血管防禦反應，並促進新陳代謝；黃芩，消滅和局限損傷因數，調控滲出；半夏、生薑稀釋降解清除代謝廢物及毒素，增強胃腸功能；炙甘草，保護細胞膜，防止組織器官的損傷；人參、大棗，提供能量、保存津液，並幫助機體修復受損部位。

服用小柴胡湯後，如果出現口渴的情況，說明已經損耗了體液，造成了水、電解質的代謝紊亂，病情可能已經轉屬陽明病，應當隨證治之。

【原文】得病六七日，脈遲浮弱，惡風寒，手足溫，醫二三下之，不能食，而脅下滿痛，面目及身黃，頸項強，小便難者，與柴胡湯，後必下重；本渴飲水而嘔者，柴胡湯不中與也，食穀者噦。（98）

【病理生理】太陽病得病六七日後，脈遲（血不足）浮弱（氣不足），惡風寒（寒），手足溫（熱），為"血弱氣盡，腠理開，邪氣因入，與正氣相搏，正邪分爭，往來寒熱"的真實寫照，應當用小柴胡湯治療，醫生卻接二連三地用了瀉下的方法治療，損耗了體液，影響了體內水、電解質的正常代謝，繼而出現了食欲減退、噁心嘔吐的不能食，為陽明中寒之證（可參考第202、203條），如果還伴有脅下滿痛，面目及身黃，頸項強，小便難，則說明病情更進一步發展，已經影響了血液中膽紅素的正常代謝。

人體紅細胞的壽命一般為120天，紅細胞凋亡後變成間接膽紅素，經肝臟轉化為直接膽紅素，組成膽汁，排入膽道，最後經大便排出。上述的任何一個環節出現障礙，均可使人發生黃疸。

醫者接二連三用瀉下的方法，損耗了大量的體液，如果改變了血漿滲透壓，就會誘發溶血性黃疸。陽明中寒之證易引起低滲性脫水，紅細胞因腫脹而破裂，由於紅細胞破壞過多，產生大量非結合性膽紅素，超過肝細胞的攝取、結合與排泄能力，繼而對肝細胞造成了一定程度的損傷，使得非結合膽紅素在血中瀦留，超過正常水準，繼而出現黃疸，故言脅下滿痛、面目及身黃。

機體發生急性溶血時，可伴有發熱、寒戰等症候，嚴重的時候可能發生腎衰竭，故曰"頸項強，小便難"。很明顯，這已經超出了小柴胡湯的治療範疇。

小柴胡湯主要用於調控以血管防禦為主的應激反應，作用地點在血管外、細胞外、組織間，可促進血漿的滲出；而溶血性黃疸的發生機制涉及血管內紅細胞本身的病變，若此時再用小柴胡湯增加血漿的滲出，則會加重水、電解質代謝紊亂，降低血漿滲透壓，誘發溶血，使大量受損的紅細胞聚集在肝臟，加重其負荷，甚者可直接導致肝細胞的缺血缺氧，造成門脈高壓。

門脈高壓症是指由門靜脈系統壓力升高所引起的臨床症候群，門靜脈血流障礙和（或）血流量增加，均能引起門脈高壓症。其症候與體徵因病因不同而有所差異。臨床表現為脾大，脾功能亢進，進而發生食管胃底靜脈曲張，引發嘔血、黑便及腹水等症候和體徵。"後必下重"，為機體腹瀉、便血的狀態；"本渴，飲水而嘔者"，為機體水瀦留或腹水的表現；"食穀者噦"，為肝細胞受損的表現。這些都與誤用小柴胡湯有關。

【原文】傷寒四五日，身熱惡風，頸項強，脅下滿，手足溫而渴者，小柴胡湯主之。（99）

【病理生理】太陽傷寒四五日後，出現了身熱惡風，機體從體溫上升期到體溫持續期，本該從產熱到散熱再到體溫下降期，然後恢復正常，卻又出現了頸項強（此為體溫上升期中產熱的表現），手足溫而渴（此為體溫持續期中散熱的表現），說明病情更一步發展，進入了寒熱往來的狀態，

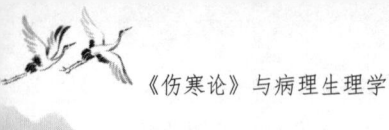

在這個過程中，隨著代謝產物的增加，加重了肝臟的負荷，影響了膽汁的分泌，故"脅下滿"，當用小柴胡治療。

■ 小建中湯與腹腔內臟平滑肌痙攣

【原文】傷寒，陽脈澀，陰脈弦，法當腹中急痛，先與小建中湯。不差者，小柴胡湯主之。（100）

小建中湯方

桂枝三兩（去皮）　甘草二兩（炙）　大棗十二枚（擘）　芍藥六兩　生薑三兩（切）　膠飴一升

上六味，以水七升，煮取三升，去滓，內飴，更上微火消解，溫服一升，日三服。嘔家不可用建中湯，以甜故也。

【病理生理】太陽傷寒，處於體溫上升期，以產熱為主，通過興奮運動神經和交感神經以產熱，目的是升高體溫以抗敵、滅敵。機體的體溫調節能力強大且物資充沛，故脈是浮緊有力。

若機體持續體溫上升期的狀態，或者一直處於持續產熱的過程中，一方面會因此消耗大量的熱能及物質能量，故陽脈澀；一方面由於皮膚外周及內臟器官血流持續減少，其血管平滑肌始終處於收縮狀態，故陰脈弦。腹腔內臟平滑肌因寒或血流不足而痙攣，就會腹中急痛，當用小建中湯治療。

小建中湯的用藥思考：用桂枝湯幫助機體產熱以散熱，加倍芍藥舒張血管以解痙，促進局部血液迴圈以緩解疼痛，另加飴糖以快速補充物質能量，使神經細胞最先得到滋養。

此種狀態下的腹中急痛還有另外一種可能性，若機體由體溫上升期到體溫持續期，從產熱到散熱消耗了熱能及物質能量，體表的防禦能力因此開始下降，外來致病因素因此開始入侵，機體因此啟動血管防禦應激機制，血管從收縮到舒張，血流從加快到緩慢，通過滲出以加強抗損傷的能力。在這個過程中，由於代謝產物的增多對腹腔內臟血管平滑肌形成一定的刺激，也會引發腹中痛，當用小柴胡湯治療。

因為這兩種情況很難鑒別，故先用小建中湯；不愈者，再用小柴胡湯。

【原文】傷寒中風，有柴胡證，但見一證便是，不必悉具。凡柴胡湯

病證而下之，若柴胡證不罷者，復與柴胡湯，必蒸蒸而振，卻復發熱汗出而解。（101）

【病理生理】太陽傷寒或中風，若出現了柴胡證，或寒熱往來，或胸脅苦滿，或默默不欲飲食，或心煩喜嘔，但見一證便是，都可用小柴胡湯治療。

凡柴胡湯證當用和解之法以幫助機體抗損傷，卻誤用了下法，若仍有柴胡證，可再用柴胡湯，機體抗損傷的能力增加，必會促進新陳代謝，繼而發熱汗出而解。

■ 小建中湯與低血糖

【原文】傷寒二三日，心中悸而煩者，小建中湯主之。（102）

【病理生理】太陽傷寒持續了幾日，由於機體始終處於產熱的過程中，物質能量被消耗，心肌耗氧量因此增加，心臟負荷隨之增大，影響了正常的血液迴圈。由於交感神經持續興奮加快了心率，心率過快反而影響冠脈血流，再加上物質能量沒有得到及時補充，故"心中悸而煩"，當用小建中湯治療。

既然病因來自於太陽傷寒，說明病仍在表，故仍用桂枝湯助機體產熱以散熱，加倍用芍藥促進靜脈回流以增加冠脈血流，另加飴糖以快速補充物質能量。

小建中湯可治療因發熱、體力活動過多等能量消耗偏大而糖原儲備不足的低血糖患者，早期臨床表現為焦慮、乏力、心悸、出汗、震顫等症候，嚴重者可出現神志改變。

■ 大柴胡湯與急性膽囊炎

【原文】太陽病，過經十餘日，反二三下之，後四五日，柴胡證仍在者，先與小柴胡。嘔不止，心下急，鬱鬱微煩者，為未解也，與大柴胡湯下之則愈。（103）

<u>大柴胡湯方</u>

柴胡半斤　黃芩三兩　芍藥三兩　半夏半升（洗）　生薑五兩（切）　枳實四枚（炙）　大棗十二枚（擘）

上七味，以水一鬥二升，煮取六升，去滓再煎，溫服一升，日三服。

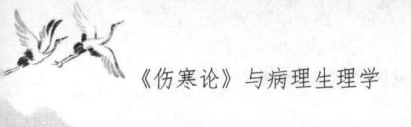

一方加大黃二兩，若不加恐不為大柴胡湯。

【病理生理】"太陽病，過經十餘日"，所謂過經，指病程較長，未能如期而愈，病情也可能更進一層。"反二三下之"，則說明病情未傳入陽明，未因失液轉為燥熱之證，反用了幾次瀉下之法。

後過了四五天，柴胡證仍在者，說明病情傳入了少陽，轉為寒熱往來之證，機體處於損傷與抗損傷的狀態中，故先用小柴胡湯促進新陳代謝，清除和吸收血管外、組織間的代謝產物，幫助機體增加抗損傷及修復的能力。

"嘔不止，心下急，鬱鬱微煩者"，則說明機體在啟動血管防禦應激反應的過程中。由於代謝廢物、有害物質及微生物抗原性物質都在肝內被解毒和清除，並隨膽汁或尿液排出體外，因此肝細胞會持續分泌膽汁。分泌的膽汁在非消化期主要儲存於膽囊內，進食後，食物及消化液可刺激膽囊收縮，將儲存於膽囊內的膽汁排入十二指腸。而在機體處於應激狀態時，膽囊及胃腸平滑肌處於收縮狀態，既不利於胃排空，也不利於膽汁的排放，膽囊內淤滯的膽汁濃縮形成膽酸鹽，刺激膽囊黏膜引發化學性膽囊炎，與此同時膽汁瀦留使膽囊內壓力不斷增高，膨脹的膽囊首先影響膽囊壁的靜脈和淋巴回流，膽囊出現充血水腫，加重膽囊炎的進程，嚴重時可並發膽囊壞疽或穿孔。

急性膽囊炎的主要症候為右上腹痛、噁心、嘔吐與發熱。其臨床體徵為右上腹或上腹部陣發性絞痛，伴有明顯的觸痛和腹肌強直。"心下急、嘔不止"與臨床急性膽囊炎的症候極為符合，可以用大柴胡湯治療。

大柴胡湯的用藥思考：在小柴胡湯的基礎上加芍藥以促進膽囊平滑肌的舒縮，以加強其靜脈及淋巴回流；加大黃、枳實促進膽囊向腸腔內排空淤滯的膽汁。筆者認為，大柴胡湯中當有大黃二兩。

■ 柴胡加芒硝湯與膽結石

【原文】傷寒十三日不解，胸脅滿而嘔，日晡所發潮熱，已而微利。此本柴胡證，下之以不得利，今反利者，知醫以丸藥下之，此非其治也。潮熱者實也，先宜服小柴胡湯以解其外，後以柴胡加芒硝湯主之。（104）

柴胡加芒硝湯方

柴胡二兩十六銖　黃芩一兩　人參一兩　甘草一兩（炙）　生薑一兩

（切）　半夏二十銖（本雲五枚，洗）　大棗四枚（擘）　芒硝二兩

上八味，以水四升，煮取兩升，去滓，內芒硝，更煮微沸，分溫再服，不解更作。林億等按：《金匱玉函經》方中無芒硝。別一方雲，以水七升，下芒硝二合，大黃四兩，桑螵蛸五枚，煮取一升半，服五合，微下即愈。本雲柴胡再服以解其外，餘兩升加芒硝、大黃、桑螵蛸也。

【病理生理】傷寒十三日不解，應該與第8條"發於陽者七日愈，病發於陰者六日愈"對照，提示病程時間較長，病情更進一步，若在這個過程中，由於代謝產物的增多影響了肝膽的功能，就會出現胸脅滿而嘔。從以產熱為主的傷寒到開始散熱的"日晡（下午三點到五點之間）所發潮熱"，就進入了寒熱往來的狀態。而後又出現了輕微下利的情況，這是為什麼呢？

因為胸脅滿而嘔、日晡所發潮熱本為柴胡證，用柴胡湯"必蒸蒸而振，卻復發熱汗出而解"，不應該有下利的情況發生，而反出現下利，原因在於醫者可能認為日晡所發潮熱為陽明燥熱之證，因而用了瀉下的丸藥，故而微利。此為誤治，反而因瀉下損耗了消化液，影響了血漿滲透壓，使膽囊黏膜對水、電解質的吸收增加，從而促進膽囊結石等的形成。雖然處於這種情況，但還當先用小柴胡湯退熱解表，再用柴胡加芒硝湯治療。

對膽石症患者小腸膽固醇轉運的研究顯示，抑制小腸膽固醇攝取有可能調節膽汁膽固醇含量，成為防治膽囊結石的一個重要途徑，而芒硝可使腸內滲透壓升高，從而阻止腸腔內營養物質的吸收，包括膽固醇，故而可能會直接調節膽汁膽固醇的含量，達到防治膽結石的目的。

【原文】傷寒十三日，過經譫語者，以有熱也，當以湯下之。若小便利者，大便當硬，而反下利，脈調和者，知醫以丸藥下之，非其治也。若自下利者，脈當微厥，今反和者，此為內實也，調胃承氣湯主之。（105）

【病理生理】傷寒十三日，說明隨著病程的延長，病情有了進一步的發展，出現了譫語，此為中樞神經系統功能障礙的表現，也為水、電解質代謝紊亂或者高滲性脫水的典型特徵，說明病已轉屬陽明中風證，當用調胃承氣湯快速泄熱攻下。

若因水、電解質代謝紊亂導致機體血漿滲透壓升高，細胞內的水就會向細胞外轉移，細胞外液及血容量最初相對增加，故小便當利；同時，較

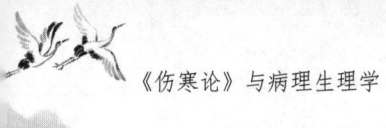

高的血漿滲透壓會使胃腸黏膜對水的吸收增加，導致大便燥結，故大便當難。

小便利者，大便當硬，而反出現下利，脈象溫和或沒有明顯變化，說明醫者曾經用過丸藥緩緩瀉下，所以這也不是正確的治療。

若下利後，進一步損耗體液，影響了有效迴圈血量，造成微循環及組織器官的缺血、缺氧，使機體進入少陰證，"脈當微厥"，如今反而脈象緩和或沒有明顯變化，則說明機體仍處於陽明胃家實的狀態，還未造成熱極生寒的嚴重局面，故仍用調胃承氣湯治療。

■ 桃核承氣湯與盆腔淤血症候群

【原文】太陽病不解，熱結膀胱，其人如狂，血自下，下者愈。其外不解者，尚未可攻，當先解其外；外解已，但少腹急結者，乃可攻之，宜桃核承氣湯。（106）

桃核承氣湯方

桃仁五十個（去皮尖）　大黃四兩　桂枝二兩（去皮）　甘草二兩（炙）　芒硝二兩

上五味，以水七升，煮取二升半，去滓，內芒硝，更上火微沸，下火，先食溫服五合，日三服，當微利。

【病理生理】太陽病不解，說明病從太陽而來，在體溫調節中樞調節體溫下降的過程中，因散熱或大量出汗損耗了水分反而造成散熱障礙，機體就會仍處於發熱或血溫偏高的狀態。

因散熱或者大量出汗損耗水分而導致尿液濃縮、尿比重升高，為熱結膀胱。因水分的損耗造成水、電解質代謝紊亂，而腦細胞對脫水最為敏感，中樞神經系統功能障礙也最突出，故而"其人如狂"。血自下為機體自身泄熱的方式，也說明熱瘀血室，因為水分的損耗導致血液濃縮、血黏度高、血溫高，又因散熱障礙不能再從汗解熱，所以只能通過出血（便血或尿血）以泄熱，熱從血泄了，自然也就痊癒了。

"其外不解者"，若機體仍處於發熱狀態，則不可用瀉下的方法，當先解其外，先幫助機體降低體溫。

"外解已，但少腹急結者，乃可攻之"，表邪已解、體溫已降，僅僅有少腹疼痛脹滿的症候，才可用泄熱的方法攻之，這也說明此時出現的少腹急結與熱入血室有關，也與水、電解質代謝紊亂有關，因為只有陽明病的熱燥證才用泄熱攻下的方法治療。

一方面，因為水分的損耗使機體處於血漿滲透壓升高的狀態，尿液濃縮、尿比重升高必會增加難溶性鹽類物質的濃度（如草酸鈣，是腎結石最常見的成分）。如果尿液中有足夠的水分，礦物質和鹽類聚集在一起形成結石的可能性比較小。但如果機體存在脫水的情況，尤其是高滲性脫水，極易促進腎結石的形成。腎結石是由固態的礦物質和鹽類沉積、結晶在腎臟形成的。一般情況下，尿液裡有充足的水分能夠阻止代謝產物聚集、凝結。腎結石形成的主要原因是尿液中的代謝產物過多而水分過少所致。雖然腎結石多在腎臟發生，但可在尿路的任何部位形成。尿色加深是脫水的潛在標誌，也為熱結膀胱的突出表現。血自下，則為機體自身泄熱及結石排出的表現，故曰下者愈。

另一個方面，因為水、電解質代謝紊亂導致機體血漿滲透壓升高，較高的血漿滲透壓會使胃腸黏膜對水的吸收增加，導致大便燥結，腸道內容物因此滯留，繼而腸腔內壓力增高，使腸內的血管與腸壁相互擠壓，因直腸靜脈無靜脈瓣，濃縮的血液更易於淤積而使靜脈擴張，加之直腸上、下靜脈叢壁薄、位淺、抵抗力低，末端直腸黏膜下組織又鬆弛，均有利於靜脈擴張，都可使直腸靜脈回流發生障礙，繼而形成靜脈淤血。同時，因膀胱、生殖器官和直腸等器官的靜脈叢相通，三者中任何迴圈發生障礙，皆可引起盆腔靜脈壓力升高，從而影響盆內臟器的靜脈回流（盆內臟器的靜脈多環繞器官形成靜脈叢，在男性有膀胱靜脈叢、前列腺靜脈叢及直腸靜脈叢；在女性沒有前列腺靜脈叢，但有子宮靜脈叢、陰道靜脈叢及卵巢靜脈叢等），導致下腹部疼痛、盆腔內脹痛等症候，出現少腹急結的情況，與臨床盆腔淤血症候群極為類似，故當用桃核承氣湯治療。

桃核承氣湯的用藥思考：大黃、芒硝、炙甘草合力泄熱攻下以改善水、電解質代謝紊亂、清除滯留的代謝產物，包括尿液濃縮引發的腎結石及血液濃縮淤積引發的盆腔淤血症候群；加桃仁以活血化瘀，改善血液淤滯；加桂枝以促進血液迴圈，防止涼藥影響正常的血液迴圈。

■ 柴胡加龍骨牡蠣湯與陣發性交感神經過度活化症候群

【原文】傷寒八九日，下之，胸滿煩驚，小便不利，譫語，一身盡重，

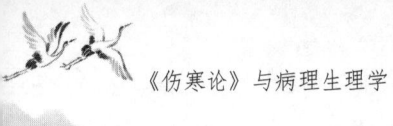

不可轉側者，柴胡加龍骨牡蠣湯主之。（107）

柴胡加龍骨牡蠣湯方

柴胡四兩　龍骨　黃芩　生薑（切）　鉛丹　人參　桂枝（去皮）　茯苓各一兩半　半夏二合半（洗）　大黃二兩　牡蠣一兩半（熬）　大棗六枚（擘）

上十二味，以水八升，煮取四升，內大黃，切如棋子，更煮一二沸，去滓，溫服一升。本雲柴胡湯今加龍骨等。

【病理生理】太陽傷寒八九日後，出現了熱證，醫者便用了瀉下的方法，若因此造成水、電解質的代謝紊亂，引發陽明燥熱之裡證，用瀉下之法當愈。若瀉下後不但沒有痊癒，反而出現了胸滿、煩驚等症，則說明病並未完全入裡，還未造成陽明燥熱之證。

因為誤用下法損耗了體液，影響了機體的抗病能力，機體因而啟動了以血管防禦為主的應激機制，胸滿、煩驚等則為應激過程中的高度警覺狀態。在應激的過程中，隨著兒茶酚胺及糖皮質激素分泌增多，支氣管擴張以增加肺泡通氣量，故胸滿；神經警覺性增高，故煩驚；抗利尿激素分泌增加，故小便不利；因誤用下法大量損耗體液致使腦細胞失養，故而譫語；因代謝產物增多、血管滲出增加，再加上小便不利，致使細胞外液量急劇增多，故而一身盡重，不可轉側。

在這個過程中，胸滿煩驚、小便不利為交感神經高度興奮的表現，同時也會伴有外周皮膚血管的強烈收縮，產熱相對增加，可伴有發熱、惡寒的太陽證；一身盡重，不可轉側，則為血管由收縮到舒張，滲出物、代謝產物隨之增多的表現，可伴有寒熱往來的少陽證；譫語，則為中樞神經系統功能障礙的表現，說明機體同時伴有水、電解質代謝紊亂，可伴有脫水熱或不大便的陽明證。

這種寒熱錯雜的急性應激高度警覺狀態，可由於神經內分泌反應過度亢奮，導致強烈而廣泛的情緒和行為反應，引起多種形式的精神和認知障礙；也可因為血液迴圈中突然釋放大量兒茶酚胺，繼發陣發性交感神經過度興奮症候群或急性神經血管性水腫。

陣發性交感神經過度活化症候群（Paroxysmal sympathetic hyperactivity，PSH）是一種突發的以交感神經興奮性增加為特徵的臨床症候群，表現為自律神經症、運動症候的發作。自律神經症候主要表現為交感神經過度興奮，即躁動、大汗、高熱、血壓增高、瞳孔散大、心率和呼吸加快，但在自律神經症候中，除交感神經活動過度外，也可伴隨副交感神經活動過度，主要表現為心率緩慢、呼吸頻率低、血壓不升、體溫低、瞳孔縮小、呃逆、流淚等；運動症候發作主要表現為肌張力障礙、去大腦/皮質強直、肌肉高張力、肌肉痙攣及肌陣攣等。

急性神經血管性水腫，以發作性局限性皮膚或黏膜水腫，無疼痛亦無瘙癢及皮色改變為主要臨床特徵，常見症候為皮膚毛孔突然變大、變厚、腫脹，局部可有發紅、燒灼感，嚴重者可累及呼吸道或胃腸道黏膜等。普遍認為本病的發病基礎是自律神經功能不穩定所致。

陣發性交感神經過度活化症候群或急性神經血管性水腫都可以用柴胡加龍骨牡蠣湯治療。

柴胡加龍骨牡蠣湯的用藥思考：在小柴胡湯的基礎上加龍骨、牡蠣、鉛丹以鎮靜安神，制約神經內分泌的過度亢奮；加桂枝、茯苓以增加化水排水的作用；加大黃泄熱以清除代謝產物。

【原文】傷寒，腹滿譫語，寸口脈浮而緊，此肝乘脾也，名曰縱，刺期門。（108）

傷寒發熱，嗇嗇惡寒，大渴欲飲水，其腹必滿。自汗出，小便利，其病欲解，此肝乘肺也，名曰橫，刺期門。（109）

【病理生理】以上二條屬針灸的治療範疇，此處不贅述。

【原文】太陽病二日，反躁，反熨其背而大汗出，大熱入胃，胃中水竭，躁煩，必發譫語；十餘日，振慄，自下利者，此為欲解也。故其汗從腰以下不得汗，欲小便不得，反嘔欲失溲，足下惡風，大便硬，小便當數而反不數及不多；大便已，頭卓然而痛，其人足心必熱，穀氣下流故也。（110）

【病理生理】太陽病二日，反而出現煩躁，說明體液有所損耗，卻仍用火療的方法溫熱背部，造成大汗出，因體液被大量損耗，故而出現陽明燥熱證，胃腸津液損耗故而大便難，腦細胞缺水故而躁煩伴譫語，十幾日後振慄、自下利者，為機體津液恢復、抗病能力增強的表現，故曰即將恢復。也可能存在另外一種情況，體液損耗後，機體進入應激反應狀態，上半身有汗為熱象，足下惡風為寒象，此屬少陽寒熱錯雜之證，欲嘔、小便不利則為機體保水或自身輸液的方式，大便硬則為胃腸蠕動能力下降的體現。此外，有小便不利則不應再出現失溲（小便失禁），懷疑此處可能有誤。若果為少陽證，服用柴胡劑後，當上焦得通，津液得下（足心熱），胃氣因和（大便通），身濈然汗出而解（頭卓然而痛）。

【原文】太陽病中風，以火劫發汗，邪風被火熱，血氣流溢，失其常度，兩陽相熏灼，其身發黃。陽盛則欲衄，陰虛小便難。陰陽俱虛竭，身體則枯燥。但頭汗出，劑頸而還，腹滿微喘，口乾咽爛，或不大便，久則譫語；甚者至噦，手足躁擾，撚衣摸床。小便利者，其人可治。（111）

【病理生理】太陽病中風，症為發熱、汗出、惡風、脈浮緩，當用桂枝湯解表散熱，卻用了火療法發汗，致使微血管過度擴張，體液、血容量被損耗，影響了機體的散熱機制，反而生成內熱。外用火療及內熱生成為兩陽相熏灼，易引發溶血性黃疸，故曰"其身發黃"。若機體的體溫調節能力強，不能從汗散熱，便會通過出血散熱，故"欲衄"。若機體的血容量損耗嚴重，就會增加抗利尿激素等的分泌，故"小便難"。若機體的抗病能力弱再加上津液嚴重損耗，就會呈現脫水征（皮膚黏膜乾燥和彈性差等），故而"身體則枯燥"。

"但頭汗出，劑頸而還，腹滿微喘，口乾咽爛，或不大便，久則譫語，甚者至噦，手足躁擾，撚衣摸床"，為機體因嚴重失液、失血進入低血容量性休克前期的表現，即機體將進入失代償狀態。若小便利，則說明失液、失血情況還不嚴重，或者說機體仍有較強的代償機制，故說"其人可治"。

■ 桂枝去芍藥加蜀漆牡蠣龍骨救逆湯與狂躁症

【原文】傷寒脈浮，醫以火迫劫之，亡陽必驚狂，臥起不安者，桂枝去芍藥加蜀漆牡蠣龍骨救逆湯主之。（112）

桂枝去芍藥加蜀漆牡蠣龍骨救逆湯方

桂枝三兩（去皮）　甘草二兩（炙）　生薑三兩（切）　大棗十二枚（擘）　牡蠣五兩（熬）　蜀漆三兩（洗，去腥）　龍骨四兩

上七味，以水一斗二升，先煮蜀漆，減二升，內諸藥，煮取三升，去滓，溫服一升。本雲桂枝湯，今去芍藥加蜀漆、牡蠣、龍骨。

【病理生理】太陽傷寒為發熱時相的體溫上升期，也為機體募集能量的產熱過程，治療當幫助機體募集能量產熱以散熱解表驅敵，此時醫者卻

用了火療之法，火熱直接入血，形成血溫高、皮溫低的局面，造成惡寒加重，故曰"亡陽"。皮溫低形成的冷刺激使機體持續處於產熱狀態，不斷地興奮交感神經，使交感神經處於高度興奮狀態，故而"必驚狂，起臥不安"，此與臨床極度焦慮導致的狂躁症候類似，可以用桂枝去芍藥加蜀漆牡蠣龍骨救逆湯治療。

桂枝去芍藥加蜀漆牡蠣龍骨救逆湯的用藥思考：去芍藥是為了快速增加外周體表血液灌注量以散熱，加龍骨、牡蠣幫助機體鎮靜安神以降低交感神經的興奮性，加蜀漆清除因此產生的代謝產物。

【原文】形作傷寒，其脈不弦緊而弱，弱者必渴，被火必譫語；弱者發熱、脈浮，解之當汗出愈。(113)

【病理生理】雖有太陽傷寒發熱、無汗、惡寒等症，脈象卻不是浮緊而是弱，說明已經伴有物質能量及體液損耗，故"必渴"。若再用火療之法使血溫持續升高，就會進一步損耗體液，造成脫水熱，必譫語。體液損耗者，若伴有發熱、脈浮、口渴、不惡寒，當為太陽溫病，可用麻杏甘石湯辛涼解表，必汗出而愈。

【原文】太陽病，以火熏之，不得汗，其人必躁，到經不解，必清血，名為火邪。(114)

【病理生理】太陽病，用了火熏法但不出汗，說明體液已經被損耗，影響了散熱機制，血溫因此持續升高，導致水、電解質代謝紊亂，其人必躁動不安，邪不得從汗出，必從血中泄，故必便血，此為火邪所致。

【原文】脈浮，熱甚，而反灸之，此為實。實以虛治，因火而動，必咽燥吐血。(115)

【病理生理】脈浮、熱甚，說明機體出現了散熱障礙，升高的血溫持續不降，當為實證，治療當助機體降溫散熱為主，此時卻用了灸法。灸法適合於產熱能力不足或者說陽氣不足的人。本來血溫持續不降卻用了增加熱能的方法，所謂實以虛治，持續不降的血溫因火灸而更甚，津液因此被損耗，微血管因此擴張，繼發淤血性出血，故曰必咽燥吐血。

【原文】微數之脈，慎不可灸。因火為邪，則為煩逆，追虛逐實，血散脈中，火氣雖微，內攻有力，焦骨傷筋，血難復也。脈浮宜以汗解，用火灸之，邪無從出，因火而盛，病從腰以下必重而痺，名火逆也。欲自解者，必當先煩，煩乃有汗而解。何以知之？脈浮，故知汗出解。(116)

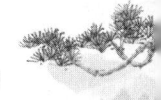

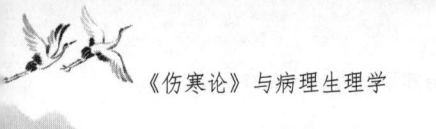

【病理生理】微數之脈，說明機體本身存在血容量不足的情況，這種狀態下不可用灸法，因為火灸會大量耗竭津液，導致血容量持續下降，除了嚴重影響中樞神經系統的功能外，還會造成有效迴圈血量的急劇下降，最終導致組織器官的缺血缺氧，繼而進入休克的階段，一旦進入休克，機體就很難恢復了。

脈浮，說明病在表，當從汗解，若用火灸之法，邪便不得外出，反因火而得勢，導致血溫升高，微血管因此舒張。若影響了靜脈回流，因重力作用，下腔靜脈回流受阻最先表現，故病從腰以下必重而痺，此為誤用火灸之法的後果。

"欲自解者，必當先煩，煩乃有汗而解。何以知之？脈浮，故知汗出解。"不知"煩"字何意，此條應該有缺或有誤，故不再詳解。

■ 桂枝加桂湯與破傷風

【原文】燒針令其汗，針處被寒，核起而赤者，必發奔豚，氣從少腹上衝心者，灸其核上各一壯，與桂枝加桂湯，更加桂二兩也。(117)

桂枝加桂湯方

桂枝五兩（去皮）　芍藥三兩　生薑三兩（切）　甘草二兩（炙）　大棗十二枚（擘）

上五味，以水七升，煮取三升，去滓，溫服一升。本雲桂枝湯，今加桂滿五兩，所以加桂者，以能泄奔豚氣也。

【病理生理】"燒針令其汗"，此處提供了兩條資訊：①燒針令體表有創面；②燒針令人驚恐。

驚恐後交感神經處於高度警覺狀態，外周皮膚血管因此收縮，創面血流因此減少，創面因此感染，局部皮膚出現紅、腫、痛的小硬結，故而稱針處被寒，核起而赤。如果不及時治療或病情加劇，外來致病因素可經淋巴進入血液迴圈，可引發破傷風或其他感染。

破傷風是破傷風梭菌經由皮膚或黏膜傷口侵入人體，在缺氧環境下生長繁殖，產生毒素而引起肌痙攣的一種特異性感染。破傷風毒素主要侵襲神經系統中的運動神經元，因此本病以牙關緊閉、陣發性痙攣、強直性痙攣的為臨床特徵，主要波及的肌群包括咬肌、背棘肌、腹肌、四肢肌等，也可影響交感神經，表現為血壓波動明顯、呼吸急促、心動過速、周圍血管收縮、大汗，以及精神、神志改變等，故曰"必發奔豚"。

奔豚也是急性起病，氣從少腹衝胸者就是機體突然發生的心動過速、呼吸急促的狀態，上述發作可因輕微的刺激，如光、聲、接觸、飲水等而誘發，也可自發。輕型者每日肌痙攣發作不超過3次；重型者發作頻發，可數分鐘發作一次，甚至呈持續狀態。每次發作時間由數秒至數分鐘不等。所以在最初體表因燒針產生創面而感染的時候，當用桂枝加桂湯治療。

桂枝加桂湯的用藥思考：在桂枝湯的基礎上加倍桂枝是為了加強心泵的動力，一方面增加外周皮膚血管的血流以加強修復、防止進一步感染；另一方面預防奔豚的發生。

另外，此條文中提到的灸法，"灸其核上各一壯"，因為筆者沒有更深入的瞭解，所以不便詳解。

■ 桂枝甘草龍骨牡蠣湯與交感神經持續興奮

【原文】火逆下之，因燒針煩躁者，桂枝甘草龍骨牡蠣湯主之。(118)

桂枝甘草龍骨牡蠣湯方

桂枝一兩（去皮）　甘草二兩（炙）　牡蠣二兩（熬）　龍骨二兩

上四味，以水五升，煮取二升半，去滓，溫服八合，日三服。

【病理生理】誤用了火療法後，導致血溫升高，而又用了下法，體液被損耗，血容量因此減少，機體啟動神經—體液調節機制，通過減少外周體表及腹腔內臟血流以保證重要臟器心、腦的血供。

因燒針煩躁，說明目前機體的主要問題，在於因血容量的驟然減少而引發的交感神經持續興奮，或者說因燒針受到驚嚇而引發的交感神經持續興奮，當用桂枝甘草龍骨牡蠣湯治療。

桂枝甘草龍骨牡蠣湯的用藥思考：桂枝、炙甘草合用可提高心排血量以快速補充血容量，加龍骨、牡蠣鎮靜安神以制約交感神經的持續興奮。

【原文】太陽傷寒者，加溫針必驚也。(119)

【病理生理】太陽傷寒，本為體溫上升期，交感神經相對興奮，若再加溫針受到驚嚇，交感神經必然處於高度興奮狀態，故必驚也。

桂枝去芍藥加龍骨牡蠣湯證、桂枝甘草龍骨牡蠣湯證、柴胡加龍骨牡蠣湯證均有精神、神經層面的煩驚、驚狂等表現，所不同的是：

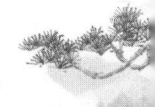

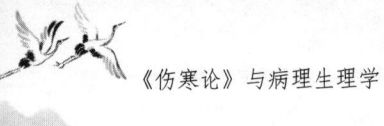

桂枝去芍藥加龍骨牡蠣湯證、桂枝甘草龍骨牡蠣湯證為病在太陽，因火療之法直接升高血溫，使原來的皮溫形成冷刺激，導致機體產熱持續增加，不但太陽表證未解，外周血管阻力持續增大，皮膚血管持續收縮，還使交感神經持續興奮，故治療當以散熱解表並制約交感神經的持續興奮為主。

柴胡加龍骨牡蠣湯證為病在少陽，外來致病因素已經由體表進入半表半裡之間，機體處於抗損傷的狀態中，微血管不再是單純收縮狀態，而是寒熱往來，微血管既有舒張又有滲出，機體處於應激的高度警覺狀態，神經內分泌調節機制相對亢奮，故治療當以平衡神經內分泌機制為主。

【原文】太陽病，當惡寒發熱，今自汗出，反不惡寒發熱，關上脈細數者，以醫吐之過也。一二日吐之者，腹中饑，口不能食；三四日吐之者，不喜糜粥，欲食冷食，朝食暮吐，以醫吐之所致也，此為小逆。（120）

【病理生理】太陽病，機體通過調節體溫的方式來防禦滅敵，體溫上升期時當惡寒發熱；"今自汗出，不惡寒發熱"，如若處於體溫下降期，病當痊癒。但此時反出現關上脈細數的症候，"關"候脾胃，"細"為津液損耗的表現，"數"為機體仍然努力對抗疾病的狀態，原因在於醫者曾誤用吐法損耗了消化液，繼而影響了消化系統的功能。

誤用吐法對消化系統的損傷有輕有重：

"一二日吐之者"，損傷相對較輕，雖然腹中吐空了，但仍然不想吃，這也說明機體應激調節能力目前尚強，交感神經興奮時通常會減少胃腸血流、抑制消化液分泌、抑制食欲。

"三四日吐之者"，損傷相對較重，不喜歡吃熱食，想吃涼的，早上吃完飯後晚上就會吐出來，說明機體因為長期處於應激狀態而導致胃腸缺血、黏膜受損，嚴重影響了消化吸收能力，待到晚上迷走神經相對興奮，胃的蠕動能力、排空能力相對較強時，胃內未被消化的食物，就會吐出來，故而朝食暮吐。

以上均為醫者誤用吐法所致。

【原文】太陽病吐之，但太陽病當惡寒，今反不惡寒，不欲近衣，此為吐之內煩也。（121）

【病理生理】太陽病誤用吐法之後，從惡寒變化為不惡寒，且不欲近衣，說明吐法損耗了消化液，影響了胃腸內容物的排空，反射性增強了迷走神經的活性，導致胃腸及外周血管平滑肌突然擴張，故而不惡寒且不欲近衣，此為吐法引起的內煩（內熱），也就是因迷走神經反射性增強引起的內臟器官功能相對亢進的表現。

【原文】病人脈數，數為熱，當消穀引食，而反吐者，此以發汗，令陽氣微，膈氣虛，脈乃數也。數為客熱，不能消穀，以胃中虛冷，故吐也。（122）

【病理生理】病人脈數，數為熱，當消穀引食，也就是內臟器官功能相對亢進的表現，胃腸對食物的消化吸收功能應該增強，而反吐者，則說明因為發汗太過損耗了熱能及體液，令陽氣微，膈氣虛。機體因而啟動神經—體液調節機制，通過減少外周體表及腹腔內臟器官的血流以保證重要臟器心、腦的血供，胃腸的消化吸收功能因而受到影響，故反吐也；通過加快心率、提高心排血量以增加產熱，故脈乃數也；其脈數為汗後損耗體液導致交感神經興奮的表現，故曰客熱，因此引起的胃腸功能障礙，使食物不能被消化吸收，也說明胃黏膜已經處於缺血缺氧的狀態，嚴重影響了其消化吸收功能，故曰以胃中虛冷，故吐也。

【原文】太陽病，過經十餘日，心下溫溫欲吐，而胸中痛，大便反溏，腹微滿，鬱鬱微煩，先此時自極吐下者，與調胃承氣湯。若不爾者，不可與。但欲嘔，胸中痛，微溏者，此非柴胡湯證，以嘔故知極吐下也。（123）

【病理生理】太陽病，持續了十幾天後，病情有了進一步的發展，出現了心下溫溫欲吐而胸中痛。心下、胸中均屬體腔，各內臟器官周圍的空隙叫體腔。人的體腔由膈肌分成上下兩個部分，上面的叫胸腔屬胸中，裡面有心臟和肺等器官；下麵的叫腹腔屬心下，內有胃、腸、肝、膽囊、脾等器官。體腔為少陽管轄的區域，也屬柴胡湯類的作用範疇，與機體的血管防禦應激機制有關。

若心下溫溫欲吐而胸中痛，如果是機體的血管防禦應激反應，那麼胃腸的血管平滑肌當處於收縮狀態，胃腸由上向下的蠕動能力當被抑制，胃腸內容物停留時間會拉長，水分因此被充分吸收，大便相對乾燥難以排出，可以有腹微滿、鬱鬱微煩的表現，但不應該出現大便溏的情況。此時可用柴胡湯類治療，所謂上焦得通，津液得下，胃氣因和。

之所以出現"大便反溏"，因為本為太陽病，卻誤用了吐法、下法，損耗了大量的體液，導致水、電解質代謝紊亂，直接造成陽明燥實證，胃腸內容物因此燥熱成實，繼而不大便。然而用了下法後，燥熱之證並未完全消除，卻大便反溏，腹微滿，鬱鬱微煩，此時可酌情給與調胃承氣湯治療。

若服用了調胃承氣湯後症候並沒有改善，說明本為太陽病卻誤用吐法、下法後，直接損耗了血容量，胃腸的血流因此減少，胃腸黏膜屏障功能受到抑制，胃腸黏膜的形態結構已然受損，影響了其吸收功能，病情發展為了太陰虛寒之證，故而大便溏，所以不可再服調胃承氣湯。

這裡的但欲嘔、胸中痛、微溏者並非柴胡湯症，可能涉及陽明燥實證及太陰虛寒證，其心下溫溫欲吐已然說明機體有失液的表現，故曰以嘔故知其曾用過吐下之法。

■ 抵當湯與淤血性出血

【原文】太陽病，六七日，表證仍在，脈微而沉，反不結胸。其人發狂者，以熱在下焦，少腹當硬滿，小便自利者，下血乃愈。所以然者，以太陽隨經，瘀熱在裡故也。抵當湯主之。(124)

抵當湯方

水蛭（熬）　虻蟲各三十個（去翅足，熬）　桃仁二十個（去皮尖）大黃三兩（酒洗）

上四味，以水五升，煮取三升，去滓，溫服一升，不下，更服。

【病理生理】太陽病六七日後，表證仍在，脈象卻有了變化，脈微而沉，說明外來致病因素由表開始入裡，病不在胸中，與積液、炎症無關，所以不是結胸證。

"其人發狂者，以熱在下焦"，何謂下焦？

三焦的下部，指下腹腔，自胃下口至二陰部分，能分別清濁，滲入膀胱，排泄廢料，其氣主下行。《靈樞·營衛生會》言："下焦者，別回腸，注於膀胱而滲入焉。故水穀者，常並居於胃中，成糟粕而俱下於大腸，而成下焦。滲而俱下。濟泌別汁，循下焦而滲入膀胱焉。"由此看出，下焦包括大腸、膀胱及生殖系統，與盆腔的位置不謀而合。

因熱導致盆腔靜脈回流受阻（參考第106條），盆腔內的組織器官體積就會因此增大，長期的靜脈淤血使靜脈通透性增高，血液通過擴大的內皮細胞間隙漏出血管外，除了引發淤血性出血外，嚴重時還可使局部組織實質或間質細胞萎縮、變性、壞死、纖維化，最終形成硬化，故曰少腹當硬滿。

此淤血性出血為組織內或體腔內局限性的出血，可包括腹腔積血、軟組織血腫等，如果出血量大、出血速度快，短時間內可引起出血性休克。若在腦乾、心包和視網膜出血，雖然量不大，但後果也很嚴重。治療當及時排出瘀血，熱隨瘀血而瀉，故下血乃愈。與水瀦留無關，故曰小便自利。

"所以然者，以太陽隨經，瘀熱在裡故也"，再次強調病從太陽而來，隨之入裡生熱導致靜脈淤血性出血，當用抵當湯主之。

抵當湯的用藥思考：水蛭、虻蟲合用快速清除組織間或體腔內因瘀血導致的出血；桃仁活血化瘀為主；大黃泄熱為主。

【原文】太陽病身黃，脈沉結，少腹硬。小便不利者，為無血也；小便自利，其人如狂者，血證諦也，抵當湯主之。(125)

【病理生理】"太陽病身黃，脈沉結，少腹硬，小便不利者"，與水、電解質的代謝有關（待到陽明篇詳解），與瘀血無關，這兩者應當如何鑒別呢？

小便通暢和中樞神經功能障礙，為熱入血室的典型表現，也為瘀血證的特徵性反應，故曰"小便自利，其人如狂者，血證諦也"，治療可用桃核承氣湯，也可用抵當湯，兩者的區別在於：

桃核承氣湯證偏向熱，為瘀血的早期表現，主要以靜脈回流受阻為主，局部組織器官靜脈回流受阻，血液淤積於小靜脈及毛細血管內，造成靜脈性充血，簡稱淤血，早期以少腹疼痛脹滿為突出表現。

抵當湯證偏向瘀，為瘀血的中晚期表現，主要以靜脈淤血滯留為主，發生淤血的局部組織和器官，由於血液的淤積而硬滿，中晚期以少腹硬滿為突出表現。靜脈淤血的後果，除了能夠引發淤血性出血、淤血性硬化外，時間長了之後，也可引發溶血性黃疸。少腹硬為靜脈淤血中晚期的表現。

另外，靜脈回流功能受限，導致血流淤滯，易誘發血栓，也可酌情給與桃核承氣湯或抵當湯。

■ 抵當丸與慢性靜脈淤血

【原文】傷寒有熱，少腹滿，應小便不利，今反利者，為有血也。當下之，不可餘藥，宜抵當丸。（126）

抵當丸方

水蛭二十個（熬）　虻蟲二十個（去翅足，熬）　桃仁二十五個（去皮尖）　大黃三兩

上四味，搗分四丸。以水一升，煮一丸，取七合服之。晬時當下血，若不下者，更服。

【病理生理】太陽傷寒，病由寒化熱，由表入裡，若少腹滿，小便不利，則為水瀦留；若少腹滿，小便反而暢通，則說明此為盆腔靜脈淤血，少腹滿較少腹硬程度輕，且不急迫，當為慢性靜脈淤血，故用抵當丸緩下即可。

【原文】太陽病，小便利者，以飲水多，必心下悸；小便少者，必苦裡急也。（127）

【病理生理】太陽病，如果飲水過多過快，就很容易稀釋血漿晶體滲透壓，導致細胞外液增多。於是，機體為了自保，首先會抑制抗利尿激素的分泌以提高血漿晶體滲透壓，故小便利。繼而因為血漿的持續減少，必會導致細胞外液及血容量的不足，故必心下悸。

當機體出現血容量減少的情況，就會優先調節血容量，通過啟動腎素—血管緊張素—醛固酮系統以增加水鈉的重吸收，以達到自身輸液的目的，因此也會出現水瀦留的情況，故"小便少者，必苦裡急"。

辨太陽病脈證并治下

【原文】問曰：病有結胸，有臟結，其狀何如？答曰：按之痛，寸脈浮，關脈沉，名曰結胸也。（128）

何謂臟結？答曰：如結胸狀，飲食如故，時時下利，寸脈浮，關脈小細沉緊，名曰臟結。舌上白苔滑者，難治。（129）

【病理生理】因外來致病因素凝聚胸中而病的為"結胸"，是機體自身調節機制尚強的表現；因組織器官功能衰竭而凝聚在胸中的病為"臟結"，是機體自身調節即將失代償的表現。

例如胸腔積液，是臨床上常見的一種由於胸膜腔內病理性液體積聚而導致的疾病，可分為滲出性胸腔積液和漏出性胸腔積液兩種情況。這兩種胸腔積液也是有區別的，滲出性胸腔積液的發生主要與炎症反應有關，是機體血管防禦的應激反應，主要表現為壓痛，多是來自體腔、漿膜腔的病變，脈象特點為寸脈浮，關脈沉。而漏出性胸腔積液的發生主要與臟腑功能衰竭有關，如肝腎衰竭、胃腸功能障礙引起低蛋白血症、充血性心力衰竭等均可繼發胸腔積液，主要表現除了壓痛外，還伴有臟腑功能衰竭的情況，如時時下利等，脈象特點為寸脈浮，關脈小細沉緊。舌上白苔滑者，難治。

【原文】臟結無陽證，不往來寒熱，其人反靜，舌上苔滑者，不可攻也。（130）

【病理生理】臟結無陽證，說明患臟結的人或者說組織器官功能衰竭的人，通常抗病能力比較弱，沒有足夠的能力抗損傷，基本上屬於損傷的程度遠遠大於抗損傷的能力，血管防禦應激機制處於失代償狀態，所以沒有往來寒熱，其人反而喜歡安靜，或者說精神萎靡不振、但欲寐。說明病情已發展為少陰證，即使舌上苔滑，水停滯留，也不可用攻下之法快速利水。所以上條說"舌上白苔滑者，難治"。

■ 大陷胸丸與急性胸膜炎

【原文】病發於陽，而反下之，熱入，因作結胸；病發於陰，而反下之，因作痞也。所以成結胸者，以下之太早故也。結胸者，項亦強，如柔痙狀，下之則和，宜大陷胸丸。（131）

大陷胸丸方

大黃半斤　葶藶半升（熬）　芒硝半升　杏仁半升（去皮尖，熬黑）

上四味，搗篩二味，內杏仁、芒硝，合研如脂，和散，取如彈丸一枚，別搗甘遂末一錢匕，白蜜二合，水二升，煮取一升，溫頓服之，一宿乃下。如不下，更服，取下為效，禁如藥法。

【病理生理】"病發於陽"，是病在表當發汗解表而愈，反用了下法，導致病情進一步發展，機體因而啟動了以滲出為主的血管防禦反應，所以結胸以熱、痛為主。"病發於陰"，病在裡或者說病在於臟腑功能障礙，本該通過增加其供血、供氧來改善，反而用了下法損耗血容量，機體因而啟

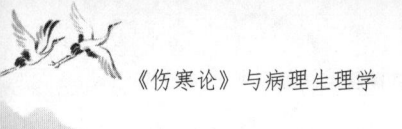

動了神經—體液調節機制，通過減少外周及腹腔內臟器官血流來保障重要臟器心腦的供血供氧，胃腸血流因此減少，胃腸黏膜黏液屏障因此受損，造成胃腸消化吸收不良，胃腸道因水穀滯留而脹滿，故而作痞。所以，誤用下法是造成結胸、心下痞的直接原因。

"結胸者"，首先說明此病是以滲出為主的血管防禦反應，病變位置在體腔或漿膜腔。"項亦強，如柔痙狀"，則進一步說明體腔或漿膜腔內有積液，且病變位置在胸腔，與臨床急性胸膜炎類似。

早期急性胸膜炎積液量少時，可有明顯的胸痛，並於吸氣時加重。當積液增多時，胸膜臟層和壁層分開，胸痛可減輕或消失，繼而影響上腔靜脈的回流，導致顱內壓增高，重者可引起繼發性腦水腫。頸項僵直、角弓反張、汗出、不惡寒為柔痙狀，即顱內壓升高後引起的腦膜刺激征，治療當用下法排出積液，因積液主要在胸中且波及面廣，故用大陷胸丸緩下之，丸劑的作用緩和持久，並有補益和矯味作用。

大陷胸丸的用藥思考：葶藶子多用於胸水積滯，可直接鎖定胸腔為病變位置，且性寒清熱，專治炎性滲出；大黃、芒硝合用可泄熱、可軟堅，可助頑痰或積液快速通過腸道排出；苦杏仁存津液，防止體液的流失。

【原文】結胸證，其脈浮大者，不可下，下之則死。（132）

【病理生理】結胸證脈浮大，說明機體存在脫水熱的狀態，也就是結胸伴有高滲性脫水的情況，此時絕不可再用瀉水法下之，下之則會因失液而直接導致組織器官的缺血缺氧，繼而萎縮變性壞死。

【原文】結胸證悉具，煩躁者亦死。（133）

【病理生理】具備結胸證的臨床表現，若出現中樞神經系統的病變，如煩躁，這與胸腔積液繼發腦水腫類似，重者可引發腦疝，可致意識喪失、呼吸間斷或停止，從而失去生命。

【原文】太陽病，脈浮而動數，浮則為風，數則為熱，動則為痛，數則為虛。頭痛發熱，微盜汗出，而反惡寒者，表未解也。醫反下之，動數變遲，膈內拒痛，胃中空虛，客氣動膈，短氣煩躁，心中懊憹，陽氣內陷，心下因硬，則為結胸，大陷胸湯主之。若不結胸，但頭汗出，餘處無汗，劑頸而還，小便不利，身必發黃。（134）

【病理生理】太陽病，表未解也，醫反下之，病情出現了兩種變化：

1. 發展為結胸證：若表現為膈內拒痛，胃中空虛，陽氣內陷，心下因硬等症，病位在胸中、心下，在體腔或漿膜腔，病機為機體的血管防禦反應，病性為炎性滲出性積液，故當用大陷胸湯治療。

2. 發展為黃疸證：不結胸，但頭汗出，餘處無汗，齊頸而還，小便不利，說明損耗了體液，機體因而啟動神經—體液調節機制，通過增加抗利尿激素的分泌來增加水的重吸收，以達到自身輸液的目的，因此會出現水瀦留的情況。若在這個過程中影響了膽汁的分泌，導致膽汁在膽管內淤滯，造成膽囊功能障礙，膽管內壓力升高達到一定程度後，連接毛細膽管和膽管的 Hering 壺腹破裂，膽汁進入淋巴，繼而進入血循環，而致黃疸，其病位在膽腑，病機為神經—體液調節機制，病性為膽汁淤積，故曰"身必發黃"。

■ 大陷胸湯與急性腹膜炎

【原文】傷寒六七日，結胸熱實，脈沉而緊，心下痛，按之石硬者，大陷胸湯主之。(135)

大陷胸湯方

大黃六兩（去皮）　芒硝一升　甘遂一錢匕

上三味，以水六升，先煮大黃取二升，去滓，內芒硝，煮一二沸，內甘遂末，溫服一升，得快利，止後服。

【病理生理】"傷寒六七日，結胸熱實"，說明病從表而來，且持續了一段時間後，發展為結胸，以熱實為主。也就是說體腔或漿膜腔內因大量滲出而形成積液，等同炎性積液。病已由表入裡，處於損傷與抗損傷的過程中，故脈沉而緊。"心下痛，按之石硬"，進一步說明該結胸的病位及主要臨床表現。其按之石硬與臨床板狀腹類似。腹膜受刺激而引起腹肌痙攣，腹壁常有明顯緊張，甚至強直硬如木板，稱為板狀腹，為急性腹膜炎引起的腹膜刺激征。腹膜刺激征還包括腹部壓痛、反跳痛，故而"心下痛"強調了該積液的位置在腹膜腔。

綜合來看，此結胸證與臨床急腹症類似。在急性彌漫性腹膜炎病例中，由於腹膜滲出大量液體，可導致水、電解質代謝及酸鹼平衡紊亂，可造成心、肺、腎等重要器官功能的損傷。故其治療當用大陷胸湯以快速瀉熱利水。

大陷胸湯的用藥思考：甘遂多用於胸腹積水，鎖定體腔，作用面積

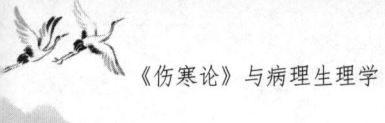

比較廣；大黃、芒硝合用可泄熱以減少滲出，可軟堅助頑痰、積液快速排出。

【原文】傷寒十餘日，熱結在裡，複往來寒熱者，與大柴胡湯；但結胸無大熱者，此為水結在胸脅也，但頭微汗出者，大陷胸湯主之。(136)

【病理生理】"傷寒十餘日"，說明病從外而來，持續了一段時間，病情開始發展，由表入裡。"熱結在裡，複往來寒熱者"，指病邪入裡後，機體啟動了血管防禦應激反應，目前處於抗損傷的狀態中，可以表現為黏膜的早期炎性反應。

黏膜是指口腔、鼻腔、胃腸道、膽管、尿道等與外界相通體腔的濕潤襯裡，體內的消化、呼吸、排泄、生殖等各器官內壁由黏液保持其表面濕潤，其作用是作為人體免疫系統的第一道防線。

如由於膽囊黏膜損傷，出現反復的膽囊壁炎症、膽囊功能障礙，造成膽汁淤滯、膽囊排空障礙，繼而出現心下急，嘔不止，可酌情給與大柴胡湯。

若傷寒十餘日，"但結胸，無大熱者，此為水結在胸脅也"，說明病位在體腔或漿膜腔，不在胃腸內，不是陽明燥熱之證，病機為滲出液積聚在體腔，病情進一步發展為結胸熱實，故為"水結在胸脅也"。"但頭微汗出"，為機體的應激反應，為交感神經興奮時的表現，說明機體的血管防禦應激機制過強，因此產生過多的滲出液，形成炎性積液，當用大陷胸湯治療。

此條文也同時說明大柴胡湯不能治療體腔積液。大柴胡湯證與大陷胸湯證的區別在於，大柴胡湯證側重於膽囊腔內的膽汁淤積；大陷胸湯證側重於體腔內滲出性積液。

■ 大陷胸湯與滲出性腹腔積液

【原文】太陽病，重發汗而複下之，不大便五六日，舌上燥而渴，日晡所小有潮熱，從心下至少腹硬滿而痛，不可近者，大陷胸湯主之。(137)

【病理生理】太陽病，多次發汗後又用了下法，病情進一步發展到"不大便五六日，舌上燥而渴，日晡所小有潮熱，從心下至少腹硬滿而痛，不可近者"，乍一看，與陽明燥熱證十分類似，但陽明燥熱證的不大便等，涉及水、電解質代謝紊亂，涉及胃腸排空障礙，為病在胃腸，胃腸內容物因"熱"或者脫水而燥結滯留堵塞，臨床表現除了不大便、口渴、潮熱、腹痛拒按外，還當有明顯的中樞神經系統功能障礙的表現，如譫語等，其腹中脹痛硬滿的位置以臍周為主。而此證的疼痛硬滿是從心下到少腹，涉及整個腹部，病位應該在腹膜腔。

由腹膜圍成的腔叫腹膜腔，分腹腔（心下）和盆腔（少腹）兩部分。男性的腹膜腔不與外界相通；女性腹膜腔可經輸卵管、子宮腔和陰道與外界相通。故女性容易引起腹膜腔感染。

腹膜炎的初期，腸蠕動增加，不久則減弱，發展為腸麻痺，腸麻痺發生後腸道分泌增加，吸收減少，腸腔內大量積氣、積液，腸壁、腹膜、腸系膜水腫並有大量炎性滲出物進入腹腔，形成滲出性腹腔積液，故而硬滿而痛、拒按，當用大陷胸湯泄熱利水。

此條文為大陷胸湯證與屬陽明燥熱證的大承氣湯證的對比，大陷胸湯證為炎性積液在腹膜腔；大承氣湯證為大便燥結堵塞在胃家（即胃腸道）。

■ 小陷胸湯與炎性水腫

【原文】小結胸病，正在心下，按之則痛，脈浮滑者，小陷胸湯主之。（138）

小陷胸湯方

黃連一兩　半夏半升（洗）　栝樓實大者一枚

上三味，以水六升，先煮栝樓，取三升，去滓，內諸藥，煮取兩升，去滓，分溫三服。

【病理生理】小結胸病，為結胸證的一種，其病位正在心下，說明炎症發生在腹腔的局部，鎖定腹部某個固定位置或者說某個組織間隙。"按之則痛"，則為腹部某個固定位置或某個組織間隙的壓痛、腹肌緊張，可表現為腹腔某個組織器官的炎性水腫。由於發炎的器官相對腫大，使富含感覺神經末梢的被膜張力增加，神經末梢受牽拉而引起疼痛，如果病情較為嚴重，還可累及鄰近腹膜，因此出現壓痛、反跳痛，繼而引發局限性腹膜炎。

壓痛，是採用觸診法檢查患者患處時出現的一種疼痛反應。反跳痛，是腹膜壁層已受炎症累及的徵象，是醫者手壓腹部突然抬手時腹膜被牽拉引起的疼痛。局限性腹膜炎，是相較於彌漫性腹膜炎而言的，指局限在一

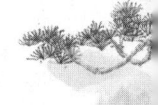

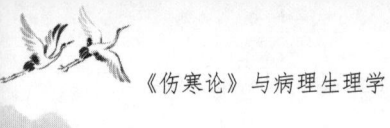

個固定部位的腹膜炎，如闌尾炎常引起右下腹的腹膜炎，可酌情給與小陷胸湯。彌漫性腹膜炎，是炎症在腹腔內播散累及整個腹腔，因而形成腹腔積液或者說炎性積液，可出現全腹壓痛和反跳痛，可酌情給與大陷胸湯。

"脈浮滑者"，何謂滑脈？《脈經》曰"往來前卻，流利展轉，替替然與數相似"，滑與數，皆往來流利。但滑脈的主要特徵是往來前卻，前是前進，卻是後退，既有血流速度的先快後慢，又有血管口徑的先收縮後擴張，完全符合機體血管防禦反應的血流動力學改變，故脈浮滑主要提示機體的血管防禦反應能力較強，微動脈目前處於充血狀態。數脈的主要特徵是往來急迫，主要體現動脈搏動的頻率比較快，成人每分鐘超過100次，稱為心動過速。"小結胸病，正在心下，按之則痛，脈浮滑者"，當為炎性水腫的狀態。炎性水腫，又稱為組織水腫，是因為炎症而造成的滲出液聚集在組織間隙而產生的水腫，應該用小陷胸湯治療。

小陷胸湯的用藥思考：黃連作用於組織器官，起到清熱解毒消炎的作用；栝樓實，形如心包，味厚而質潤，有燥化之功，能滌除組織間的痰飲或者說滲出液；半夏作用於心下，稀釋中和毒素，並促進新陳代謝。歌訣：小陷胸湯連夏蔞，寬胸散結滌痰優，痰熱內結痞滿痛，苔黃脈滑此方求。

小陷胸湯證與大陷胸湯證相比較：從炎症角度來說，大陷胸湯證側重於炎性積液，其滲出液主要存在於體腔、自然管道、漿膜腔，涉及面廣泛；小陷胸湯證側重於炎性水腫，其滲出液主要存在於組織間隙，涉及面局限。

從臨床急腹症來說，大陷胸湯證為彌漫性腹膜炎並伴有腹腔積液，主要表現為腹肌痙攣、腹壁硬如木板，痛不可近；而小陷胸湯證僅治療因某個組織器官的炎症引發的局限性腹膜炎，且不伴有腹腔積液，沒有板狀腹，疼痛也較輕，主要表現以壓痛為主。

【原文】太陽病二三日，不能臥，但欲起，心下必結，脈微弱者，此本有寒分也。反下之，若利止，必作結胸；未止者，四日復下之，此作協熱利也。（139）

【病理生理】太陽病，二三日，若寒邪直接侵擾支氣管，支氣管平滑肌就會出現敏感而過強的收縮反應，同時伴有黏液分泌，引起氣道縮窄和氣道阻力增加，胸膜腔負壓也會因此增加。若胸腔負壓因氣道阻力持續升高，就會影響氣體的交換及靜脈回流，靜脈回流受阻自然也會影響組織液、淋巴液的回流，必會導致細胞外液增多（漏出液），因而心下寒水凝結。"不能臥，但欲起"，因端坐時部分組織液及血液轉移到軀體下半部，胸腔容積增大，肺活量增加，可減輕並預防肺水腫。

肺水腫是肺內組織液的生成和回流平衡失調，使大量組織液在很短時間內不能被肺淋巴和肺靜脈系統吸收，從肺毛細血管內外滲，積聚在肺泡、肺間質和細小支氣管內，從而造成肺通氣與換氣功能嚴重障礙，在臨床上表現為極度的呼吸困難，端坐呼吸，發紺，大汗淋漓，陣發性咳嗽伴大量白色或粉紅色泡沫痰等，心肺的功能因此受損，抗損傷的能力因此下降，故而脈微弱。

"此本有寒分也"，說明此種情況為外之寒邪導致心下寒水凝結（可酌情給與小青龍湯治療），不應該用瀉下之法，如果反用了瀉下之法，會出現兩種結果：

1. 下利止：因下法引邪入裡造成組織器官黏膜損傷，必會引發炎性水腫，故曰"若下利止，熱入，必作結胸"（可酌情給與小陷胸湯治療）。

2. 下利未止：又再次用下法，大量損耗了體液，造成腸黏膜的缺血缺氧，導致潰瘍性結腸炎，症候以腹瀉為主，排出含有血、膿和黏液的糞便，常伴有陣發性結腸痙攣性疼痛，並裡急後重，排便後可獲緩解。血性腹瀉為其最常見的早期症候（可酌情給與黃芩湯治療），故曰"此作協熱利也"。

【原文】太陽病，下之，其脈促，不結胸者，此為欲解也。脈浮者，必結胸；脈緊者，必咽痛；脈弦者，必兩脅拘急；脈細數者，頭痛未止；脈沉緊者，必欲嘔；脈沉滑者，協熱利；脈浮滑者，必下血。（140）

【病理生理】此條主要描述脈象的變化，在此不過多解析。

■ 文蛤散與皮疹

【原文】病在陽，應以汗解之，反以冷水潠之，若灌之，其熱被劫不得去，彌更益煩，肉上粟起，意欲飲水，反不渴者，服文蛤散；若不差者，與五苓散；寒實結胸，無熱證者，與三物小陷胸湯，白散亦可服。（141）

文蛤散方

文蛤五兩

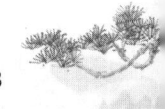

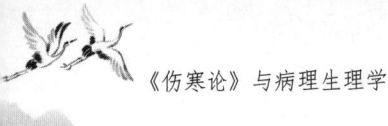

上一味，為散，以沸湯和一方寸匕服，湯用五合。

五苓散方

豬苓十八銖（去皮）　澤瀉一兩六銖　白朮十八銖　茯苓十八銖　桂枝半兩（去皮）

上五味，搗為散，以白飲和服方寸匕，日三服，多飲暖水，汗出愈，如法將息。

白散方

桔梗三分　巴豆一分（去皮心，熬黑，研如脂）　貝母三分。

上三味，為散，內巴豆，更於白中杵之，以白飲和服，強人半錢匕，羸者減之。病在膈上必吐，在膈下必利。不利，進熱粥一杯；利過不止，進冷粥一杯。身熱皮粟不解，欲引衣自覆者，若以水潠之洗之，益令熱劫不得出，當汗而不汗則煩。假令汗出已，腹中痛，與芍藥三兩如上法。

【病理生理】"病在陽"，指病在太陽，"在表"，機體通過體溫調節機制以驅敵滅敵，當用發汗解表之法助機體驅除外來致病因素，但卻反用冷水，或噴灑或飲用以降溫。外周皮膚血管因冷水刺激由舒張轉為收縮，豎毛肌因此收縮而形成雞皮疙瘩，使機體的散熱機制受到抑制，血溫也因此升高，造成表寒裡熱的局面。雖然想喝水，但口又不是特別渴，說明病還未入裡仍在表，裡熱被表寒所劫，使得病邪因此滯留在表，臨床上可能出現類似皮疹的疾病。若機體出現發熱、惡寒、身疼痛、無汗煩躁等症，則當用大青龍湯治療；若機體出現發熱、惡寒、口渴而自汗出等症，則酌情給與文蛤散，也可酌情給與桂枝二越婢一湯。筆者認為，這裡文蛤散指的應是文蛤湯（文蛤五兩，麻黃、甘草、生薑各三兩，石膏五兩，杏仁五十個，大棗十二枚）。

若服用文蛤湯後未見效，說明因寒影響了汗液的分泌，造成"水氣"滯留在表裡之間，游離水大於結合水，當用五苓散治療。

病發於陽，反用冷水噴灑或飲用，也可直接造成寒實結胸，病由體表進入體腔。熱實結胸為滲出性體腔積液，寒實結胸則為漏出性體腔積液。滲出液積聚在體腔的，當酌情給與大陷胸湯治療，滲出液積聚在組織間隙的，當酌情給與小陷胸湯治療；漏出液積聚在體腔的，當酌情給與十棗湯治療，漏出液積聚在組織間隙的，當酌情給與三物小陷胸湯治療。

筆者認為，此三物小陷胸湯當為《金匱要略》中治療胸痺病的栝樓薤白半夏湯（胸痺不得臥，心痛徹背者，栝樓薤白半夏湯主之。栝樓實一枚，薤白三兩，半夏半斤，白酒一鬥），白散亦可用。

【原文】太陽與少陽並病，頭項強痛，或眩冒，時如結胸，心下痞硬者，當刺大椎第一間、肺俞、肝俞，慎不可發汗，發汗則譫語，脈弦，五日譫語不止，當刺期門。（142）

【病理生理】太陽與少陽並病，既有發熱惡寒、頭項強痛的太陽表證，又有眩冒、結胸、心下痞硬的少陽證，這時的治療既不能用汗法解表，又不能用瀉法攻下，可用針法。若用汗法損耗了體液，使神經失養則出現譫語。而脈弦、譫語不止者，則說明熱入血室，當刺期門穴。

大椎第一間：在第七頸椎和第一胸椎棘突之間，主治外感風寒瘧疾，頭項強痛，背膊拘急等症。

肺俞：當第三、第四胸椎橫突起間，在脊外方一寸五分，主治外感上氣，喘滿咳嗽等症。

肝俞：當第九、第十胸椎橫突起間，在脊椎外方一寸五分，主治氣痛，嘔酸，胸滿，肋痛，黃疸等症。

期門：乳頭直下二肋間，主治熱入血室，傷寒過經不解，胸脅疼痛，嘔吐等症。

【原文】婦人中風，發熱惡寒，經水適來，得之七八日，熱除而脈遲身涼，胸脅下滿，如結胸狀，譫語者，此為熱入血室也，當刺期門，隨其實而取之。（143）

婦人中風，七八日續得寒熱，發作有時，經水適斷者，此為熱入血室，其血必結，故使如瘧狀，發作有時，小柴胡湯主之。（144）

婦人傷寒，發熱，經水適來，晝日明瞭，暮則譫語，如見鬼狀者，此為熱入血室。無犯胃氣及上二焦，必自愈。（145）

【病理生理】這三個條文均提示女性在月經期間得了太陽病，或傷寒或中風，如果沒有得到及時的正確治療，病情很容易進一步發展，外來致病因素也很容易隨之入裡與血結，月經週期也會因此受到影響。

若表現為如瘧狀，發作有時，也就是陣發性交替出現發冷和高熱，即寒熱往來，此為機體的血管防禦應激反應，當用小柴胡湯治療。在這種應激反應的過程中，會改變神經—內分泌系統的活動，比如抑制促性腺激素釋放激素和黃體生成素的分泌，還可使性細胞對上述激素產生抵抗，影響

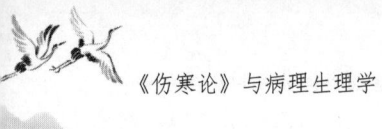

女性的月經及妊娠，出現月經不調或停經、泌乳減少等。若月經因此停止，熱不得隨經血瀉下，就會淤滯在血室。

何謂血室？血室，藏血之處也。筆者認為，當為靜脈，靜脈為容量血管，平時可容納 70% 的血液，熱入血室，靜脈因熱舒張，影響了靜脈回流，就會導致靜脈淤血，故其血必結。

針對女性而言，月經停止最先淤血的部位當為少腹也就是盆腔，臨床盆腔淤血症候群中 70% 以上的患者伴有瘀血性乳房疼痛、腫脹，乳房硬結並有壓痛，故胸脅下滿，如結胸狀。又因熱入血室而使靜脈回流受阻，影響了有效迴圈血量，中樞神經系統功能也受到影響，故而譫語，可刺期門穴排瘀血。

若婦人熱入血室，存在短暫性盆腔靜脈淤血的情況，但不影響胃腸的功能，也不影響正常的月經，熱仍可隨經血而下，病可隨著月經結束而自愈。

■ 柴胡桂枝湯與反應性關節炎

【原文】傷寒六七日，發熱微惡寒，肢節煩疼，微嘔，心下支結，外證未去者，柴胡桂枝湯主之。（146）

柴胡桂枝湯方

桂枝（去皮）　黃芩一兩半　人參一兩半　甘草一兩（炙）　半夏二合半（洗）　芍藥一兩半　大棗六枚（擘）　生薑一兩半（切）　柴胡四兩。

上九味，以水七升，煮取三升，去滓，溫服一升。本雲人參湯作如桂枝法，加半夏、柴胡、黃芩，複如柴胡法，今用人參做半劑。

【病理生理】太陽傷寒六七日後，仍有發熱微惡寒，既說明病從外而來，又說明表證一直未解。"肢節煩疼，微嘔，心下支結"，則說明病情有了進一步發展，由體表蔓延到體內，從"肢節"到"心下"。"肢節"指四肢關節，"心下"屬於體內組織器官之間或周圍或體腔的範疇。在這裡"微嘔"是重點，是機體啟動以血管防禦為主的應激機制的特徵性反應。

在這個過程中，機體一方面為了抗損傷加強了血管防禦反應，通過滲出消除外來致病因素，"肢節煩疼"為四肢關節紅腫熱痛的表現，也是四肢關節炎性滲出的體現；另一方面機體為了自保，重新進行血液分佈，通過減少體表外周及內臟器官的血流保證重要臟器（心、腦）的供血，消化系統的功能因此下降，引發胃排空障礙，胃內因此產生的積液、積氣、積食等刺激胃黏膜造成其損傷，繼而出現心下痞等症。"微嘔"說明目前還未造成胃黏膜的損傷，消化系統功能僅僅受到輕微影響。"心下支結"，是由消化系統在抗損傷過程中產生的代謝產物堆積在了組織間隙導致的。這種狀態當屬血管防禦應激反應中的警覺期，此期機體尚有足夠的能力快速動員血管防禦機制，當用柴胡桂枝湯治療。

柴胡桂枝湯的用藥思考：用小柴胡湯幫助機體清除"心下"的代謝產物，解除應激源，有效防治炎症的持續作用；用桂枝湯幫助機體清除外來致病因素，並促進體表外周的血液迴圈，有效防治肢體關節的炎性反應。

柴胡桂枝湯證與反應性關節炎有些類似，經典的反應性關節炎僅指某些特定的泌尿生殖系統或胃腸道感染後短期內發生的一類外周關節炎，全身症候突出，呈急性發病，多為非對稱性分佈的單一關節炎，主要累及膝和踝等下肢大關節，肩、腕、肘、髖關節及手和足的小關節也可累及，受累關節呈熱、腫脹、劇痛和觸痛。初次發病，症候通常在3~4個月消退，並可恢復正常，但有復發。超過50%的患者可出現皮膚黏膜症候。

■ 柴胡桂枝乾薑湯與代謝症候群

【原文】傷寒五六日，已發汗而復下之，胸脅滿微結，小便不利，渴而不嘔，但頭汗出，往來寒熱，心煩者，此為未解也，柴胡桂枝乾薑湯主之。（147）

柴胡桂枝乾薑湯方

柴胡半斤　桂枝三兩（去皮）　乾薑二兩　栝樓根四兩　黃芩三兩　牡蠣二兩（熬）　甘草二兩（炙）

上七味，以水一斗二升，煮取六升，去滓，再煎，取三升，溫服一升，日三服。初服微煩，復服汗出便愈。

【病理生理】"太陽傷寒五六日，已發汗而復下之"，指病從表來，已經持續了一段時間，先後用了汗法和下法但病未愈，反而導致了病情進一步發展。一方面因為體液損耗，影響了有效迴圈血量，機體啟動了神經—體液調節機制，交感—腎上腺髓質系統因此興奮，腎血流量因此減少，故而小便不利；一方面因為代謝產物增多，為了防止組織器官受損，機體進入了一場損傷和抗損傷的戰備應激狀態，相應增加肺泡通氣量以保證機體的供氧量，加快心率促進靜脈回流以增加心排血量，但因此也會產生不良反應：即胸腔負壓升高引起胸脅的脹滿感，心率的持續增快增加了心肌耗氧量，甚者誘發心肌缺血。

同時，由於兒茶酚胺類激素的分泌，分解代謝大於合成代謝，兒茶酚胺通過促進胰高血糖素的分泌及抑制胰島素的分泌，促進脂質動員及糖原分解，繼而血糖升高、游離脂肪酸相對增加，以保證機體的能量供應。在這個過程中，機體會阻止外周組織對能量的利用，以保證軀幹內臟重要器官的能量需求，長此以往，除了會造成中心性肥胖（也稱向心性肥胖，指患者體內脂肪沉積是以心臟、腹部為中心發展的一種肥胖類型。患者患病後食慾亢進，同時出現異常肥胖，出現鎖骨上脂肪墊和水牛背，腹部脂肪明顯堆積，而四肢卻不肥胖，有時反而消瘦，與肥胖的軀體形成鮮明對照），血糖、血脂、尿酸等也會因此升高，肝臟的負荷也會因此加重，游離的脂肪酸等積聚在組織間隙或組織器官周圍，故而胸脅滿微結。

機體在這個過程中，也會進行血流重新分佈，通過減少外周及內臟腹腔器官的血流，以保證心、腦的血液灌流量，因此也會產生不良影響：若外周小血管的長期收縮可導致高血壓，若消化系統的血流持續減少可導致相應組織器官的缺血缺氧。

"渴而不嘔"，則強調了一個問題：雖然目前機體的津液損耗直接影響了有效迴圈血量，但還未造成水瀦留。小便不利為腎血流量減少的表現，須與五苓散證的"渴欲飲水，水入則吐者"做鑑別。

出汗，由交感神經腎上腺素能節後纖維調控，為交感神經興奮的體徵，"但頭汗出"，是精神性出汗的表現，同時可伴有手心出汗。"往來寒熱"，為機體損傷與抗損傷的狀態，說明機體的血管防禦能力尚強，病在少陽管轄的範疇。"心煩"，是交感—腎上腺髓質系統興奮時對中樞神經系統功能的影響，可提高中樞興奮性。"但頭汗出，往來寒熱，心煩者"，再次強調機體目前處於血管防禦的應激狀態。

綜上所述，"胸脅滿微結，小便不利，渴而不嘔，但頭汗出，往來寒熱，心煩者"，當為血管防禦應激反應中的能量耗竭期，此期最易發生物質代謝紊亂，也易引起神經內分泌的失調，用柴胡桂枝乾薑湯治療。

柴胡桂枝乾薑湯的用藥思考：柴胡、黃芩合用，增強機體抗損傷的能力，清除代謝產物及毒素等，並促進新陳代謝；桂枝、乾薑合用，提升心肌收縮力，增加心排血量，促進周身血液迴圈，並促進外周組織利用氧及營養物質的能力；牡蠣，制約交感神經過度興奮，降解積聚的游離脂肪酸等，並促進蛋白質、脂肪酸、糖原等合成利用；栝樓根，直接入血補充血容量，並稀釋降解血液中的代謝廢物；炙甘草保護細胞，防止組織器官的損傷，且調和諸藥。

柴胡桂枝乾薑湯證與代謝症候群類似。代謝症候群是指人體的蛋白質、脂肪、碳水化合物等物質發生代謝紊亂的病理狀態，是一組複雜的代謝紊亂症候群，是導致糖尿病、心腦血管疾病的危險因素。

【原文】傷寒五六日，頭汗出，微惡寒，手足冷，心下滿，口不欲食，大便硬，脈細者，此為陽微結，必有表，複有裡也。脈沉，亦在裡也，汗出為陽微。假令純陰結，不得複有外證，悉入在裡，此為半在裡半在外也，脈雖沉緊，不得為少陰病，所以然者，陰不得有汗，今頭汗出，故知非少陰也，可與小柴胡湯。設不了了者，得屎而解。（148）

【病理生理】"傷寒五六日，頭汗出，微惡寒，手足冷，心下滿，口不欲食，大便硬，脈細者"，說明病從表來，病情有了進一步發展，由表開始入裡，機體因此啟動了血管防禦應激反應，把外來致病因素控制在半表半裡之間，因而除了頭汗出，還有外周血管收縮、血流減少的微惡寒和手足冷，腹腔內臟器官血流減少、消化系統功能障礙的口不欲食、大便硬，及代謝產物增多的心下滿，能量被消耗的脈細。此時機體所有的力量集中在抗損傷的防禦增強中，故曰"陽微結"；頭汗出，為交感神經興奮的體徵，也為陽微結的特徵表現。

假若機體進入血管防禦應激狀態的耗竭期，繼發微循環的缺血缺氧，引發組織細胞的缺血缺氧，造成組織細胞的損傷、變性、壞死，病情也就完全入裡了，病情直接發展為少陰證，此時機體的自身調節能力即將進入失代償狀態，機體不會再有能力抗損傷了，故曰"純陰結"。

然不論陽微結或純陰結，均有脈沉或者脈沉緊的表現，那當如何鑒別呢？"但頭汗出"為鑒別要點。當組織細胞因缺血缺氧受損傷後，機體就會減少能量損耗、降低基礎代謝率、抑制炎症反應或者說抗損傷反應，以減輕細胞損傷。同時，交感—腎上腺髓質系統對組織器官的作用被抑制，機體進入失代償狀態，為少陰證或者說純陰結，故而不會出現"但頭汗出"。若出現了"但頭汗出"，當為陽微結，說明機體仍有能力代償，血管

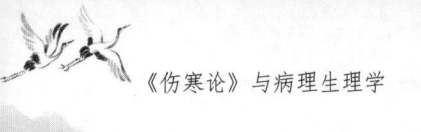

防禦應激調節機制仍然發揮作用，當酌情給與小柴胡湯。

若服用小柴胡湯後病情還沒有完全恢復，還有大便硬的情況，可酌情給與柴胡加芒硝湯通利大便，大便通後病必解。

■ 半夏瀉心湯與胃腸黏膜損傷

【原文】傷寒五六日，嘔而發熱者，柴胡湯證具，而以他藥下之，柴胡證仍在者，復與柴胡湯，此雖已下之，不為逆，必蒸蒸而振，卻發熱汗出而解。若心下滿而硬痛者，此為結胸也，大陷胸湯主之。但滿而不痛者，此為痞，柴胡不中與之，宜半夏瀉心湯。（149）

半夏瀉心湯方

半夏半升（洗）　黃芩　乾薑　人參　甘草（炙）各三兩　黃連一兩　大棗十二枚（擘）

上七味，以水一斗，煮取六升，去渣，再煎取三升，溫服一升，日三服。須大陷胸湯者，方用前第二法。一方用半夏一升。

【病理生理】"傷寒五六日後，嘔而發熱者"，說明病情進一步發展為柴胡湯證，病邪由表進入半表半裡，此時當用柴胡湯治療，但卻誤用了其他瀉下的方法。如果瀉下後柴胡湯證仍在，可繼續用柴胡湯治療，這說明雖然誤用了瀉下法，但對機體的損害並不大，機體目前的血管防禦應激能力仍然比較強，服用小柴胡湯後可汗出而解。

若誤用了瀉下法後，出現了心下滿、硬痛，則說明外來致病因素已經積聚在細胞外、組織間，機體進入了以炎性滲出為主的抗損傷狀態中，因而產生了胸腔積液、腹腔積液等，造成了結胸證，此時當用大陷胸湯治療。

若用了瀉下法後，損耗了血容量，機體因此啟動了神經—體液調節機制，在這個過程中，隨著腹腔內臟器官的血流持續減少，胃腸黏膜處於缺血缺氧的狀態，胃腸黏膜因此受損，影響了其消化吸收功能，造成胃腸排空障礙，胃內壓因此升高，組織液及淋巴回流因此受阻，故而心下但滿不痛，此為痞，是消化系統功能障礙，涉及胃腸黏膜的缺血及損傷，宜用半夏瀉心湯治療。

半夏瀉心湯的用藥思考：半夏，稀釋降解未被消化的"飲食"，並促進胃排空，降低胃內壓，從根源上解決組織液及淋巴回流不暢的問題；黃芩、黃連合用，作用於胃腸黏膜，以提高其抗炎能力；乾薑、炙甘草合用，增強胃腸血流，以增強胃腸黏膜抗損傷能力；人參，補充能量，加強機體自我修復能力。

此條文提到了柴胡湯、大陷胸湯、半夏瀉心湯，這三類湯方均可治療"心下"的問題，小柴胡湯治療"心下滿"，大柴胡湯治療"心下急"，大陷胸湯治療"心下滿而硬痛"，小陷胸湯治療正在心下的"按之則痛"，半夏瀉心湯治療"心下滿而不痛"。相對而言，大陷胸湯證和小陷胸湯證比較容易鑒別，心下滿而硬痛、按之則痛為主要症候和體徵，痛為主要表現，以炎性滲出為主，由內源性體液中的炎症介質引發，所以陷胸湯的治療以清熱、排出積聚在體腔的積液或組織間的滲出液為主；小柴胡湯與半夏瀉心湯均有心下脹滿的症候，均有不同程度的炎性反應，所不同的是，小柴胡湯證應該為外源性炎症介質（細菌、病毒、毒素、代謝產物）引發，其抗損傷的能力、應激的能力較強，不涉及組織器官的結構損傷及體腔積液；半夏瀉心湯證應該為內源性細胞釋放的炎症介質引發，涉及組織器官結構的損傷，尤其表現在胃腸黏膜因血流減少而受損。

所以小柴胡湯的治療以增加血管防禦反應為主，消滅中和毒素、清除代謝產物為主要治療作用，故發熱汗出為解；半夏瀉心湯的治療則以增加受損組織器官的血流、提高細胞的抗炎能力為主，胃腸黏膜修復為解。故發熱而嘔，心下滿而不痛，可先用小柴胡湯解外，服用後，仍有心下滿而不痛，當用半夏瀉心湯治裡。

【原文】太陽少陽並病，而反下之，成結胸，心下硬，下利不止，水漿不下，其人心煩。（150）

【病理生理】太陽少陽並病，說明病仍未完全入裡，不涉及陽明燥熱的實證，治療不應該用攻下法，若反用了攻下法，可能造成結胸，也可能造成臟結，其中"心下硬，下利不止，水漿不下，其人心煩"等，當為臟結的表現。所以疑此條有缺文，故不再詳解。

【原文】脈浮而緊，而複下之，緊反入裡，則作痞。按之自濡，但氣痞耳。（151）

【病理生理】脈浮而緊，說明病在表，是太陽傷寒，此時反而誤用了下法，導致病邪入裡，如造成胃腸黏膜的損傷，則會引起心下阻滯不通的情況。

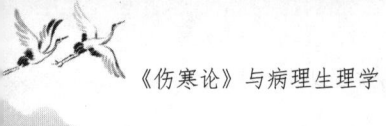

按之濡，若腹部按之柔軟，則說明導致心下阻滯不通的原因在於"氣"，而不是實實在在的"物質"。請參考161條。

■ 十棗湯與漏出性積液

【原文】太陽中風，下利嘔逆，表解者，乃可攻之。其人漐漐汗出，發作有時，頭痛，心下痞硬滿，引脅下痛，乾嘔短氣，汗出不惡寒者，此表解裡未和也，十棗湯主之。（152）

十棗湯方

芫花（熬）　甘遂　大戟。

上三味等分，各別搗為散，以水一升半，先煮大棗肥者十枚，取八合，去滓，內藥末，強人服一錢匕，羸人服半錢，溫服之，平旦服；若下少，病不除者，明日更服，加半錢，得快下利後，糜粥自養。

【病理生理】太陽中風的表現為發熱、汗出、惡風、脈浮緩，即使出現下利、嘔逆等症，也當先發汗解表，才能酌情用其他攻裡的方法治療。若其人遍身出汗，但發作有時，汗出不惡寒，則說明病情有了進一步的發展。

"發作有時"為一種節律性變化，稱為生物節律。人體內的各種功能按生物節律的頻率高低可分為日週期、月週期等，這種生物節律的變化，一方面是來自機體在長期進化中形成的生物固有節律，如人體體溫在24小時的日週期中，以凌晨2~6時最低，此時人體處於熟睡狀態，體內多數生命活動處於相對靜息狀態，機體以最節能的方式維持基本生命活動的需要；清醒後，為適應新一天生活工作的需要，體溫逐漸升高，在午後1~6時達到最高。另一方面，也會受到外環境變化的影響，比如氣壓、溫度、濕度等在不同季候中的變化差異很大，人體所處的環境無時不在發生著變化，人體能根據內外環境的變化調整體內各種活動以適應變化的能力稱為適應性。

所以發作有時一方面提示機體的內環境發生了改變，一方面說明機體有較強適應變化的能力，也就是神經內分泌調節能力。（由細胞外液構成的液體環境稱作內環境，直接與細胞進行物質交換的內環境，正常情況下處於動態平衡狀態，主要由神經內分泌調節。）

因下利、嘔逆損耗了體液，影響了內環境的動態平衡，或因為滲透壓的改變，或因為血容量的減少，機體啟動了神經—體液調節機制，通過增加抗利尿激素的分泌以進行內環境的調節，保水大於排水，組織液的生成大於回流，故而極易形成體腔積液，"心下痞硬滿"就是體腔積液形成的狀態，為漏出性積液，是非感染性積液，與"心下硬滿而痛"之大陷胸湯證的炎性滲出性積液的性質不同。

因為體腔積液影響了上腔靜脈回流，故頭痛；影響下腔靜脈回流，故引脅下痛；因為神經—體液的調節機制，導致兒茶酚胺類激素及抗利尿激素的分泌增加，故乾嘔短氣；汗出不惡寒，則說明機體表證已解，目前處於表解裡未和的狀態，故當用十棗湯治療。

十棗湯的用藥思考：芫花有排水、排鈉的作用，對抗因交感—腎上腺髓質系統興奮引起的水鈉瀦留；大戟其莖中空，作用於體腔，與甘遂合用，通利體腔積液；大棗既補充津液又能保存津液，增加血漿膠體滲透壓以促進組織液回流，並防止體液的流失。

【原文】太陽病，醫發汗，遂發熱惡寒，因複下之，心下痞，表裡俱虛，陰陽氣並竭，無陽則陰獨，複加燒針，因胸煩，面色青黃，膚瞤者，難治。今色微黃，手足溫者，易愈。(153)

【病理生理】太陽病，醫者用了發汗解表的方法後，發熱惡寒的表證仍在，此時當繼續發汗解表，卻誤用了下法，造成了心下痞。此說明病情有了進一步發展，外來致病因素由表開始入裡，疾病發生在半表半裡之間，為陽微結的狀態，此時機體抗損傷的能力較強。

若誤用了下法後，機體"表裡俱虛，陰陽氣並竭，無陽則陰獨"，則說明病情發展到了純陰結的層面，外來致病因素由體表入裡，直接損傷了內臟器官組織，導致臟結，此時機體不但抗損傷能力非常弱，能量消耗也比較多。

若再用燒針（針刺與艾灸相結合的治法，即溫針）治療可直接引邪入血，進一步損耗體液，造成水、電解質代謝紊亂，繼發低鉀血症或高鉀血症，均可造成心律失常、心煩、面色青黃、肌肉抽搐等症，嚴重的可危及生命，故難治。若用燒針後，面色微黃，手足溫，則說明熱入血室，泄出血中之熱即可，故易愈。

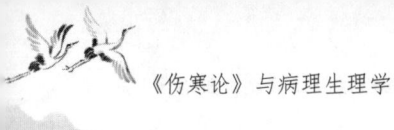

■ 大黃黃連瀉心湯與漏出性出血

【原文】心下痞，按之濡，其脈關上浮者，大黃黃連瀉心湯主之。(154)

大黃黃連瀉心湯方

大黃二兩　黃連一兩

上二味，以麻沸湯二升漬之，須臾絞去滓，分溫再服。

臣億等看詳大黃黃連瀉心湯，諸本皆二味，又後附子瀉心湯，用大黃、黃連、黃芩、附子，恐是前方中亦有黃芩，後但加附子也，故後雲附子瀉心湯，本雲加附子也。

【病理生理】"心下痞，按之濡，其脈關上浮者"，說明以下三個方面的問題：

1. "心下痞"，說明病位在心下，還未完全入裡，在組織間或組織周圍，或黏膜或體腔或自然管道。

2. "按之濡"，腹部按之柔軟，一方面說明不是結胸，無體腔積液，另一方面說明胃腸內沒有滯留的內容物，也不是半夏瀉心湯、生薑瀉心湯和甘草瀉心湯證。

3. "其關上脈浮者"，為胃中有"熱氣"的表現。

誤下後，外來致病因素進入消化道，消化道反射性增強迷走神經活性，導致消化道血管平滑肌擴張、血流增加、活動增強（胃中"熱氣"的由來），使胃黏膜和黏膜下毛細血管擴張、通透性增加，造成漏出性出血（這種出血是由於毛細血管後靜脈、毛細血管以及毛細血管前動脈的血管壁通透性增高，血液通過擴大的內皮細胞間隙和受損的血管基底膜而漏出於管腔外的），以外出血為常見。

血液離開組織為外出血，見於鼻血（鼻黏膜出血排出體外）、咯血（肺結核空洞或支氣管擴張出血，經口排出體外）、嘔血（消化性潰瘍或食管靜脈曲張出血，經口排出體外）、便血（結腸、胃出血經肛門排出）、尿血（泌尿道出血經尿道排出），皮膚的瘀點、紫癜（微小的出血進入皮膚、黏膜、漿膜面形成較小的出血稱瘀點，稍大的出血稱為紫癜）等。在組織內或體腔內局限性的出血為內出血，見於體腔積血等。若為體腔積血，心下必硬滿，故心下痞、按之濡當為外出血的表現，可以用大黃黃連瀉心湯治療。

大黃黃連瀉心湯的用藥思考：大黃和黃連、黃芩均為涼藥，三者合用既可以快速抑制毛細血管擴張、降低毛細血管的通透性以達到止血的目的，又可以涼降"熱氣"以減少胃腸的血流，還可以及時清除代謝產物以提高胃腸黏膜抗炎的能力。

最精妙的地方在於煎煮方法，用煮沸的水浸泡幾分鐘即可，重在取大黃、黃連、黃芩之寒氣，目的在於涼降，而不是瀉下，以寒氣刺激機體，收縮消化道血管平滑肌、減少血流，可止血。

筆者認為，大黃黃連瀉心湯方中當加黃芩，黃芩可減慢血流，可收縮毛細血管，可鎖定病變部位在少陽所管轄的區域。

■ 附子瀉心湯與反射性血壓下降

【原文】心下痞，而復惡寒汗出者，附子瀉心湯主之。（155）

附子瀉心湯方

大黃二兩　黃連一兩　黃芩一兩　附子一枚（炮，去皮，破，別煮取汁）

上四味，切三味，以麻沸湯二升漬之，須臾絞去滓，內附子汁，分溫再服。

【病理生理】"心下痞，而復惡寒汗出者"，說明大黃黃連瀉心湯證有了進一步發展，機體因外出血過多，影響了有效迴圈血量，導致反射性血壓下降，臨床上主要表現為血壓快速下降、心動過緩、頭暈、面色蒼白、出冷汗、皮膚發涼、胸悶氣短，甚至出現意識障礙等，所以需要立刻給與升壓藥物進行治療，故當用附子瀉心湯。

附子瀉心湯的用藥思考：用炮附子可增加腎上腺素的分泌，可增加心肌收縮力，可促進外周血管及內臟血管收縮，可升壓，可輔助大黃黃連瀉心湯止血。

大黃黃連瀉心湯及附子瀉心湯均可治療臨床上的消化道出血，在一般狀況下，小量（400毫升以下）、慢性出血多無明顯自覺症候，可見腹脹、便血等，酌情給與大黃黃連瀉心湯治療。急性、大量出血時出現頭暈、心慌、冷汗、乏力、口乾等症候，可酌情給與附子瀉心湯治療。

隨著出血量增加，血壓逐漸下降，出現暈厥、四肢冰涼、尿少、煩躁

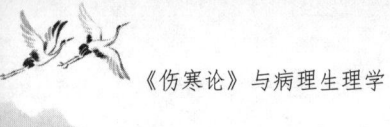

不安等症候，機體即將進入失血性休克狀態，這就不是附子瀉心湯的治療範疇了。

【原文】本以下之，故心下痞，與瀉心湯，痞不解，其人渴而口燥煩，小便不利者，五苓散主之。一方雲，忍之一日乃愈。（156）

【病理生理】本為太陽病，卻誤用了下法，導致了心下痞，給與瀉心湯後，痞證仍在。

"其人渴而口燥煩，小便不利"，說明誤用下法後損耗了體液，影響了血漿滲透壓，故渴而口燥煩，機體因此啟動神經—體液調節機制，通過增加抗利尿激素的分泌以維持內環境的動態平衡，同時，抗利尿激素的分泌增加也易導致水瀦留，故而小便不利，細胞外液因此增加易造成心下痞，故當用五苓散治療。

■ 生薑瀉心湯與腸鳴音亢進

【原文】傷寒汗出解之後，胃中不和，心下痞硬，乾噫食臭，脅下有水氣，腹中雷鳴，下利者，生薑瀉心湯主之。（157）

生薑瀉心湯方

生薑四兩（切）　甘草三兩（炙）　人參三兩　乾薑一兩　黃芩三兩　半夏半升（洗）　黃連一兩　大棗十二枚（擘）

上八味，以水一鬥，煮取六升，去滓再煎，取三升，溫服一升，日三服。附子瀉心湯，本雲加附子。半夏瀉心湯、甘草瀉心湯，同體別名耳。生薑瀉心湯，本雲理中人參黃芩湯去桂枝、术，加黃連並瀉肝法。

【病理生理】傷寒，汗出表解之後，出現了胃中不和，此為胃腸黏膜功能受損的症候。

胃黏膜功能受損，胃內容物排空障礙，胃內食物殘渣因此停留，胃因此擴張，除了造成消化延緩或不良，還會影響淋巴回流及組織液回流，故而出現心下痞硬，脅下有水氣；因為消化延緩或不良，滯留在胃的食物殘渣液化產生氣體，故而有噯氣口臭、腹脹、食欲不振等症。

腸黏膜功能受損，易導致吸收不良，腸腔內便會滯留沒有被吸收的物質，當腸蠕動開始增強時，腸管內滯留的氣體和液體隨之流動、激盪而產生響亮、高亢，甚者呈叮噹聲或金屬音，為腹中雷鳴，類似腸鳴音亢進的表現。

腸鳴音是指腸蠕動時，腸管內氣體和液體隨之流動而產生斷續的咕嚕聲。正常情況下，腸鳴音每分鐘4~5次，其頻率、聲響和音調變異較大，餐後頻繁而明顯。若腸蠕動增強時，腸鳴音達每分鐘10次以上，且響亮、高亢，甚至呈叮噹聲或金屬音，稱為腸鳴音亢進。隨著腸蠕動的增強而下利，為腹中雷鳴下利，所以此下利為機體除去腹穢的方式，為機體的防禦反應，與四逆湯證的亡陽下利完全不同，故當用生薑瀉心湯治療。

生薑瀉心湯的用藥思考：生薑可使胃腸節律及蠕動增加，與半夏合用可稀釋降解胃腸內容物以促進消化與吸收，與乾薑合用可增加胃腸血流以提高胃腸的消化與吸收功能；黃芩、黃連合用以提高胃腸黏膜抗炎抗損傷的能力；人參補充能量以助胃腸自我修復。

■ 甘草瀉心湯與克隆氏症

【原文】傷寒中風，醫反下之，其人下利，日數十行，穀不化，腹中雷鳴，心下痞硬而滿，乾嘔，心煩不得安。醫見心下痞，謂病不盡，復下之，其痞益甚，此非結熱，但以胃中虛，客氣上逆，故使硬也，甘草瀉心湯主之。（158）

甘草瀉心湯方

甘草四兩（炙） 黃芩三兩 乾薑三兩 半夏半升（洗） 大棗十二枚（擘） 黃連一兩

上六味，以水一斗，煮取六升，去滓，再煎取三升，溫服一升，日三服。

臣億等謹按：上生薑瀉心湯法，本云理中人參黃芩湯。今詳瀉心以療痞，痞氣因發陰而生，是半夏、生薑、甘草瀉心三方，皆本於理中也。其方必各有人參，今甘草瀉心中無者，脫落之也。又按《千金方》並《外臺秘要》，治傷寒䘌食，用此方皆有人參，知脫落無疑。

【病理生理】傷寒或者中風，當用發汗解表之法，反用了瀉下之法，患者每天腹瀉十幾次，大便中還可以看到沒有被消化的食物，說明病情有了進一步的發展，影響了胃腸的消化吸收功能。

因為腹瀉損耗了消化液，破壞了胃腸道屏障功能，使得胃腸道黏膜受損，導致消化吸收不良，故而還伴有心下痞硬而滿；腹中雷鳴，則再次說明機體的血管防禦應激能力尚強，還可以通過腸蠕動增加的方式排出腹穢；心煩不得安，則提示腹瀉後損耗了消化液，也影響了血容量，機體因此啟動了神經—體液調節機制，其中樞效應主要表現在心煩、焦慮、緊張、不安、失眠等，其外周效應表現在體表外周及胃腸血流減少，胃腸黏膜進一步損傷，消化吸收功能障礙更甚。醫者見心煩不得安、心下痞不解，以為仍有熱未解，又再次用了下法，進一步加重了胃腸黏膜的損傷，可造成應激性潰瘍。

胃是應激狀態下最為敏感的器官，情緒可抑制胃酸分泌和胃蠕動，緊張和焦慮可引起胃黏膜糜爛。對應激性潰瘍來說，胃黏膜屏障的損傷是一個非常重要的發病原因，任何影響胃壁血流的因素都會對胃黏膜上皮細胞的功能產生影響，削弱胃黏膜屏障。失液、失血、全身性感染等應激狀態，均能減少胃壁的血流，發生應激性潰瘍。

因為是應激性潰瘍，而不是消化性潰瘍，臨床表現以反酸為主，還會伴有不同程度的噁心、嘔吐、燒心、腹脹等症候，故曰"此非結熱，但以胃中虛，客氣上逆，故使硬也"，其硬為腸壁增厚、僵硬的表現，與西醫所講的克隆氏症有些類似。

克隆氏症是一種病因不明的消化道慢性炎症肉芽腫疾病，從口腔至肛門的各段消化道均可受累，多見於回腸末端和鄰近結腸，病灶多為腸道潰瘍，呈節段性或跳躍性分佈，病變累及消化道全層可致腸壁變厚、腸腔狹窄、腸道穿透，可侵犯腸系膜和局部淋巴結。克隆氏症可累及全身各個系統，除了腹瀉、腹痛、發熱、營養不良等典型症候外，還伴發一系列腸外表現，包括口腔潰瘍、脊柱關節炎、眼炎、皮膚損害、肝膽疾病等，女性還易發生外陰部的多發性潰瘍，稱為外陰克隆氏症。大部分外陰克隆氏症患者伴有回結腸炎或有腸切除史。

"其人下利，日數十行，穀不化，腹中雷鳴，心下痞硬而滿，乾嘔，心煩不得安者"，當用甘草瀉心湯治療。筆者認為，此種情況下的甘草瀉心湯證不適合加人參，加人參反而會增加胃腸內容物的濃度，提高腸腔滲透壓，不利於胃腸黏膜的吸收。所以，甘草瀉心湯中是否加人參取決於患者的具體情況。

甘草瀉心湯的用藥思考：炙甘草之所以加量，因為其有類糖皮質激素作用，能夠調節應激反應，能夠增加血容量及維持血液中葡萄糖的正常濃度，能夠保護並修復胃腸黏膜，能夠調節胃腸的蠕動以促進胃腸黏膜對水、電解質的吸收以止利。

生薑瀉心湯證與甘草瀉心湯證對比而言，生薑瀉心湯證，雖然其胃腸黏膜的功能受損，但其抗損傷能力較強，其形態結構還未損傷，不涉及應激性潰瘍，用生薑瀉心湯重在提高胃腸黏膜的消化吸收功能；甘草瀉心湯證，其胃腸黏膜的功能及形態均受損，並伴有血容量的不足，涉及應激性潰瘍，用甘草瀉心湯重在修復保護胃腸黏膜及補充血容量。

■ **赤石脂禹餘糧湯與大腸運動過度亢奮**

【原文】傷寒服湯藥，下利不止，心下痞硬。服瀉心湯已，復以他藥下之，利不止，醫以理中與之，利益甚。理中者，理中焦，此利在下焦，赤石脂禹餘糧湯主之；復不止者，當利其小便。(159)

赤石脂禹餘糧湯方

赤石脂一斤（碎） 太乙禹餘糧一斤（碎）

上二味，以水六升，煮取兩升，去滓，分溫三服。

【病理生理】太陽傷寒證，錯誤服用（瀉下的）湯藥後，出現下利不止、心下痞硬，接著服用（甘草）瀉心湯，仍不解，再次服用其他瀉下的藥，結果導致下利不止。

醫者判斷此下利當為中焦虛寒，或者說胃腸處於缺血缺氧狀態所導致的，於是給與了理中湯，以增加胃腸血流，促進胃腸的蠕動，結果導致下利不止更加嚴重。這說明此下利不是中焦虛寒，不是胃腸的缺血缺氧引起的，可能是下焦之大腸功能過度亢奮引起的，大腸運動過快，水分等腸道內容物來不及吸收，故而下利不止，當用赤石脂禹餘糧湯治療。

赤石脂禹餘糧湯的用藥思考：禹餘糧功與赤石脂相同，都有澀腸功效，都可以抑制大腸運動亢奮，禹餘糧之質重，直達下焦或直達大腸讓大腸"冷靜"下來，赤石脂之性溫使大腸舒張以延遲其內容物的停留時間，二者合用既可以抑制大腸運動過度亢奮，又可以幫助大腸充分吸收該吸收的水分等。

如果服用赤石脂禹餘糧湯後，仍然下利不止，還出現了小便不利，則說明隨著下利不止損耗了大量的體液，機體啟動了神經—體液調節機制，因此造成了水鈉瀦留及胃腸黏膜的缺血缺氧，當下的治療當先強心擴容以補充血容量，血容量恢復自然小便利。

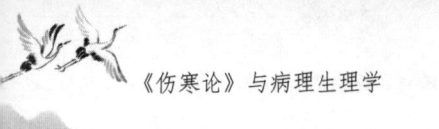

【原文】傷寒吐下後，發汗，虛煩，脈甚微，八九日心下痞硬，脅下痛，氣上衝咽喉，眩冒，經脈動惕者，久而成痿。（160）

【病理生理】此條文中描述的心下痞硬、脅下痛、氣上衝咽喉、眩冒，與十棗湯證類似，為無感染性體腔積液，也為漏出性體腔積液。

若體液積聚在體腔，沒有及時清除，必然會引起水、電解質的代謝紊亂，造成或低滲性或等滲性或高滲性脫水，繼而出現心動過速，或心律不齊，或肌肉抽搐，說明已經繼發低鉀血症或高鉀血症的肌無力或肌麻痺，故曰"經脈動惕者，久而成痿"。

■ 旋覆代赭湯與周圍神經性呃逆

【原文】傷寒發汗，若吐若下，解後心下痞硬，噫氣不除者，旋覆代赭湯主之。（161）

旋覆代赭湯方

旋覆花三兩　人參二兩　生薑五兩　代赭一兩　甘草三兩（炙）　半夏半升（洗）　大棗十二枚（擘）

上七味，以水一斗，煮取六升，去滓，再煎取三升，溫服一升，日三服。

【病理生理】太陽傷寒證，發汗後，又用了吐法，或者又用了下法，雖然表解，但因吐法或下法損耗了體液，影響了血容量，機體為了維持內環境的動態平衡，啟動了神經—體液調節機制，減少體表外周及腹腔內臟器官的血流以保證重要器官（心、腦）的血流。

腹腔內臟器官之胃腸血流減少，必然影響其消化吸收功能，胃腸內容物因此堆積。若十二指腸或空腸因為內容物的滯留而擴張，就會反射性抑制胃的運動，延緩胃排空，胃腔因此更加擴張，就會刺激迷走神經與膈神經，造成膈肌痙攣。膈肌痙攣除了影響局部靜脈回流及組織液回流導致心下痞硬外，還會引發呃逆。

呃逆是指膈肌受到刺激後，出現過分痙攣、抽動，患者會頻繁打嗝，而且打嗝一般都會有聲音，打嗝時很少伴有噯氣，而且打嗝並不受意識的控制。部分嚴重的患者，在夜間睡覺時，也會出現打嗝。

心下痞硬，噫氣不除者，與臨床周圍神經性呃逆類似。周圍神經性呃逆主要由迷走神經與膈神經受刺激所致，胃腸道、腹膜、胸膜、膈等部位發生病變是引起呃逆的主要原因。當用旋覆代赭湯治療。

旋覆代赭湯的用藥思考：旋覆花、代赭石均有降逆的功用，旋覆花除了能夠鬆弛痙攣的膈肌外，還能在半夏的輔助下增加胃酸和膽汁等消化液的分泌以幫助消化；代赭石除了能抑制腸胃反射外，還能在生薑的幫助下把積聚在十二指腸和空腸的內容物分解轉化以促進吸收。

【原文】下後，不可更行桂枝湯，若汗出而喘，無大熱者，可與麻黃杏仁甘草石膏湯。（162）

【病理生理】此條文解釋可參考63條。

■ 桂枝人參湯與胃腸動力下降

【原文】太陽病，外證未除，而數下之，遂協熱而利，利下不止，心下痞硬，表裡不解者，桂枝人參湯主之。（163）

桂枝人參湯方

桂枝四兩（別切）　甘草四兩（炙）　白朮三兩　人參三兩　乾薑三兩

上五味，以水九升，先煮四味，取五升，內桂，更煮取三升，去滓，溫服一升，日再、夜一服。

【病理生理】太陽病，仍有表證，反而多次用了瀉下法，結果導致發熱、腹瀉，這說明機體仍然有一定的抗損傷能力，通過交感神經興奮升高體溫以抗敵，此時胃腸血流相對減少，胃腸功能相對下降。若胃腸黏膜持續處於缺血缺氧狀態，胃腸動力受到抑制，就會嚴重影響胃腸的消化吸收功能，造成腹瀉不止，繼而影響正常的淋巴、靜脈回流，導致心下痞硬。這種情況下，當用桂枝人參湯治療。

桂枝人參湯的用藥思考：桂枝、乾薑合用快速增加外周及胃腸血流以表裡雙解；人參提供能量並輔助修復損傷的胃腸黏膜；白朮增強胃腸的動力以促進淋巴、靜脈回流；炙甘草調和諸藥並保護、修復胃黏膜。

桂枝人參湯證的下利與生薑瀉心湯證、甘草瀉心湯證的下利性質不同：生薑瀉心湯證、甘草瀉心湯證的下利伴有腹中雷鳴，腹中雷鳴為腸蠕動亢進的表現，一方面說明胃腸的蠕動能力尚強，另一方面說明其下利為機體排出腹穢的防禦反應；桂枝人參湯證的下利並不伴有腹中雷鳴，說明其胃腸血流減少，胃腸動力下降，胃腸黏膜處於缺血缺氧狀態，除了其形態結構受損傷外，還因為小腸運動過慢，細菌過度生長，細菌分解結合膽鹽，繼而失去形成微膠粒的能力，妨礙脂肪等食物的消化和吸收，從而引起腹瀉。

【原文】傷寒大下後，復發汗，心下痞，惡寒者，表未解也，不可攻痞，當先解表，表解乃可攻痞，解表宜桂枝湯，攻痞宜大黃黃連瀉心湯。(164)

【病理生理】太陽傷寒，誤用了下法之後表證不解，又用了汗法，若出現心下痞，且伴有發熱、惡寒等表證，當先解表，表解後才能治療心下痞。解表可酌情給與桂枝湯，攻痞可酌情給與大黃黃連瀉心湯等。

【原文】傷寒發熱，汗出不解，心下痞硬，嘔吐而下利者，大柴胡湯主之。(165)

【病理生理】傷寒發熱，汗出後表不解，說明病情可能有了進一步變化。"心下痞硬、嘔吐而下利"，說明目前病已進入半表半裡之間，機體因此啟動了血管防禦應激機制。

在這個過程中，膽囊及胃腸平滑肌處於收縮狀態，既不利於胃排空，也不利於膽汁的排放，膽囊內滯留的膽汁濃縮形成膽酸鹽，刺激膽囊黏膜引起化學性膽囊炎，與此同時膽汁滯留使膽囊內壓力不斷增高，膨脹的膽囊首先影響膽囊壁的靜脈和淋巴回流，故而心下痞硬。

膽汁的滯留不但會引發急性膽囊炎，出現右上腹痛、噁心、嘔吐與發熱等症，還可造成脂肪瀉。由於膽汁滯留，膽汁成分改變，致使腸腔內的膽酸濃度顯著降低，從而影響脂肪水解和脂肪酸分解的消化作用，迫使脂肪從大便排出，發生脂肪瀉。典型脂肪瀉的糞便色淡，量多，呈油脂狀或泡沫狀，常浮於水面，多具惡臭。

此心下痞硬、嘔吐而下利並伴有發熱、汗出不解，類似臨床急性膽囊炎發作時的表現，故仍當用大柴胡湯治療。

■ 瓜蒂散與呼吸道黏痰

【原文】病如桂枝證，頭不痛，項不強，寸脈微浮，胸中痞硬，氣上衝咽喉不得息者，此為胸有寒也。當吐之，宜瓜蒂散。(166)

瓜蒂散方

瓜蒂一分（熬黃）　赤小豆一分

上二味，各別搗篩為散已，合治之，取一錢匕，以香豉一合，用熱湯七合，煮作稀糜，去滓，取汁和散，溫頓服之。不吐者，少少加，得快吐乃止。諸亡血虛家，不可與瓜蒂散。

【病理生理】"病如桂枝證"，病是由外而來，但頭不痛、項不強；寸脈微浮、胸中痞硬、氣上衝咽喉不得息，說明外來致病因素直接影響了呼吸道的功能。

當人體吸入外來刺激性氣體、塵埃、致病菌、病毒等，上呼吸道就會增加分泌，痰量因此增加，而痰的性質也會發生變化，可以由黏痰變成頑痰。如果痰在呼吸道沒有及時排出，就會導致呼氣不暢、呼吸困難，"此為胸有寒也"，進一步說明外來致病因素入侵呼吸道，不但呼吸道黏液分泌增加，呼吸道氣管平滑肌也因此收縮而使氣道變窄，所以呼吸道痰液的阻塞較為嚴重，當用吐法一吐為快，故用瓜蒂散。

注意："諸亡血虛家"，也就是失液、失血的情況或者說有效迴圈血量不足的患者，不可與瓜蒂散。

【原文】病脅下素有痞，連在臍旁，痛引少腹，入陰筋者，此名臟結，死。（167）

【病理生理】這段文字說明了體腔積液的性質。腹腔積液，若為滲出性，說明機體抗損傷的能力較強，則為結胸。若為漏出性，如肝硬化腹水，為肝臟功能結構受損引起的腹水，則為臟結，很難治癒。

【原文】傷寒若吐、若下後，七八日不解，熱結在裡，表裡俱熱，時時惡風，大渴，舌上乾而燥，欲飲水數升者，白虎加人參湯主之。（167）

【病理生理】"舌上乾而燥"，有版本寫為"舌上乾燥而煩"，意思相近。

太陽傷寒，誤用了吐法和下法，一段時間後，不但表邪未解，還大量損耗了體液，影響了機體的散熱機制，致使血溫維持在一定的高度，造成機體被動性體溫升高。被動性體溫升高，是體溫調定點不變，體內的熱量因為外界環境溫度過高或者散熱障礙而來不及散掉，熱量在體內堆積而使體溫升高，為機體過熱的表現。炎熱的夏季、室內溫度過高、體液的損耗等均可導致過熱，故曰熱結在裡，表裡俱熱。

"熱結在裡，表裡俱熱"，可進一步損耗體液，導致水、電解質代謝紊亂，口渴飲水不解、舌上乾而燥（而煩），均為高滲性脫水的特徵性表現，細胞外液滲透壓增高，刺激了口渴中樞，故而口渴；細胞外液高滲，

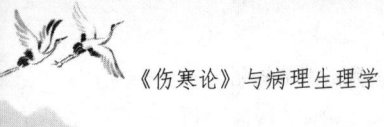

細胞內的水向細胞外轉移，可引起細胞脫水，中樞神經系統功能障礙最先表現，故而煩躁。同時，由於體液容量減少，唾液分泌減少，故而舌上乾燥。隨著體液的損耗，有效迴圈血量受到影響，機體為了自保，啟動神經—體液調節機制，通過減少體表外周及腹腔內臟血流以保證重要臟腑心、腦的供血，故而時時惡風。這同時也說明機體的代償機制尚強，也是熱極化寒的緣由。

因為涉及水、電解質代謝紊亂，所以單單通過喝水的方式是不能補充電解質及血容量的，故曰大渴，欲飲水數升者，當首選白虎加人參湯治療。

白虎加人參湯的用藥思考：知母、石膏合用可以直接降血溫，並減少體液的損耗；粳米湯可快速補充葡萄糖以稀釋並降低血漿滲透壓；人參、甘草合用，可直接補充細胞所損耗的能量，並促進其恢復。本條解釋可參考26條。

【原文】傷寒無大熱，口燥渴，心煩，背微惡寒者，白虎加人參湯主之。（169）

【病理生理】傷寒，機體因產熱功能異常或過高，損耗了物質能量和體液，造成水、電解質代謝紊亂，導致有效迴圈血量的下降，機體因此啟動神經—體液調節機制，出現無大熱、口燥渴、心煩、背微惡寒，當用白虎加人參湯。可參考26條和168條。

【原文】傷寒脈浮，發熱無汗，其表不解，不可與白虎湯；渴欲飲水，無表證者，白虎加人參湯主之。（170）

【病理生理】傷寒脈浮、發熱無汗，若仍有惡寒，說明機體處於發熱時相的體溫上升期，為機體主動性體溫升高的表現，故不可給與白虎湯。

因為白虎湯證為皮膚血管擴張、體表血流增加，皮溫血溫偏高的狀態，當屬散熱障礙，為機體被動性體溫升高的表現。口渴欲飲水，說明病情進一步發展，機體處於體液損耗的狀態，同時伴有大汗、大渴、大煩的症候，為熱結在裡，且無發熱、無汗、惡寒的表證，故應給與白虎加人參湯治療。

【原文】太陽少陽並病，心下硬，頸項強而眩者，當刺大椎、肺俞、肝俞，慎勿下之。（171）

【病理生理】此條講了心下痞硬、頸項強而眩者的針灸治療方法，同時說明此種情況不可用瀉下之法。只有心下滿硬而痛的結胸證，才可用瀉下之法。

■ 黃芩湯、黃芩加半夏生薑湯與腸痙攣

【原文】太陽與少陽合病，自下利者，與黃芩湯；若嘔者，黃芩加半夏生薑湯主之。（172）

黃芩湯方

黃芩三兩　芍藥二兩　甘草二兩（炙）　大棗十二枚（擘）

上四味，以水一斗，煮取三升，去滓，溫服一升，日再、夜一服。

黃芩加半夏生薑湯方

黃芩三兩　芍藥二兩　甘草二兩（炙）　大棗十二枚（擘）　半夏半升（洗）　生薑一兩半（一方三兩，切）

上六味，以水一斗，煮取三升，去滓，溫服一升，日再、夜一服。

【病理生理】太陽為病在表，說明病從外來；少陽為病在半表半裡，說明組織器官的形態結構並未受損；太陽少陽合病，病邪由表進入半表半裡之間，機體就會啟動血管防禦應激機制以達到抗損傷的目的。

若腹腔內臟器官胃腸血管平滑肌因此強烈收縮，導致胃腸道蠕動紊亂，使胃腸內容物沒有充分的時間被吸收，就會出現突然發作的陣發性腹痛，可伴有嘔吐，可隨排氣或腹瀉而終止的臨床症候。故此"自下利"，為機體防禦機制較強的表現，當給與黃芩湯；若嘔者，當給與黃芩加半夏生薑湯。

黃芩湯及黃芩加半夏生薑湯的用藥思考：黃芩與芍藥、炙甘草合用，可以舒張胃腸血管平滑肌，減慢胃腸蠕動，可止痛、解痙、抗炎；半夏則可稀釋降解胃內容物，促進胃排空。

黃芩湯證、黃芩加半夏生薑湯證與腸痙攣類似。腸痙攣又稱腸絞痛，只是一種症候而非疾病。腸痙攣是由於腸壁平滑肌強烈收縮而引起的陣發性腹痛，是小兒急性腹痛中最常見的情況。臨床表現為突然發作的陣發性腹痛，部位以臍周為主，疼痛輕重不等，反覆發作，可自愈。緩解時腹軟、無包塊、無壓痛及其他病理體徵。在小嬰兒，可從哭吵的程度和強度瞭解是否存在腸痙攣：主要表現為持續、難以安撫的哭鬧不安，哭時面部潮紅、腹部脹而緊張、雙腿向上蜷起，發作可因患兒排氣或排便而終止。

黃連湯與消化性潰瘍

【原文】傷寒胸中有熱，胃中有邪氣，腹中痛，欲嘔吐者，黃連湯主之。（173）

黃連湯方

黃連三兩　甘草三兩（炙）　乾薑三兩　桂枝三兩（去皮）　人參二兩　半夏半升（洗）　大棗十二枚（擘）

上七味，以水一斗，煮取六升，去滓，溫服，晝三，夜二。疑非仲景方。

【病理生理】太陽傷寒證，一方面說明病從外而來，另一方面說明機體處於體溫上升期，交感神經因此興奮，通過減少體表外周及內臟器官的血流以產熱。在這個過程中，若胃腸的血流持續減少，胃腸的防禦功能就會下降，胃腸黏膜就會受到損傷，機體就會啟動血管防禦應激反應，通過增加糖皮質激素的分泌以抗炎抗損傷，但時間久了，隨著胃中的鹽酸、胃蛋白酶的分泌增加及胃黏液的合成分泌減少，反而進一步削弱黏膜屏障，導致氫離子在黏膜內積聚，又因為黏膜血流減少，不能及時將胃酸運走，可直接造成消化性胃潰瘍。

消化性潰瘍，指胃腸道黏膜被胃酸或胃蛋白酶自身消化而引起的潰瘍，常由感染、長期服用非甾體類抗炎藥、應激等因素引起，可發生於食管、胃、十二指腸、胃—空腸吻合口附近，其中最常見的包括胃潰瘍和十二指腸潰瘍。消化性潰瘍的典型症候是中上腹痛和反酸，呈週期性和節律性發作。還可伴有唾液分泌增多、燒心、反胃、噯酸、噯氣、噁心、嘔吐等其他消化道非特異性症候。

週期性上腹疼痛呈反覆週期性發作，為此種潰瘍的特徵之一，尤以十二指腸潰瘍更為突出。中上腹疼痛發作可持續幾天、幾周或更長，繼以較長時間的緩解。全年都可發作，但以春、秋季節發作者多見。

節律性潰瘍疼痛與飲食之間的關係具有明顯的相關性和節律性。在一天中，早晨3點至早餐的一段時間，胃酸分泌最低，故在此時間內很少發生疼痛。十二指腸潰瘍的疼痛好在兩餐之間發生，持續不減直至下餐進食或服制酸藥物後緩解。一部分十二指腸潰瘍患者，由於夜間的胃酸較高，尤其在睡前曾進餐者，可發生半夜疼痛。胃潰瘍疼痛的發生較不規則，常在餐後1小時內發生，經1~2小時後逐漸緩解，直至下餐進食後再復出現上述節律。

"傷寒，胸中有熱，胃中有邪氣，腹中痛，欲嘔吐者"，詳細說明了機體在血管防禦應激反應的過程中，由於胃腸血流的減少，可使食管、胃、十二指腸等均受病，比如長期胃動力不足、胃排空延遲、胃內高壓，會導致食管下括約肌結構受損，造成胃食管反流病。

胃食管反流病的發病是抗反流防禦機制下降和反流物對食管黏膜攻擊作用的結果，食管黏膜因此損傷而發生食管潰瘍，主要症候包括胸口灼熱感、打嗝、噁心、嘔吐、胸口悶痛，以及胃酸逆流。又如長期胃動力不足、胃排空延緩所致胃酸分泌增加，可直接損傷胃—十二指腸黏膜，造成胃—十二指腸潰瘍，除了引起腹痛外，也會有燒心、泛酸、上腹脹、噁心等症。此證當用黃連湯治療。

黃連湯的用藥思考：乾薑、桂枝合用，意在增強心肌收縮力，增加胃腸血流，以提高胃腸動力；黃連、炙甘草合用，意在抗炎、抗損傷並保護受損的黏膜；半夏、生薑合用，意在促進胃腸消化功能，促進胃排空；人參、大棗合用，意在斂津且提供能量以助修復。

甘草瀉心湯證與黃連湯證有類似之處，均有消化道潰瘍的發生，所不同的是甘草瀉心湯證為應激性潰瘍的初始階段，其胃腸蠕動能力尚強，故有腸鳴音亢進的表現，腹中雷鳴而下利，其主要症候以心下痞、腹脹滿為主；黃連湯證為消化性潰瘍，為應激性潰瘍的末期發展結果，其胃腸動力較弱，主要症候以腹中痛為主。甘草瀉心湯與黃連湯僅有一味藥之差，黃連湯之所以用桂枝易黃芩，是因為黃芩可抑制胃腸道血管平滑肌的興奮，減弱胃腸動力，不利於本身存在胃腸動力不足的黃連湯證；而桂枝與乾薑合用，可增強胃腸血流，可增加胃腸動力。

■ 桂枝附子湯與筋膜炎

【原文】傷寒八九日，風濕相搏，身體疼煩，不能自轉側，不嘔、不渴，脈浮虛而濇者，桂枝附子湯主之。（174-1）

桂枝附子湯方

桂枝四兩（去皮）　附子三枚（炮，去皮，破）　生薑三兩（切）　大棗十二枚（擘）　甘草二兩（炙）

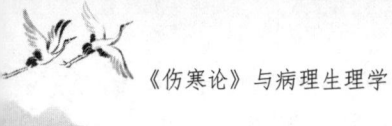

上五味，以水六升，煮取二升，去滓，分溫三服。

【病理生理】傷寒八九日，說明太陽傷寒證持續了一段時間，因為外周血流持續減少及骨骼肌持續收縮，不但增加了骨骼肌的運動負荷，還影響了骨骼肌的正常功能。

骨骼肌是由肌腹和肌腱組成，一般跨越關節的兩段，所以骨骼肌收縮和舒展可以引起關節的活動；骨骼肌由肌纖維組成，每個肌纖維外面有一個外膜，外膜中有神經、血管、淋巴。若骨骼肌長期處於一種收縮的狀態，骨骼肌收縮產生的牽拉力，不但可直接影響骨骼和身體其他部位的運動，還可以導致疼痛及淋巴回流障礙等，故而出現"身體疼煩，不能自轉側"。

"風濕相搏"，"風"可理解為機體的自身調節機制，其試圖通過擴張外周血管以清除外來致病因素，"濕"則可理解為骨骼肌周圍的靜脈、組織液或淋巴回流受阻的狀態。"不嘔、不渴"，則進一步說明病邪並未入裡，外來致病因素仍在表在肌肉。

一般來說，人體中有600多塊骨骼肌，骨骼肌包括肌腱和肌腹兩個部分，肌腱就是老百姓所說的筋，肌腱在近端和肌腹相連接，遠端附著在骨骼的骨突部位，通過拉力的傳導，能夠使人體做出相應的動作，因此肌腱對於人體的運動系統是非常重要的。肌腹是老百姓俗稱的肌肉，是肌肉能收縮的部分，主要由骨骼肌肌纖維組成，多數骨骼肌直接或通過肌腱間接附著於骨、軟骨、韌帶或筋膜，也可同時附著於以上某些結構。另外，還有一些骨骼肌附著於器官（例如眼球）、皮膚（例如面肌）和黏膜（舌內肌），面部中風就與骨骼肌的強烈收縮有關，可用葛根湯或桂枝葛根湯等治療。

骨骼肌的持續收縮導致骨骼和身體其他部位的運動受限，臨床上筋膜炎、五十肩、網球肘等與骨骼肌相關的疾病，若符合此症，遇寒加重，均可用桂枝附子湯。

桂枝附子湯的用藥思考：桂枝、炮附子合用，可快速產熱，可快速增加骨骼肌血流，骨骼肌得到足夠的熱量和能量，其功能自然恢復正常。之所以不用芍藥，是因為芍藥可收縮血管平滑肌，可牽制桂枝、炮附子快速擴張血管平滑肌的功用。

■ 去桂加白朮（白朮附子）湯與骨骼肌運動受限的相關疾病

【原文】若其人大便硬，小便自利者，去桂加白朮湯主之。（174-2）

去桂加白朮湯方

附子三枚（炮，去皮，破） 白朮四兩 生薑三兩（切） 甘草二兩（炙） 大棗十二枚（擘）

上五味，以水六升，煮取二升，去滓，分溫三服。初一服，其人身如痺，半日許複服之，三服都盡，其人如冒狀，勿怪，此以附子、朮並走皮內，逐水氣未得除，故使之耳。法當加桂四兩，此本一方二法。以大便硬，小便自利，去桂也；以大便不硬，小便不利，當加桂。附子三枚恐多也，虛弱家及產婦宜減服之。

【病理生理】此接上條。若其人外有身體疼煩、不能自轉側，內有大便硬、小便自利，則說明太陽傷寒證持續了一段時間後，不但影響了骨骼肌的功能，還影響了胃腸的功能，使胃腸血管平滑肌及相關括約肌長期處於收縮或緊張狀態，從而延緩了胃腸排空時間。

若腸內容物滯留在腸道的時間延長了，水液會被過度吸收入血，血液因此被稀釋，機體為了防止出現稀釋性低鈉血症，防止細胞外液增多而出現水瀦留，就會首先抑制抗利尿激素的分泌以維持正常的血漿滲透壓，故而小便自利；同時，水液被過度吸收後的殘渣滯留在結腸，必會造成大便硬。此時的治療當用去桂加白朮湯，也就是在桂枝附子湯的基礎上去桂加白朮。

去桂加白朮湯的用藥思考：桂枝有擴張外周及腹腔內臟器官血管平滑肌的功用，包括增加腎臟的血流，對於大便硬、小便自利的患者來說，腎血流量本身已經處於相對增多的狀態，若再用桂枝恐致脫水及增加腎臟的負荷，所以去掉桂枝；白朮，性溫味苦甘，可增強肌肉的動力，包括胃腸的動力，可減少腸內容物在腸道停留的時間，促進組織液、靜脈及淋巴回流，所以加白朮；炮附子可促進腎上腺素的分泌，直接增加骨骼肌的血流以增強骨骼肌的功能。

■ 甘草附子湯與風濕性關節炎（滑膜炎）

【原文】風濕相搏，骨節煩疼，掣痛不得屈伸，近之則痛劇，汗出短

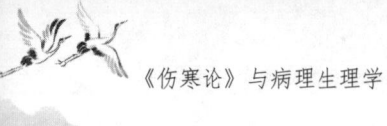

氣，小便不利，惡風不欲去衣，或身微腫者，甘草附子湯主之。（175）

甘草附子湯方

甘草二兩（炙）　附子二枚（炮，去皮，破）　白朮二兩　桂枝四兩（去皮）

上四味，以水六升，煮取三升，去滓，溫服一升，日三服。初服得微汗則解，能食、汗止、複煩者，將服五合，恐一升多者，宜服六七合為始。

【病理生理】若骨骼肌的正常功能因寒受到抑制，也會直接影響骨關節的正常活動。骨骼肌收縮產生的牽拉力，不但可直接影響骨骼和關節的運動，還可以導致靜脈、組織液及淋巴回流障礙，造成關節周圍軟組織腫脹、關節液增多等，若因此產生關節積液（關節積液可以分為膝關節積液、踝關節積液、髖關節積液、腕關節積液等，其中以膝關節積液最為多見），就會引起相關的關節腫脹、疼痛、活動障礙等症候，故而出現"骨節煩疼，掣痛不得屈伸，近之則痛劇"。

"汗出短氣，小便不利，惡風不欲去衣，或身微腫"，說明了關節積液形成的原因：外寒為誘因，骨骼肌因此收縮戰慄，影響了其正常的活動；"汗出短氣"為太陽中風證的表現，也是機體祛寒外出的防禦反應；"小便不利""或身微腫"，均為水瀦留的表現，因為骨骼肌的運動受限阻礙了組織液、淋巴回流，影響了血容量，機體啟動了神經—體液調節機制，通過增加抗利尿激素的分泌以促進水的重吸收，來達到自身輸液的目的，因此降低了血漿滲透壓，進一步影響組織液、淋巴的回流；"惡風不欲去衣"，則說明機體目前產熱能力不足，沒有足夠的熱能增強心肌收縮力，以促進血液迴圈，以加強組織液、淋巴回流，祛邪外出，因此導致風濕相搏，繼而形成關節積液、關節腫痛。故當用甘草附子湯治療。

甘草附子湯的用藥思考：桂枝、炮附子合用意在增加熱能、增強心肌收縮力以改善周身血液迴圈，以祛風寒而解表，加白朮意在增強骨骼肌的動力以促進關節積液的迴圈，清除積液以化濕。

甘草附子湯證與臨床風濕性關節炎或滑膜炎有些類似，風濕性關節炎或滑膜炎為無菌性炎症，多發於冬春陰雨季節，寒冷和潮濕是重要的誘因，典型表現為遊走性、多發性大關節炎，以膝關節、踝關節、肩關節、腕關節等受累為主，局部可出現紅、腫、熱、劇痛或壓痛等，有時有滲出，但無化膿現象。關節疼痛很少持續1個月以上，通常兩周內消退，緩解後常無明顯關節變性，但容易反復。

■ 白虎湯與散熱障礙

【原文】傷寒脈浮滑，此以表有熱，裡有寒，白虎湯主之。（176）

【病理生理】傷寒，提示病從表來。脈浮滑，則提示機體周身血管目前處於充血狀態，體表血流增加，體表的溫度相對比較高，此為表有熱，當為發熱時相的體溫下降期，此時體溫調定點恢復到正常水準，血溫反高於體溫調定點，為表有熱，裡有寒也，這是什麼原因造成的呢？

機體在體溫調節的過程中，出現了散熱障礙，在體溫下降期，由於大量汗液的流失或本身存在津液不足等情況影響了散熱機制，血液中的熱量不得隨水分蒸發，繼而血溫持續升高。或者外界溫度過高或濕度偏大，因通風不好或者機體來不及散熱，皮溫高於或接近血溫，體內產生的熱量無法散出，也屬散熱障礙。

再有就是外來的致病菌毒性強，機體持續高代謝率狀態，致使產熱過度，引發炎症，屬產熱調節失調。另外，具有過敏體質的人，因為先天免疫功能異常，在對抗外來致病因素時，易發生過敏反應，引起毛細血管擴張、血管壁通透性增強、腺體分泌增多等，也易造成血溫偏高的局面。

還需要注意的是，如果機體持續處於血溫高的狀態，可直接影響大腦（中樞神經系統對熱最為敏感）和內臟（特別是肝臟、肺臟，因為肝臟是產熱的主要器官，肺臟是散熱的主要器官）的功能，如小兒高熱驚厥，腦膜炎、肺炎等，嚴重時會導致體克。當務之急，當給與白虎湯治療。

麻杏甘石湯與白虎湯的用藥方向不同：麻杏甘石湯重在降皮溫以散熱，白虎湯重在降血溫以清熱。可參考219條。

■ 炙甘草湯與心動過速

【原文】傷寒脈結代，心動悸，炙甘草湯主之。（177）

炙甘草湯方

甘草四兩（炙）　生薑三兩（切）　人參二兩　生地一斤　桂枝三兩（去皮）　阿膠二兩　麥門冬半升（去心）　麻仁半升　大棗三十枚（擘）

上九味，以清酒七升，水八升，先煮八味，取三升，去滓，內膠烊消

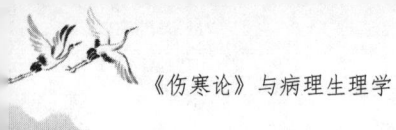

盡，溫服一升，日三服。一名複脈湯。

【病理生理】傷寒，指病從外來，寒冷為應激源，機體因而啟動應急調節機制，交感—腎上腺髓質系統興奮，兒茶酚胺類激素分泌增加。

在應急的過程中，如果交感神經持續興奮，兒茶酚胺分泌持續增加，就會提高心肌耗氧量。一般情況下，體溫每升高 1℃，心率平均增加 18 次/分，在一定範圍內，心率加快可增加心排血量以滿足組織的代謝需要，具有代償意義。但是，心率過快，心肌耗氧量因此增加，心排血量反而下降（脈代的由來），易引起心肌缺血。對於心肌有勞損或潛在病灶的患者，心動過速易誘發心律不齊（心動悸的由來），甚者導致心力衰竭。

另外，交感神經持續興奮，還會增強機體代謝率，增加能量消耗，使機體處於分解代謝大於合成代謝的狀態。持續分泌的兒茶酚胺使血小板數目增多、黏附聚集性增強，也可使白細胞及纖維蛋白原濃度升高，使血液黏滯度增加，影響正常的血液迴圈（脈結的由來），促進血栓形成，這也是冠心病患者受寒後容易出現心肌梗死的原因。

綜合分析，傷寒，脈結代（脈結，凝聚、凝結，為血液迴圈不暢的表現；脈代，停留、停歇，為心排血量不足的表現），心動悸（為心動過速或心律不齊的表現），當為機體長期應激過程中的防禦反應。

相較而言，應急反應為短期應激反應，主要表現為藍斑—交感—腎上腺髓質系統的興奮，而應激反應則為長期應激反應，除以上所說的系統興奮外，下丘腦—垂體—腎上腺皮質系統也會興奮，其目的是影響藍斑—交感—腎上腺髓質系統的興奮。

若機體本身存在腎上腺皮質激素分泌不足的情況，尤其是糖皮質激素（即皮質醇）的分泌不足，或者說長期應激反應導致糖皮質激素分泌下降，則會直接影響藍斑—交感—腎上腺髓質系統的興奮，繼而對兒茶酚胺"允許"作用減弱，減少兒茶酚胺對心血管的調節作用，所以心排血量反而減少。減弱血管對兒茶酚胺的反應性，隨著外周阻力的下降，不但影響靜脈回流，使血液迴圈持續不暢，還易導致低血壓。降低兒茶酚胺的能量儲備作用，可使肝糖原耗竭及對胰島素敏感性增加，不耐饑餓而出現低血糖等。所以治療當加強糖皮質激素作用，當促進機體的應激防禦能力，當增強機體的能量貯備，故炙甘草湯為首選。

炙甘草湯的用藥思考：炙甘草有類糖皮質激素作用，與桂枝合用可提高心肌收縮力、增加心排血量，可增加冠脈血流以快速改善心肌缺血；人參、生地黃、麥冬、阿膠、紅棗可及時補充機體所需的能量，以增強能量儲備；麻子仁有潤滑血管平滑肌、刺激血管平滑肌蠕動的作用，可促進血液迴圈；生薑，增強胃腸的蠕動，促進胃腸的消化吸收功能；加清酒煮藥，可助藥汁快速吸收入血。

【原文】脈按之來緩，時而一止複來者，名曰結；又脈來動而中止，更來小數，中有還者反動，名曰結，陰也；脈來動而中止，不能自還，因而複動者，名曰代，陰也。得此脈者，必難治。（178）

【病理生理】這一條強調了脈象與心血管系統的關係，一旦出現結代脈，則提示心血管系統已然出現問題，比較難治。

陽明病與水、電解質紊亂

辨陽明病脈證并治

【原文】問曰：病有太陽陽明，有正陽陽明，有少陽陽明，何謂也？答曰：太陽陽明者，脾約是也；正陽陽明者，胃家實是也；少陽陽明者，發汗利小便已，胃中燥煩實，大便難是也。（179）

陽明之為病，胃家實是也。（180）

【病理生理】這兩個條文描述了陽明病的基本病理生理過程及典型的臨床表現。

陽明病的典型臨床表現為胃腸內容物燥結阻塞引起的大便難、不大便，也就是說，陽明病可導致胃腸功能障礙。

陽明病的基本病理生理過程涉及太陽陽明、正陽陽明、少陽陽明，也就是說太陽病、少陽病、陽明病均可造成大便難、不大便的狀態。

太陽陽明者，其病理生理過程與機體的體溫調節機制密切相關。病從外來，機體首先通過體溫調節機制來防禦驅敵。當機體進入體溫下降期，皮膚外周血流及汗腺分泌相對增加，體液損耗相對增加，胃腸消化液分泌相對減少，胃腸內容物因此排空延遲，繼而出現大便難，此為消化系統功能因體溫調節機制而受到約束，故為脾約是也。

正陽陽明者，其病理生理過程與機體的體液大量損耗後引起的水、電解質代謝紊亂有關，涉及脫水、鉀代謝紊亂、腸梗阻等。為病已入裡，直接影響胃腸的消化吸收功能，導致胃腸本身的功能障礙，造成胃家實也。

少陽陽明者，其病理生理過程與機體的應激反應密切相關。發汗、利小便之後，影響了血容量，機體為了自保，因而啟動了應激反應，使血液重新分佈以保證重要器官心、腦等的供血，在這個過程中，腹腔內臟器官如胃腸血流減少、膽汁分泌下降，食物、殘渣、膽汁等在胃腸道、膽管滯留而導致大便難。

【原文】問曰：何緣得陽明病？答曰：太陽病，若發汗，若下，若利

小便，此亡津液，胃中乾燥，因轉屬陽明，不更衣，內實，大便難者，此名陽明也。（181）

【病理生理】此條解答了為什麼會得陽明病。

本為太陽病，用了汗法、下法或利小便後，大量損耗了體液，造成水、電解質代謝紊亂，胃腸內容物因而燥結，發展為陽明病。陽明病的典型表現就是不大便、胃腸中有實物燥結、大便難以排出，類似臨床腸梗阻。

【原文】問曰：陽明病，外證雲何？答曰：身熱，汗自出，不惡寒，反惡熱也。（182）

【病理生理】此條描述了陽明病的臨床症候。

"身熱，汗自出，不惡寒，反惡熱"，為機體出現散熱機制障礙的表現，也是大量損耗體液或脫水的表現。因為汗液為低滲液，若大量丟失，易導致脫水熱或高滲性脫水等。

【原文】問曰：病有得之一日，不發熱而惡寒者，何也？答曰：雖得之一日，惡寒將自罷，即自汗出而惡熱也。（183）

【病理生理】此條解釋了陽明病剛開始時有不發熱而怕冷的情況。

陽明病外證，身熱、汗自出，剛開始機體仍可以通過出汗的方式散熱，繼而體溫下降，故不發熱，皮溫亦隨之下降，此時的皮溫低於血溫，又會形成一個冷刺激，因而不發熱而惡寒。隨著體液大量消耗，機體會出現散熱障礙，導致水、電解質代謝紊亂，故而"惡寒將自罷，即自汗出而惡熱也"。從惡寒到惡熱，這個過渡很快，因為機體本身存在體液的消耗。

【原文】問曰：惡寒何故自罷？答曰：陽明居中主土也，萬物所歸，無所複傳，始雖惡寒，二日自止，此為陽明病也。（184）

【病理生理】問曰：為什麼惡寒怕冷的情況會很快自己改善？答曰：陽明居中，主土，萬物的生長收藏皆在土中運化。消化道位於人體的中央，水穀精微皆在消化道進行運化和吸收，並通過血液迴圈以滋養各個組織器官，所以陽明病可以直接影響組織器官的功能。疾病一旦涉及陽明，就意味著水、電解質代謝紊亂的情況出現。已經不可能通過體溫調節機制來改善，故而陽明病雖然最初有惡寒，但很快便會自汗出、惡熱，此為陽明病的特點。

【原文】本太陽，初得病時，發其汗，汗先出不徹，因轉屬陽明

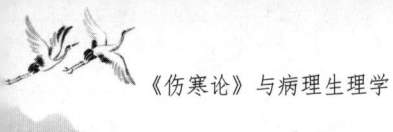

也。傷寒，發熱，無汗，嘔不能食，而反汗出濈濈然者，是轉屬陽明也。（185）

【病理生理】太陽病初得病時，當發汗解表，但汗出之後並沒有退熱，反而出現自汗出、身熱、不惡寒等症候，說明機體已經出現體液大量損耗的情況，病情更進一步發展為陽明病。

"傷寒，發熱，無汗，嘔不能食"，為太陽陽明合病，"不下利但嘔者"，本為葛根加半夏湯證，但因為嘔吐損耗了大量的體液，又因為不能食而沒有及時補充損耗的水分，所以造成水、電解質的代謝紊亂。"而反汗出濈濈然者"，為身熱、自汗出且惡熱的表現，說明病情進一步發展為陽明病。

【原文】傷寒三日，陽明脈大。（186）

【病理生理】這一條說明太陽傷寒持續一段時間或誤治後，可發展為陽明病，陽明病的脈象特點是洪大。

【原文】傷寒脈浮而緩，手足自溫者，是為系在太陰。太陰者，身當發黃。若小便自利者，不能發黃，至七八日，大便硬者，為陽明病也。（187）

【病理生理】太陽傷寒，既可以發展為太陰病（涉及缺血），也可以發展為陽明病（涉及脫水）。

"傷寒，脈浮而緩，手足自溫者，是為系在太陰。"太陽傷寒，脈當浮緊，機體處於體溫上升期，通過外周血管收縮及骨骼肌戰慄以產熱。在這個過程中，體表外周血流減少，肌肉對氧的需求量大幅增加，代謝產物如乳酸等增多，長此以往，很容易引起微循環的缺血缺氧，繼而發展為微循環的淤血性缺氧，使血管平滑肌對兒茶酚胺的反應性降低，外周血管由收縮轉為擴張，故而手足自溫。

微循環的淤血性缺氧直接關係到組織器官的功能，可直接造成組織器官的缺血缺氧，也可導致微血管性溶血性貧血，引發溶血性黃疸，故而身當發黃。

若小便自利者，說明機體還有能力進行自我調節，通過抑制抗利尿激素的分泌以防止因為機體的自身輸液及輸血的代償機制而造成的血漿低滲狀態，一旦血漿處於低滲狀態，紅細胞就會腫脹破裂而引發溶血性黃疸，故曰"若小便自利者，不能發黃"。此疾病的發生發展與臨床冷凝集素病有幾分類似。

冷凝集素病是指低溫時冷凝集素引起肢體末端血管內紅細胞凝集，發生皮膚微循環障礙，或伴慢性溶血性貧血為特徵的自身免疫性疾病。好發於冬季，氣候轉暖後可自行緩解，患者大多表現為受到寒冷刺激後出現肢體發紺等症候，出現症候時，冷凝集素常引起寒冷後溶血。溶血紅細胞破裂，血紅蛋白逸出稱紅細胞溶解，簡稱溶血。可由多種理化因素和毒素引起。在體外，如低滲溶液、機械性強力振盪、突然低溫冷凍（−20~−25℃）或突然化凍、過酸或過鹼，以及酒精、乙醚、皂鹼、膽鹼鹽等均可引起溶血。

太陽傷寒，脈浮而緩，手足自溫，至七八日大便硬，為陽明病。太陽傷寒，脈從浮緊到浮而緩，從手足涼到手足自溫，從無汗到身熱自汗，至七八日大便硬，說明機體在體溫調節的防禦過程中，從體溫上升期到體溫下降期，消耗了大量的體液，散熱機制因此受到影響、血液因此濃縮、血漿滲透壓因此升高，使機體處於水、電解質代謝紊亂的狀態，胃腸內容物因而燥結，進而發展為陽明病。

【原文】傷寒轉系陽明者，其人濈然微汗出也。（188）

【病理生理】此條補充上一條，太陽傷寒傳變陽明時，機體最先表現為身熱、惡熱、微汗出。

【原文】陽明中風，口苦咽乾，腹滿微喘，發熱惡寒，脈浮而緊，若下之，則腹滿小便難也。（189）

【病理生理】陽明病，若得了外感，出現了發熱惡寒、汗自出、脈浮而緊的表證，即使有口苦、咽乾、腹滿微喘等裡熱燥結之證，也不可用攻下之法。當先解表散熱；若用了下法，不僅外來致病因素未除，還會更加損耗體液，導致水、電解質代謝紊亂，繼而少尿、燥結更甚，故曰"腹滿小便難"。

【原文】陽明病，若能食，名中風；不能食，名中寒。（190）

【病理生理】陽明病，若胃口好食欲好，說明此時皮膚外周及胃腸血管平滑肌相對擴張，胃腸功能處於相對亢進的狀態，類似處於體溫持續期的太陽中風證，故名為中風。陽明中風證與太陽中風證不同的是，陽明中風證除了皮膚及胃腸血管擴張外，還伴有因為水分損耗而導致的偏高的血漿滲透壓及胃腸功能過度亢奮，甚者胃腸功能麻痺，導致腸內容物通過障

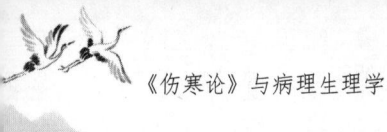

礙，大便因硬，故而"胃家實也"。

陽明病，若胃口不好食欲不振，說明此時皮膚外周及胃腸血管平滑肌相對收縮，胃腸功能處於相對下降的狀態，類似處於體溫上升期的太陽傷寒證，故名中寒。陽明中寒與太陽傷寒所不同的是，陽明中寒證本身存在體液損耗的情況，機體為了自保，啟動了自身輸液的代償機制，在這個過程中，不僅稀釋血液，導致血漿滲透壓偏低，還會進行血液重新分佈以保證重要臟器心腦的供血，胃腸血流因此減少，造成胃腸排空障礙，大便因硬，故而"胃家實也"。

【原文】陽明病，若中寒者，不能食，小便不利，手足濈然汗出，此欲作固瘕，必大便初硬後溏。所以然者，以胃中冷，水穀不別故也。（191）

【病理生理】"陽明病，若中寒者"，因為胃腸血流減少，消化吸收功能受到影響，造成胃腸排空障礙，故而不能食。因為體液損耗導致水、電解質代謝紊亂，機體為了自保，啟動了神經—體液調節機制，交感神經興奮，故而手足自汗出。抗利尿激素分泌增加，故小便不利。胃腸血管平滑肌持續處於收縮狀態，還會造成胃腸吸收不良。"此欲作固瘕，必大便初硬後溏"，之所以會這樣，是因為部分胃腸黏膜已經處於缺血缺氧的狀態，影響了其吸收面積，導致吸收不良，故而大便初硬後溏。

【原文】陽明病，初欲食，小便反不利，大便自調，其人骨節疼，翕翕如有熱狀，奄然發狂，濈然汗出而解者，此水不勝穀氣，與汗共并，脈緊則愈。（192）

【病理生理】有一種陽明病，最開始的一段時間有食欲，但小便不利，骨節疼，局部呈現紅腫熱痛的狀態。此為陽明中寒證最初或在外的表現，主要是體表外周血流減少或體表血液迴圈不暢，胃腸還未發生缺血缺氧，只是胃腸蠕動能力下降，胃腸內容物停留時間較長，其水液因此被大量吸收入血，血液被稀釋，血漿外滲，組織液生成大於回流，造成水瀦留，故而"小便反不利"。

若因體表外周的血液迴圈不暢而造成關節積液，可直接影響骨關節的正常活動，導致關節的紅腫熱痛及活動障礙等，此關節積液為漏出性積液，為非感染性積液。

一段時間後，若出現大便自調，說明胃腸功能恢復，體液得到改善，機體獲得正常的血供，隨著胃腸血流及體表外周血流增加，皮膚血管擴張，汗腺分泌增加，骨骼肌的舒縮活動因此增強，機體的抗病能力因此振奮起來，關節腔內積液將隨自汗出而解，故曰"翕翕如有熱狀，奄然發狂，濈然汗出而解，此水不勝穀氣，與汗共并，脈緊則愈"，此與甘草附子湯證雷同。

【原文】陽明病，欲解時，從申至戌上。（193）

【病理生理】此條從人與天地相應的觀點，指出陽明病證與時間的關係。從字面理解，申時，即15~17時；酉時，即17~19時；戌時，即19~21時。即從15時到21時是陽明病的變化時段。

【原文】陽明病，不能食，攻其熱必噦，所以然者，胃中虛冷故也。以其人本虛，攻其熱必噦。（194）

【病理生理】陽明病，胃家實，如果沒有胃口和食欲，為中寒。此時不能用泄熱的下法攻之，若用了則會更加損耗體液及加重胃腸缺血缺氧的狀態，胃腸功能因此受損，必會影響其消化吸收功能，表現出食欲差、噦（嘔吐時發出的聲音）等症。

之所以會這樣，是因為胃腸本身就處於缺血缺氧的狀態或者說胃中虛冷，再用泄熱法攻下，會進一步損耗消化液和熱能，機體因此啟動神經—體液調節機制，隨著抗利尿激素（血管升壓素）的分泌增加，胃腸血管平滑肌收縮而產生加壓作用，"噦"為最初、最明顯的表現。

【原文】陽明病，脈遲，食難用飽，飽則微煩，頭眩，必小便難，此欲作穀疸，雖下之，腹滿如故，所以然者，脈遲故也。（195）

【病理生理】陽明病，脈遲，為血流不足的表現，說明機體血容量不足。"食難用飽，飽則微煩，頭眩，必小便難"，即沒有食欲，不想吃東西，稍微吃飽一些就會心煩，甚至頭暈，此為陽明中寒的表現。

人一旦吃飽，迷走神經的活動就會增強，胃腸血流增加，相對心、腦的血流就會減少，而腦細胞對缺血、缺氧最為敏感，故而"飽則微煩，頭眩"。

這種情況下，機體為了保證重要臟器心腦的供血，自動啟動神經—體液調節機制，通過抗利尿激素等的分泌增加以促進水的重吸收來完成自身輸液，故而"必小便難"。小便減少，水的重吸收增加，細胞外液滲透壓被稀釋，必會影響組織液、淋巴、靜脈回流，極易造成水瀦留，嚴重時水會從細胞外進入細胞內，紅細胞因此腫脹破裂，引發溶血性黃疸，故"此欲作穀疸"。

很顯然，此為陽明中寒證，不可用下法，若誤用了下法，腹滿的情況不會改善，因為此腹滿為胃腸血流減少或者說胃中虛冷的表現。

【原文】陽明病，法多汗，反無汗，其身如蟲行皮中狀者，此以久虛故也。(196)

【病理生理】陽明中風證，本當身熱多汗，但卻無汗，說明機體已經進入水、電解質代謝紊亂及酸鹼失衡的狀態。

陽明中風證通常伴有偏高的血漿滲透壓或者說高滲性脫水，細胞外液滲透壓增加，刺激下丘腦渴中樞引起極度煩渴，以主動補水；刺激神經垂體釋放大量抗利尿激素入血，抗利尿激素分泌增多，腎小管對水的重吸收增加，尿量減少，尿比重增加。

輕度的高滲性脫水，細胞外液及血容量減少不明顯，醛固酮分泌並不增多，尿鈉可以是高的。當脫水相對嚴重時，從細胞外液的減少到有效迴圈血量的減少，血液相對濃縮，除了抗利尿激素分泌增多外，還可以刺激腎素—血管緊張素—醛固酮系統，醛固酮分泌增加，鈉和水的重吸收增加，排氫離子和排鉀離子增加，尿量減少，以維持血容量。時間久了，也可能引起代謝性鹼中毒或低血鉀，導致體內代謝產物的氮質廢物不能及時排出體外，可引發尿毒癥。皮膚乾燥、瘙癢、面色晦暗、浮腫稱為"尿毒癥面容"，故曰"其身如蟲行皮中狀者，此以久虛故也"。

【原文】陽明病，反無汗，而小便利。二三日，嘔而咳，手足厥者，必苦頭痛，若不咳不嘔，手足不厥者，頭不痛。(197)

【病理生理】"陽明病，反無汗，而小便利"，為陽明中寒的狀態，陽明中寒證通常血漿滲透壓偏低，極易造成低滲性脫水，細胞外液滲透壓降低，機體優先調節血漿滲透壓，除了無口渴感外，還會抑制抗利尿激素的分泌，使水的重吸收減少，以升高血漿滲透壓，所以低滲性脫水早期沒有尿量的減少，故而小便利。

雖然早期尿量不減少，但持續一段時間後，當血容量開始下降時，機體就會優先調節血容量，通過刺激抗利尿激素和醛固酮分泌，促進水鈉的重吸收，使尿量銳減，以維持血容量。在這個過程中，因為胃腸血管平滑肌的持續收縮影響了消化功能，肺血管平滑肌的持續擴張影響了呼吸功能，外周血流的持續減少影響了微循環，故而出現"嘔而咳，手足厥冷"。

這種狀態持續一段時間後，細胞外液的滲透壓反而被進一步稀釋，水分可從細胞外液向滲透壓相對較高的細胞內轉移，造成細胞水腫，腦細胞最為敏感，故而最先反應。腦細胞腫脹，顱內壓必然升高，嚴重影響中樞神經系統功能，引發頭痛、煩躁、嗜睡等症候，嚴重時可引起腦疝，甚至死亡，故曰"二三日，嘔而咳，手足厥者，必苦頭痛"。

陽明中寒證，"若不咳不嘔，手足不厥者"，說明機體的神經—體液調節機制尚強，早期低滲性脫水的情況及時得到了改善，就不會造成腦細胞水腫，中樞神經系統功能也不會受損，便不會出現"苦頭痛"等中樞神經系統功能障礙的症候。

【原文】陽明病，但頭眩，不惡寒，故能食而咳，其人必咽痛；若不咳者，咽不痛。（198）

【病理生理】"陽明病，但頭眩，不惡寒，能食"，為陽明中風證的表現。此時皮膚外周及胃腸血流增加，腦血供和氧供相對減少，故"但頭眩，不惡寒"。

能食則說明迷走神經活動增強，胃腸道的蠕動、消化液的分泌及胰島素的分泌均會增加。同時，迷走神經末梢釋放 Ach（乙醯膽鹼）與氣道表面的上皮和分泌細胞 M 型膽鹼能受體結合，引起纖毛擺動頻率增加和氣道黏液分泌增加；與支氣管平滑肌的 M 型膽鹼能受體結合，引起支氣管平滑肌痙攣、支氣管收縮、氣道張力增加；呼吸道支氣管平滑肌收縮、氣道狹窄及黏液分泌增加，故而能食而咳，臨床可伴有消穀善饑、血糖異常、消瘦等症。

由於迷走神經廣泛分佈於咽喉、食管、胃腸、肺和心臟等內臟器官，而以咽喉部位最敏感，當咽喉受到咳嗽的強烈刺激時，就會刺激咽痛感覺纖維而引起咽部疼痛，"故能食而咳，必咽痛"。如果沒有咳嗽，就不會刺激到咽痛感覺纖維，也就不會發生咽痛，"故若不咳者，咽不痛"。

另外，需要注意的是，迷走神經興奮時，對循環系統而言，其效應為心率減慢、心排血量減少、外周血管阻力降低、動脈血壓下降。所以，對於本身存在心肌缺血的患者來說，迷走神經的興奮可引發心源性猝死。咽痛為迷走神經興奮的特徵性表現。

【原文】陽明病，無汗，小便不利，心中懊憹者，身必發黃。（199）

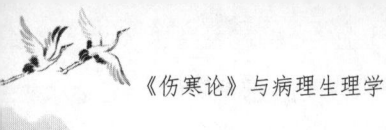

【病理生理】陽明病，本身就有體液損耗的問題，極易引發脫水，不論是高滲性脫水或低滲性脫水，均會導致小便不利；均會使血液濃縮、血液黏滯度增高（心中懊憹），紅細胞因此萎縮或腫脹，必發生溶血性黃疸。

【原文】陽明病，被火，額上微汗出，而小便不利者，必發黃。（200）

【病理生理】陽明病，若為中風，火療之後，反而更加損耗體液，不但影響散熱，還可直接損耗血容量。小便不利為機體調節血容量的代償機制，也說明進入高滲性脫水的中晚期，紅細胞因此受損，必引發溶血性黃疸。

【原文】陽明病，脈浮而緊者，必潮熱，發作有時；但浮者，必盜汗出。（201）

【病理生理】此條可參考194條。

【原文】陽明病，口燥但欲漱水，不欲咽者，此必衄。（202）

【病理生理】陽明病，口乾舌燥，把水含在口中會舒服些，但不願意咽下去。"口燥"與燥渴不同，此為熱淤血中，可致血液濃縮，血液黏稠度、凝固性增加，更加不利於機體的散熱。於是，機體為了自保，必然通過出血的方式來泄熱，故"必衄"。如果不衄，可造成靜脈淤血，繼而引發靜脈血栓，可用桃核承氣湯泄血中瘀熱。

血栓是由各種因素導致體內的凝血調控機制失衡所致，其形成條件包括血管內皮細胞損傷、血流狀態異常以及血液凝固性增加。根據發生部位可分為靜脈血栓和動脈血栓，靜脈血栓又包括深靜脈血栓、肺血栓栓塞、血栓性淺靜脈炎；動脈血栓包括心房血栓、外周動脈血栓和腦血栓。

血栓的典型症候：

1. 深靜脈血栓多發於下肢，主要表現為患肢疼痛、腫脹、肌肉痙攣，伴有皮膚發紅、乾燥，有時可伴有靜脈周圍炎以及盆腔靜脈、淋巴系統壓迫性病變，形成"股白腫"。

2. 肺血栓栓塞，患者可出現胸部或上背部疼痛，伴有氣促、心跳加快、乾咳、頭暈等表現。

3. 腹部臟器血管血栓，可出現腸梗阻、消化不良、腹脹、消瘦、便血、急性消化道出血等。

4. 腦血管發生血栓栓塞可出血顱內高壓、頭痛、嘔吐、肢體無力、麻木或偏癱、癲癇發作等症候。

【原文】陽明病，本自汗出，醫更重發汗，病已差，尚微煩不了了者，此必大便硬故也，以亡津液，胃中乾燥，故令大便硬。當問其小便日幾行，若本小便日三四行，今日再行，故知大便不久出。今為小便數少，以津液當還入胃中，故知不久必大便也。（203）

【病理生理】陽明病，本已自汗出，醫者又再次用汗法，雖然大部分症候已經好轉，但仍有微煩始終好不了，此時必伴有大便硬的情況。

體液尚未恢復，發汗再次損耗了體液，因而啟動神經—體液調節機制，心率加快（微煩），胃腸血流減少、胃腸內容物停留時間延長（胃中乾燥），抗利尿激素分泌增加（小便不利），故曰"以亡津液，胃中乾燥，故令大便硬"。

要想知道機體的體液是否得到恢復，當問小便每天幾次，若前一天小便為三四次，今天變成兩次（"再"之意），則說明機體正在啟動神經—體液調節機制進行自身輸液，胃腸的津液一旦被補足，大便就會暢通了。

【原文】傷寒嘔多，雖有陽明證，不可攻之。（204）

【病理生理】太陽傷寒若有大量嘔吐的情況，雖有陽明證的胃家實，但也不可用瀉下法攻之。

【原文】陽明病，心下硬滿者，不可攻之。攻之，利遂不止者死，利止者愈。（205）

【病理生理】陽明病，胃家實，若有心下硬滿，則說明機體已然存在腹腔積液的情況，如絞窄性腸梗阻可出現腹水。若為漏出性腹腔積液，會直接影響有效迴圈血量，此時萬萬不可用瀉下法攻之。

若誤用瀉下法，大量損耗體液，使有效迴圈血量進一步下降，繼而出現下利不止，則說明組織器官處於缺血缺氧的狀態，機體即將進入失代償狀態，生命垂危也；若下利自止，則說明機體尚有代償能力，自身輸液、自身輸血的調節機制尚強，血容量得到補充，自當痊癒。

【原文】陽明病，面合色赤，不可攻之；必發熱，色黃者，小便不利也。（206）

【病理生理】陽明病，面色赤紅，與臨床相對性紅細胞增多症類似。

相對性紅細胞增多症與所有引起脫水的原因有關，如大量汗出、高熱、應用利尿劑等，造成血液濃縮、血漿容量減少，但不伴有紅細胞數量減少，從而導致血細胞比容增加，其最突出的表現為顏面、手足及黏膜發紅紫色，可涉及神經、迴圈、消化等多系統表現。此時不可用瀉下法治療。

如果誤用攻下法損耗了體液，加重了脫水的程度，造成散熱障礙而發熱；紅細胞因此受損而發生溶血性黃疸；影響血容量而小便不利，故曰攻之"必發熱色黃者，小便不利也"。

■ 調胃承氣湯與胃輕癱

【原文】陽明病，不吐不下，心煩者，可與調胃承氣湯。（207）

調胃承氣湯方

大黃四兩（去皮，清酒洗） 甘草二兩（炙） 芒硝半升

上三味，以水三升，煮取一升，去滓，內芒硝，更上火微煮令沸，少少溫服之。

【病理生理】這一條在講調胃承氣湯證，可結合第 261 條、第 262 條一起來看。

陽明病，說明機體的體液已有所損耗；不吐不下，說明胃腸的動力已然受到影響。當機體處於陽明中風證或高滲性脫水狀態時，因為細胞外液高滲可以把細胞內的水帶出來，細胞內高溶質，從而鉀離子順濃度差進入細胞，極易導致低血鉀。

低血鉀對消化道的影響，輕則胃腸平滑肌麻痺、食欲不振、腹脹等，重則麻痺性腸梗阻；對心肌細胞的影響，興奮性暫時性增高、自律性增加、傳導性下降、收縮性先增高後下降，可直接導致心律失常；對腎臟的影響，因遠端腎單位對抗利尿激素反應性降低，故而相對多尿；對骨骼肌的影響，輕則四肢無力麻木軟癱，重則呼吸肌麻痺；對中樞神經系統的影響，輕則煩躁，重則嗜睡、昏迷；對糖代謝的影響，低鉀血症能引起胰島素分泌減少或作用減弱，可直接升高血糖。

不吐不下，則提示胃腸平滑肌已經處於輕度麻痺狀態，胃腸內容物排空延緩；心煩，則說明中樞神經系統的興奮性還未受到抑制，心肌細胞的興奮性暫時性增高，機體還未形成麻痺性腸梗阻，故可用調胃承氣湯治療。

261 條"太陽病，發汗不解，蒸蒸發熱者，屬胃也，調胃承氣湯主之"，說明本為太陽病，因為體液的損耗影響了散熱機制，使大量的熱在

體內滯留，表現出蒸蒸發熱，此為燥熱的表現，有些類似脫水熱，轉屬陽明中風證，因而造成水、電解質代謝紊亂，從高滲性脫水發展至低鉀血症，可用調胃承氣湯治療。

262條"傷寒吐後，腹脹滿者，與調胃承氣湯"，說明吐法損耗了消化液及體液，直接造成水、電解質代謝紊亂，導致胃腸平滑肌輕度麻痺，與臨床胃輕癱症候群類似。

胃輕癱是一種胃動力障礙性疾病，以胃排空延緩為特徵的臨床症候群，主要表現為早飽，餐後上腹胞脹、噁心、嘔吐、體重減輕、便秘等，又稱胃麻痺、胃無力等。可酌情給與調胃承氣湯治療。

調胃承氣湯的用藥思考：大黃、芒硝均性寒，二者合用可泄熱，可啟動細胞膜上的 α 受體，增強 α 去甲腎上腺素的作用，促進細胞外鈉離子進入細胞內、細胞內鉀離子出細胞；還可增加腸腔內的滲透壓，不但改善機體高鈉低鉀的狀態，還可以幫助胃腸排空；炙甘草既能調和藥性以保護黏膜，又能補充水分。

■ 大小承氣湯與動力性腸梗阻

【原文】陽明病，脈遲，雖汗出不惡寒者，其身必重，短氣，腹滿而喘，有潮熱者，此外欲解，可攻裡也。手足濈然汗出者，此大便已硬也，大承氣湯主之。若汗多，微發熱惡寒者，外未解也，其熱不潮，未可與承氣湯；若腹大滿不通者，可與小承氣湯，微和胃氣，勿令至大泄下。（208）

大承氣湯方

大黃四兩（酒洗）　厚樸半斤（炙，去皮）　枳實五枚（炙）　芒硝三合

上四味，以水一斗，先煮二物，取五升，去滓，內大黃，更煮取二升，去滓，內芒硝，更上微火一兩沸，分溫再服。得下，餘勿服。

小承氣湯方

大黃四兩（酒洗）　厚樸二兩（炙，去皮）　枳實三枚大者（炙）

上三味，以水四升，煮取一升二合，去滓，分溫二服。初服湯當更衣，不爾者盡飲之。若更衣者，勿服之。

【病理生理】"陽明病，脈遲"，是體液損耗後血液濃縮、血液黏滯度高，致使血液迴圈不良的表現。汗出不惡寒、潮熱，為陽明中風證的狀

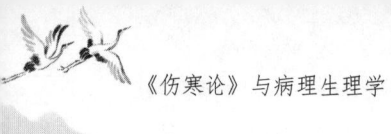

態，因為體液的損耗影響了散熱機制，使大量的熱在體內滯留，就會表現出汗出不惡寒、蒸蒸發熱或潮熱。

若陽明中風證造成了水、電解質代謝紊亂，引發了低鉀血症，導致四肢無力癱軟、呼吸費力、胃腸平滑肌麻痺，"其身必重，短氣，腹滿而喘"，可用調胃承氣湯治療。

若出現手足濈然而汗出，則說明病情加重了，由體液損耗發展為有效迴圈血量的減少，交感—腎上腺髓質系統因而反射性興奮。"手足濈然而汗出"就是此系統過度興奮的表現，出汗主要見於手掌、足趾和腋窩三個部位。

交感—腎上腺髓質系統的反射性興奮，可啟動鈉鉀泵，使細胞內的水鈉向細胞外轉移，細胞外液的鉀離子向細胞內轉移，繼而加重低鉀血症，直接造成麻痺性腸梗阻，故"大便已硬"，當用大承氣湯治療。

"若汗多，微發熱惡寒者"，說明機體仍在體溫調節的過程中，體表外周阻力增大，細胞膜上的鈉鉀泵活性尚被抑制，水、電解質代謝尚處於平衡狀態，故曰"外未解也，病還未轉屬陽明"。胃腸內容物還未完全燥結阻塞故不可攻下，不可用承氣湯；其熱不潮，再次說明機體的散熱機制還未受到影響，陽明裡熱還未形成，不可用承氣湯。

"陽明病，脈遲，汗出不惡寒，腹大滿不通者"，是胃腸內容物運行不暢，腸腔被糞塊堵塞因而膨脹，副交感神經因而過度興奮，使胃腸平滑肌蠕動、收縮頻率加快，反不利於消化吸收，形成痙攣性腸梗阻，可用小承氣湯通利大腸、瀉下糞塊以進行胃腸減壓，大便下腹滿去即可，不可大泄之。

大承氣湯和小承氣湯均治療動力性腸梗阻。動力性腸梗阻是由於腸壁肌肉運動功能失調所致，並無腸腔狹窄，又可分為麻痺性和痙攣性兩種。前者是因交感神經反射性興奮或毒素刺激腸管而失去蠕動能力，以致腸內容物不能運行，可用大承氣湯治療；後者系腸管副交感神經過度興奮，腸壁肌肉過度收縮所致，可用小承氣湯治療。

有時麻痺性和痙攣性可在同一患者不同腸段中並存，稱為混合型動力性腸梗阻，可先用小承氣湯，再用大承氣湯。

【原文】陽明病潮熱，大便微硬者，可與大承氣湯；不硬者，不可與之。若不大便六七日，恐有燥屎，欲知之法，少與小承氣湯，湯入腹中，轉失氣者，此有燥屎也，乃可攻之；若不轉失氣者，此但初頭硬，後必溏，不可攻之，攻之必脹滿不能食也。欲飲水者，與水則噦；其後發熱者，必大便復硬而少也，以小承氣湯和之。不轉失氣者，慎不可攻也。（209）

【病理生理】這一條再次說明大承氣湯的應用原則。潮熱、大便硬，伴有水、電解質代謝紊亂，胃腸平滑肌麻痹，胃腸動力喪失、腸腔內容物堵塞，引發麻痹性腸梗阻，才可用大承氣湯治療。大便不硬，燥結未成，腸腔未堵塞，未形成麻痹性腸梗阻，不可用大承氣湯。

若不大便六七日，如何知道是否造成了麻痹性腸梗阻？可先給與少量的小承氣湯和胃氣以通便，服用後，不排便卻排氣，則說明胃腸平滑肌已處於麻痹狀態，已形成麻痹性腸梗阻，此時才可用大承氣湯治療。

還有一種情況，若服用小承氣湯後，排便卻沒有排氣，排便以初頭硬、後必溏為特點，說明此為陽明中寒證，存在低滲性脫水的情況，細胞外液低滲也可造成高血鉀（高血鉀也可導致胃腸平滑肌麻痹），所以絕對不可給與治療高滲性脫水、低鉀血症的承氣湯類泄熱攻下，攻之必損耗胃腸津液，直接影響有效迴圈血量，加重胃腸黏膜的缺血缺氧，影響胃腸的消化吸收能力，延長胃腸內容物的排空時間，故"必脹滿不能食"。"欲飲水者，與水則噦"，則進一步說明機體處於低滲性脫水狀態，飲水反而進一步稀釋血漿滲透壓，機體為了自保，故而飲水則噦。

"陽明病，其後發熱者"，說明仍有潮熱，必會再次出現大便硬的情況，可先給與小承氣湯通便，服後若沒有出現排氣，則不可再用承氣湯類泄熱攻下。

【原文】夫實則讝語，虛則鄭聲。鄭聲者，重語也。直視，讝語，喘滿者死，下利者亦死。（210）

【病理生理】陽明病本身存在體液損耗的情況，若不影響有效迴圈血量，只出現了中樞神經系統功能障礙，表現為煩躁、亢奮、讝語等，則為實證，也為水、電解質代謝紊亂的早期表現。

若影響了有效迴圈血量，導致組織器官的缺血缺氧，腦細胞的形態結構因此受損，則表現為嗜睡、言語不清、語言重複等症，此為虛證，為水、電解質代謝紊亂的晚期表現。

"陽明病，直視讝語"，為機體水、電解質代謝紊亂造成的肌肉神經的功能障礙，若因此引發鉀代謝紊亂，可直接導致呼吸肌麻痹，進而危及生

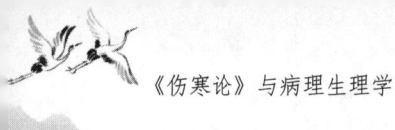

命，故"喘滿者死"。

若因此造成組織器官的缺血缺氧，嚴重影響了胃腸的消化吸收功能，使機體進入惡病質狀態，也會危及生命，故"下利者亦死"。

【原文】發汗多，若重發汗者，亡其陽，譫語，脈短者死，脈自和者不死。（211）

【病理生理】發汗多，說明體液本身已經損耗，又再次發汗，必定造成水、電解質代謝紊亂。如高滲性脫水，中樞神經系統功能最先受到影響，譫語為最初的表現，若繼而出現脈短，或者說有效迴圈血量減少，那麼腦細胞就會首先處於缺血缺氧的狀態，對生命造成威脅。

腦組織完全缺氧15秒導致昏迷；完全缺氧3分鐘以上則昏迷數日；完全缺氧8~10分鐘則造成不可逆損害。若脈象恢復，有效迴圈血量得到改善，則不會危及生命，所謂"脈自和者不死"。

【原文】傷寒若吐、若下後不解，不大便五六日，上至十餘日，日晡所發潮熱，不惡寒，獨語如見鬼狀。若劇者，發則不識人，循衣摸床，惕而不安，微喘直視。脈弦者生，澀者死。微者，但發熱譫語者，大承氣湯主之。若一服利，則止後服。（212）

【病理生理】傷寒若吐、若下後，大量損耗了體液，影響了散熱機制，致使病情有了進一步的變化，出現了不大便、日晡所發潮熱、不惡寒及獨語如見鬼狀，均為陽明中風之症，也為高滲性脫水的早期表現。

若持續十幾日不大便，積存在腸道中的氨氣不能及時排出，就會進入血液，正常氨分子在血液中以氨根離子存在，不易通過血腦屏障，當PH值增高（鹼中毒）時，氨離子脫氫為氨分子，可自由通過血腦屏障，造成氨中毒，可直接干擾腦細胞的能量代謝，使腦內神經遞質含量發生改變，可使神經細胞膜的正常功能發生改變。同時，當血氨升高時，對眼睛及上呼吸道具有明顯的刺激和腐蝕作用，可造成眼部充血、失明及呼吸頻速、呼吸困難等。

高滲性脫水的中晚期極易導致低血鉀，而低血鉀往往伴有代謝性鹼中毒，給氨中毒提供了環境，再加上不大便等，所以高滲性脫水持續發展下去可導致血氨升高，故當病情加重時，可出現不識人、循衣摸床、惕而不安、微喘直視等氨中毒的特徵表現。

若此時機體還有抗損傷的能力，神經—體液調節機制尚能發揮作用，仍處於代償期，則仍可治；若此時機體的抗損傷能力弱，組織細胞的功能結構已然受損，進入失代償期，則難治，故"脈弦者生，澀則死"。若此時機體尚有代償能力，只是發熱、譫語、不大便，處於陽明中風證的麻痺性腸梗阻的狀態，可酌情給與大承氣湯瀉熱通便，大便得通，不可再服。

【原文】陽明病，其人多汗，以津液外出，胃中燥，大便必硬，硬則譫語，小承氣湯主之。若一服譫語止者，更莫復服。（213）

【病理生理】陽明病的多汗很容易造成高滲性脫水，胃腸因而熱燥，大便必硬，硬且不通則可直接影響中樞神經系統的功能，故"硬則譫語"。可先用小承氣湯通利大便，大便通氨氣出，譫語必止，止者就不可再用攻下之法。

【原文】陽明病，譫語，發潮熱，脈滑而疾者，小承氣湯主之。因與承氣湯一升，腹中轉氣者，更服一升；若不轉氣者，勿更與之。明日又不大便，脈反微澀者，裡虛也，為難治，不可更與承氣湯也。（214）

【病理生理】陽明病，譫語發潮熱，脈滑而疾（說明胃腸功能處於過度亢進狀態），燥熱已成，大便必硬，當先給與小承氣湯治療。

小承氣湯的服用方法，可將其分為三等分服用。若服用第一等分後，出現排氣，說明糞塊燥結堵塞腸道，則可繼續服用第二等分，大便通則不需要再服用第三等分。

若服用第一等分後，沒有出現排氣，排出的大便為初頭硬後軟，說明燥結未成，恐為陽明中寒證，故不可再繼續服用其他等分。

若服用小承氣湯後，當天大便得通，第二天卻仍不大便，脈象反微澀，說明機體的有效迴圈血量已有所損耗，組織器官處於缺血缺氧的狀態，則為裡虛證，難治，不可再用承氣湯攻下。

【原文】陽明病，譫語，有潮熱，反不能食者，胃中必有燥屎五六枚也。若能食者，但硬耳，宜大承氣湯下之。（215）

【病理生理】陽明病，譫語有潮熱，本為陽明中風證，當能食，今反不能食，則說明胃腸動力低下，或者說胃腸平滑肌處於麻痺狀態，胃腸道必有糞塊凝結堵塞，因而導致麻痺性腸梗阻，可給與大承氣湯攻下；若能食，大便硬，則說明胃腸功能處於相對亢進的狀態，形成痙攣性腸梗阻，可酌情給與小承氣湯通便瀉下。

【原文】陽明病，下血譫語者，此為熱入血室。但頭汗出者，刺期門，

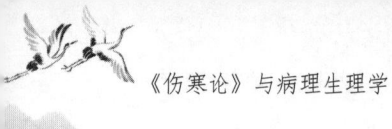

隨其實而泄之，濈然汗出則愈。（216）

【病理生理】陽明病，若發生了急性腸梗阻，腸管迅速膨脹，腸壁變薄，腸腔壓力不斷升高，到一定程度可引發腸壁血運障礙，最初表現為靜脈回流受阻，腸壁小靜脈因此淤血，腸壁毛細血管因此通透性增加，若伴有血細胞滲出，就會便血，故曰"下血譫語者，此為熱入血室"。

但頭汗出，說明機體為了防止血容量的損耗，正在積極努力地進行神經—體液的調節，故可刺期門穴，泄血熱以促進血液迴圈，血液迴圈暢通，體液得以補充，故"濈然汗出則愈"。

【原文】汗出譫語者，以有燥屎在胃中，此為風也。須下者，過經乃可下之，下之若早，語言必亂，以表虛裡實故也。下之愈，宜大承氣湯。（217）

【病理生理】陽明病，汗出譫語，大便硬，燥結阻塞，此為中風，當用攻下法瀉之，下之則愈。能食者給與小承氣湯，不能食則給與大承氣湯。

惟有陽明熱燥證才可下，若只是熱，還未形成燥，則不可用攻下之法。

若為中寒，體表及胃腸血流減少，胃腸排空延遲而不大便，為表虛裡實，

更不可用攻下之法，若先用了攻下之法，則更加損耗津液，直接影響中樞神經系統的功能，故"下之若早，語言必亂"。

【原文】傷寒四五日，脈沉而喘滿，沉為在裡，而反發其汗，津液越出，大便為難，表虛裡實，久則譫語。（218）

【病理生理】傷寒四五日後，病情進一步發展，因交感神經持續興奮增加了心肌耗氧量，影響了冠脈血流，消耗了能量，導致肺泡通氣過度，肺血管通透性增加，肺組織清除水分的能力下降，故"脈沉而喘滿"。

脈沉提示病已入裡、入陰，心臟和肺臟等組織器官功能均已受到影響，此時的治療當以溫裡為主，或者說幫助機體增加氧供和血供以加強組織器官的功能，如用真武湯。

此時卻反用了發汗解表之法，導致體液及能量再次被損耗，機體為了自保，只能繼續減少內臟器官胃腸等的血流，胃腸排空繼續延遲，因而進入陽明中寒的狀態，大便難，此為表虛裡實的由來。時間久了必然造成水、電解質的代謝紊亂，直接影響中樞神經系統的功能，故久則譫語。

■ 白虎湯與全身炎性反應症候群

【原文】三陽合病，腹滿身重，難以轉側，口不仁，面垢，譫語，遺尿。發汗則譫語；下之則額上生汗，手足逆冷；若自汗出者，白虎湯主之。(219)

白虎湯方

知母六兩　石膏一斤（碎）　甘草二兩（炙）　粳米六合

上四味，以水一鬥，煮米熟湯成，去滓，溫服一升，日三服。

臣億等謹按：前篇雲熱結在裡，表裡俱熱者，白虎湯主之。又雲其表不解，不可與白虎湯。此雲脈浮滑，表有熱，裡有寒者，必表裡字差矣。又陽明一證雲，脈浮遲，表熱裡寒，四逆湯主之。又少陰一證雲，裡寒外熱，通脈四逆湯主之，以此表裡自差，明矣。《千金翼》雲白通湯，非也。

【病理生理】三陽合病，說明首先病從外來，繼而由表入裡，涉及太陽、陽明、少陽。在這個過程中，機體啟動了體溫調節機制、血管防禦反應及神經—體液調節機制。

當機體處於體溫下降期時，散熱大於產熱，體表外周血管擴張、血流增加，汗腺分泌增加，同時胃腸血管擴張、血流增加，其消化吸收功能增強，體溫及排便應該逐漸恢復正常。但因散熱過程中消耗了大量的能量及體液，不但太陽表證未解，還出現了水、電解質代謝紊亂及組織器官的功能受損，機體因而同時啟動了神經—體液調節機制及以抗損傷為主的血管防禦反應。

太陽表證未解，再加上水、電解質的代謝紊亂，可改變骨骼肌、胃腸平滑肌的興奮性，使體內的代謝產物增多，故而"腹滿身重、難以轉側"。

機體啟動神經—體液調節機制，因其本身存在脫水的情況，皮膚及口腔黏膜相對乾燥，再加上交感神經的持續作用，口腔唾液分泌也會減少，繼而影響味覺，故"口不仁"。因為呈味物質是水溶性的，必須有適度的水溶性，它的分子才能被水溶液輸送入味孔內刺激味覺神經而產生味覺。唾液是水溶液，其中含水約99.42%，是入口食物的天然溶劑，也是產生味覺的關鍵所在，如果把舌上的唾液都吸乾，此時即使把乾的砂糖放上去，也感覺不到一點兒甜味。

機體啟動神經—體液調節機制的同時，兒茶酚胺類等內分泌激素持續作用，也可導致內分泌失調，如雌激素與孕激素的失衡可造成黃褐斑等，故面垢，涉及少陽證。

譫語、遺尿，為中樞神經系統功能障礙的表現，進一步說明機體存在水、電解質代謝紊亂（高滲性脫水）的情況，為陽明中風證的表現。此為三陽合病的表現。

另外，機體存在散熱障礙，外來致病因素一直未解，體溫或血溫持續在高位，會最先影響腦組織的功能，再加上水、電解質代謝紊亂，中樞神經系統必然受損，機體因而啟動了以抗損傷為主的血管防禦反應，可導致全身炎性反應症候群。

全身炎性反應症候群的病因可以是失液、缺血、炎症、感染等多種致病因素的聯合作用，可出現發熱、寒戰、呼吸增快、心率增快，伴隨乏力、全身肌肉酸痛以及神志尚有興奮、煩躁、胡言亂語等症候。也可引發腦膜炎等，此也為三陽合病的表現。

因為是三陽合病，病已開始入裡，所以不可再用汗法解表，因為發汗會再次損耗體液，使血漿滲透壓進一步升高，直接導致中樞神經系統功能障礙，故發汗則譫語；因為外來致病因素還未解，陽明燥結未成，還沒有造成腸梗阻，所以也不可用下法攻裡。

若用了攻下之法，則進一步損耗體液，直接影響有效迴圈血量，交感—腎上腺髓質系統因而持續作用，心率持續增快、舒張壓持續升高，不但影響冠脈血流，還會導致靜脈回流不暢，上腔靜脈回流受阻不但有頭汗出，還會出現頸靜脈怒張，故而額上生汗。同時，由於交感—腎上腺髓質系統的持續作用，外周血流持續減少，還可造成微循環的缺血缺氧，故而手足逆冷。

若三陽合病，自汗出，則說明機體目前表裡俱熱，燥結未成，治療當以清熱生津為主，白虎湯為首選。

白虎湯的用藥思考：知母、石膏合用可抗炎可降溫；粳米湯可快速補充葡萄糖以稀釋並降低血漿滲透壓；甘草可保護細胞，可抗損傷。

【原文】二陽並病，太陽證罷，但發潮熱，手足漐漐汗出，大便難而譫語者，下之則愈，宜大承氣湯。（220）

【病理生理】太陽陽明並病，太陽表證已解，但發潮熱，手足漐漐汗出，大便難而譫語者，說明目前僅有陽明熱燥之裡證，且燥結已成，當用攻下之法，可酌情給與大承氣湯；如若要穩妥，可先給與小承氣湯，見排氣後，再給與大承氣湯。

【原文】陽明病，脈浮而緊，咽燥口苦，腹滿而喘，發熱汗出，不惡寒，反惡熱，身重。若發汗則躁，心憒憒，反譫語；若加溫針，必怵惕煩躁不得眠；若下之，則胃中空虛，客氣動膈，心中懊憹，舌上苔者，梔子豉湯主之。（221）

【病理生理】"脈浮而緊，咽燥口苦，腹滿而喘，發熱汗出，不惡寒，反惡熱，身重"，為三陽合病的表現，故不能用發汗、熱療、攻下的方法治療。

若發汗則進一步損耗體液，繼發高滲性脫水，則燥、則煩亂、則譫語。

若用溫針等熱療方法，可直接影響有效迴圈血量，造成組織器官的缺血缺氧，而腦細胞最為敏感，故必出現恐懼、煩躁、不得眠等中樞神經系統功能障礙的症候。

若用攻下之法，可直接損耗胃腸消化液，不但影響胃腸的消化功能，還會使血液濃縮、血液黏滯度增高，若僅僅出現以自律神經系統功能失調為主的表現，如心中懊憹、舌苔厚等，可用梔子豉湯治療。

舌上苔者，即舌上苔厚，為交感神經持續興奮時胃腸內容物排空延遲的表現。參考76條。

【原文】若渴欲飲水，口乾舌燥者，白虎加人參湯主之。（222）

【病理生理】接上條，若機體出現大煩渴不解、口乾舌燥，則說明機體進入類似脫水熱的狀態。

當脫水熱發生時，易引發高滲性脫水，從細胞外液的減少到有效迴圈血量的減少，血液相對濃縮，除了抗利尿激素分泌增多外，還可刺激腎素—血管緊張素—醛固酮系統，醛固酮分泌增加，鈉和水的重吸收增加，排氫離子和排鉀離子增加，尿量減少，以維持血容量；如持續缺水，細胞外液滲透壓進一步增高，細胞內液移向細胞外，此時中樞神經細胞最為敏感，腦細胞缺水，除了可引起口腔黏膜乾燥、腦功能障礙，或煩躁或亢奮或胡言亂語或抽搐等，還可因為腦體積變小，腦組織與腦膜之間的張力增大，而引起腦膜上的小血管破裂，造成蛛網膜下腔少量出血。

故若渴欲飲水，口乾舌燥者，當用白虎加人參湯以清熱生津補液，

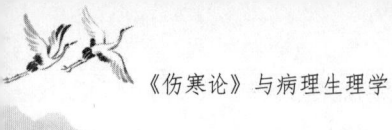

以減少並補充體液的損耗，從根上治療可能引起的高滲性脫水。可參考26條。

■ 豬苓湯與低蛋白血症

【原文】若脈浮發熱，渴欲飲水，小便不利者，豬苓湯主之。（223）

豬苓湯方

豬苓（去皮） 茯苓 澤瀉 阿膠 滑石（碎）各一兩

上五味，以水四升，先煮四味，取二升，去滓，內下阿膠烊消，溫服七合，日三服。

【病理生理】再接上條，若用了下法，不但損耗了體液，還損耗了物質能量，使機體的能量代謝顯著增高，分解代謝大於合成代謝。

當血漿中蛋白質的分解增強、丟失增多時，易影響血漿膠體滲透壓，可引發低白蛋白血症，血漿膠體滲透壓因此下降，組織液的生成大於回流，組織間隙或體腔瀦留過多的水分，可造成有效迴圈血量的減少，繼而出現水腫、發熱、感染、小便不利、消瘦、貧血等。

這裡的脈浮發熱，當為機體基礎代謝率高的狀態，與應激反應有關，可導致白蛋白分解代謝的速率增快、分佈異常等，極易繼發感染，因為血漿白蛋白可調節炎性反應，起到一定的抗炎作用，所以低蛋白血症的人易患感染性疾病。這裡的渴欲飲水，為機體有效迴圈血量呈現不足的表現。小便不利者，則提示機體已經存在水鈉瀦留的情況。這種情況下，當用豬苓湯治療。

豬苓湯的用藥思考：阿膠可補充血漿中的蛋白質，可提高血漿膠體滲透壓，可止血；茯苓、豬苓、澤瀉可幫助機體通調水道，以改善水鈉瀦留；滑石可清熱可抗炎，可疏通泌尿管道以助機體利尿。

低蛋白血症不是一個獨立的疾病，而是各種原因所致負氮平衡的結果，常和其他疾病同時出現，互相影響。低蛋白血症在臨床可見於各系統的疾病中，例如腫瘤、肝硬化、腎病症候群等，不同疾病出現低蛋白血症的機理不盡相同，但總體與以下幾個方面有關：蛋白的攝入、吸收能力降低；肝臟合成白蛋白功能下降；在感染、應激條件下，白蛋白分解代謝的速率增快、分佈異常；血漿蛋白丟失，如短期內失血、失液可導致血漿蛋白丟失，血漿蛋白也可經消化系統、泌尿系統丟失等。

【原文】陽明病，汗出多而渴者，不可與豬苓湯，以汗多胃中燥，豬苓湯複利其小便故也。（224）

【病理生理】陽明病，汗出多而渴，是因為汗液為低滲液，多汗最容易造成高滲性脫水，故而口渴。

高滲性脫水的患者也會出現尿量減少的情況，由於細胞外液滲透壓升高時，直接刺激抗利尿激素分泌，通過減少尿量以稀釋較高的血漿滲透壓，這是機體自身調節水、電解質代謝失衡的機制。這種情況下，不可用豬苓湯利小便，因為汗出多而口渴，已經說明了機體存在高滲性脫水的情況，治療當以清熱、生津、補液為主，若給與豬苓湯利小便，只會加重脫水狀態。所以，若高滲性脫水出現小便少的情況，不宜用利尿劑治療。

四逆湯與休克進展期

【原文】脈浮而遲，表熱裡寒，下利清穀者，四逆湯主之。（225）

四逆湯方

甘草二兩（炙）　乾薑一兩半　附子一枚（生用，去皮，破八片）

上三味，以水三升，煮取一升二合，去滓，分溫再服，強人可大附子一枚，乾薑三兩。

【病理生理】此條文描述了機體寒極開始化熱的證候特點，與臨床休克進展期類似。

休克早期為微循環缺血缺氧期，即交感—腎上腺髓質系統興奮，外周阻力增大，組織器官血液灌注減少，心排出量和尿量減少，血容量和血比容下降，血壓變化不大，血流變慢等表現，此時脈當沉遲。

到了休克進展期，隨著微循環的缺血缺氧，局部代謝產物增多，乳酸和二氧化碳堆積，使血管平滑肌對兒茶酚胺的反應性降低，交感—腎上腺髓質系統興奮作用開始失代償，外周血管由收縮轉為擴張，微循環的血液淤滯影響了靜脈回流，故而脈浮而遲，表寒變化為表熱。

靜脈回流受阻，回心血量急劇減少，組織器官的缺血缺氧狀態更加嚴重，故曰裡寒。對於本身就存在血流減少的胃腸來說，無疑雪上加霜，導致嚴重的消化吸收障礙，故而下利清穀。當用四逆湯治療。

【原文】若胃中虛冷，不能食者，飲水則噦。（226）

【病理生理】"若胃中虛冷"，即此時胃腸血流減少，胃腸黏膜處於缺

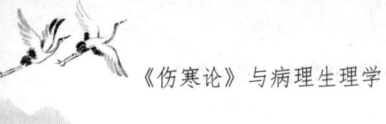

血缺氧狀態，其消化吸收能力均下降，故"不能食"。不能食，為陽明中寒證的典型表現，說明機體存在低滲性脫水的情況，細胞外液低滲，細胞外液會向細胞內轉移，可造成細胞水腫。腦細胞水腫最先表現，可引發顱內壓升高等。在這種狀態下飲水，反而會稀釋血漿滲透壓，加重細胞水腫，機體為了自保，便會通過嘔吐的方式抑制水的吸收，這也說明此時機體的代償機制仍然發揮作用。

【原文】脈浮發熱，口乾鼻燥，能食者，則衄。（227）

【病理生理】"脈浮發熱，口乾鼻燥，能食"，為陽明中風之證，因體液損耗導致散熱障礙，血溫因而升高，衄或者說出血為機體降血溫的方式。

【原文】陽明病，下之，其外有熱，手足溫，不結胸，心中懊憹，饑不能食，但頭汗出者，梔子豉湯主之。（228）

【病理生理】陽明中風證用了下法之後，血容量尚未完全恢復，血液仍處於濃縮且黏滯度高的狀態，血液中的兒茶酚胺類激素仍然作用，能量代謝仍然偏高，餘熱未了，故曰其"外有熱，手足溫，但頭汗出"。

饑不能食，可知機體存在自律神經系統失調的情況，饑餓感為迷走神經興奮的標誌，不能食則為交感神經仍然興奮的表現。不結胸，心中懊憹，則提示機體尚無體腔積液、尚無損傷，只是血液濃縮且黏滯度高導致血液迴圈不暢，影響了兒茶酚胺類激素的滅活，引發自律神經系統失調。當用梔子豉湯微調餘熱，以平衡自律神經系統功能。可參考76條。

【原文】陽明病，發潮熱，大便溏，小便自可，胸脅滿不去者，與小柴胡湯。（229）

【病理生理】陽明病，因體液損耗導致水、電解質代謝紊亂，機體啟動了神經—體液調節機制，津液得以恢復，故小便自可、大便不硬。

但此時機體的基礎代謝率仍然偏高，故發潮熱。因此產生的代謝產物尚未完全清除，對消化道黏膜產生了一定的刺激，機體繼而啟動了以血管防禦為主的應激反應，導致消化道血管擴張、通透性升高、滲出增加，影響了腸道黏膜的吸收功能，故而大便溏。

胸脅滿不去，則再次說明造成大便溏的原因與細胞外、組織間的代謝產物未能完全清除有關，故當給與小柴胡湯治療。可參考96條。

■ 小柴胡湯與慢性膽囊炎

【原文】陽明病，脅下硬滿，不大便而嘔，舌上白苔者，可與小柴胡湯。上焦得通，津液得下，胃氣因和，身濈然汗出而解。（230）

【病理生理】陽明病，體液損耗，機體在進行神經—體液調節的過程中，雖然水、電解質代謝紊亂的狀況得到了改善，但若膽汁在膽囊長期排出不暢，就會濃縮形成膽汁酸鹽，刺激膽囊黏膜引起化學性膽囊炎。這是機體早期以血管防禦為主的應激反應，通過滲出液來稀釋膽汁酸鹽，防止並減輕其對膽囊黏膜的損傷，膽囊黏膜因此充血水腫，故而"脅下硬滿"。

膽道系統的充血、水腫等刺激可導致胃腸神經興奮性改變和胃腸激素的分泌紊亂，胃腸蠕動功能改變及膽汁分泌過多，可促使膽汁反流的發生，導致胃腸排空障礙及消化不良，故"不大便而嘔"。

舌上白苔，為胃腸排空障礙及消化不良的表現，可酌情給與小柴胡湯治療。小柴胡湯促進新陳代謝，提高機體抗炎抗損傷的能力。炎症消除，膽囊功能恢復，胃腸的消化吸收功能正常，周身血液迴圈恢復如常，故曰"上焦得通，津液得下，胃氣因和，身濈然汗出而解"。

■ 小柴胡湯與膽汁淤積性黃疸

【原文】陽明中風，脈弦浮大，而短氣，腹都滿，脅下及心痛，久按之氣不通，鼻乾，不得汗，嗜臥，一身及目悉黃，小便難，有潮熱，時時噦，耳前後腫，刺之小差，外不解，病過十日，脈續浮者，與小柴胡湯。（231）

【病理生理】黃疸主要有以下幾種：

1. 溶血性黃疸：凡能引起溶血的疾病，都可產生溶血性黃疸，一般為輕度黃疸，皮膚黏膜呈淺檸檬色，不伴有皮膚瘙癢。發生機制主要是紅細胞被大量破壞後形成大量的非結合膽紅素（間接膽紅素），超過了肝細胞的攝取、結合與排泄能力。另外，由於溶血引起的貧血、缺氧和紅細胞破壞產物的毒性作用，降低了肝細胞對膽紅素的代謝能力，使非結合膽紅素在血中潴留，超過正常水準而出現黃疸。

2. 肝細胞性黃疸：各種使肝細胞廣泛損害的疾病均可發生黃疸，皮膚和黏膜多呈金黃色，時有瘙癢，伴有持續性發熱、疲憊、乏力、肝區疼痛

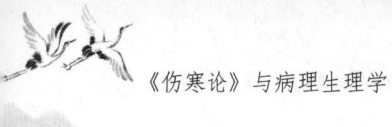

等，還會引起消化道症候，出現食欲減退、噁心、嘔吐、便秘、腹脹、腹瀉等。發生機制主要是由於肝細胞的損傷使其對膽紅素的攝取、結合能力降低，導致血中的非結合膽紅素增加，而未受損的肝細胞仍可將部分非結合膽紅素轉變為結合膽紅素（直接膽紅素），部分結合膽紅素仍經毛細膽管從膽道排出，另一部分則由於腫脹的肝細胞炎性細胞浸潤，壓迫毛細膽管和膽小管或因膽栓的阻塞，使膽汁排泄受阻而反流進入血液迴圈中，導致血中結合膽紅素增加而出現黃疸。

3. 膽汁淤積性黃疸：膽汁淤積可分為肝內性或肝外性，膚色呈現暗黃、黃綠或綠褐色，甚至黑色，可引起皮膚瘙癢與心動過緩，皮膚瘙癢顯著，常出現在黃疸之前，膽囊炎、膽石症則常伴膽絞痛、發熱、嘔吐、腹脹等症候。黃疸來去迅速，無論肝內或肝外阻塞均伴有淤膽性肝大，當梗阻位於膽囊管以下時常伴有膽囊腫大，可無壓痛。發生機制主要是由於膽道阻塞使阻塞上方的膽管內壓力升高，膽管擴張，最後導致小膽管與毛細膽管破裂，膽汁中的膽紅素反流入血使血液中結合膽紅素升高而出現黃疸。

陽明中風，體液損耗，通常伴有水、電解質代謝紊亂，可導致高滲性脫水，若紅細胞因此被大量破壞形成大量的非結合膽紅素，超過了肝細胞的攝取、結合與排泄能力，使非結合膽紅素在血中瀦留，超過正常水準而出現為溶血性黃疸，可表現出腹脹滿，一身及面目悉黃，小便不利，有潮熱，時時噦等症，可給與茵陳蒿湯治療。

若機體在啟動神經—體液調節的過程中，雖然水、電解質代謝紊亂得到改善，但膽汁因此在膽管內淤積，膽管內壓力增高而發生破裂，膽汁進入淋巴，繼而進入血循環，而致膽汁淤積性黃疸，除了膚色呈現暗黃、黃綠或綠褐色外，若同時伴有發熱、脈浮等表證，黃疸來去迅速，可酌情給與小柴胡湯治療。

若服用小柴胡湯後，心下急而嘔不止，可酌情給與大柴胡湯。

【原文】脈但浮，無餘證者，與麻黃湯；若不尿，腹滿加噦者，不治。（232）

【病理生理】此條接上一條。若黃疸已除，只剩下脈浮、發熱、惡寒、無汗、無其他症候，可酌情給與麻黃湯。

陽明中風，若體液損耗嚴重影響了有效迴圈血量，導致組織器官的缺血缺氧，繼而出現無尿、腹滿、噁心嘔吐者，則說明機體的內環境嚴重失衡，除了水、電解質代謝紊亂外，還包括酸鹼失衡等，為難治。

■ 蜜煎方與功能性便秘

【原文】陽明病，自汗出，若發汗，小便自利者，此為津液內竭，雖硬不可攻之。當須自欲大便，宜蜜煎導而通之。若土瓜根，及大豬膽汁，皆可為導。（233）

蜜煎方

食蜜七合

上一味，於銅器內，微火煎，當須凝如飴狀，攪之勿令焦著，欲可丸，並手撚作挺，令頭尖，大如指，長二寸許。當熱時急作，冷則硬。以內穀道中，以手急抱，欲大便時乃去之。疑非仲景意，已試甚良。

又大豬膽一枚，瀉汁，和少許法醋，以灌穀道內，如一食頃，當大便出宿食惡物，甚效。

【病理生理】陽明病，自汗出，可見本身就有體液損耗的情況，若再發汗，則進一步損耗體液，導致有效迴圈血量下降，機體就會啟動神經—體液調節機制，胃腸血流、腎血流因此減少，相較而言，腎小管對缺血非常敏感，因為很多的腎小管離血管比較遠，氧供和血供本就不足，再加上腎小管功能活動非常旺盛，耗氧量比較大，所以耐受缺氧的能力差。因此，腎小管是最容易缺氧缺血的部位，也是比較容易受損的部位。一旦腎小管的功能受損，就會影響腎的濃縮功能和鈉水重吸收的功能，反而出現小便自利的情況。這也說明機體已然處於缺血缺氧的狀態中，故曰"此為津液內竭也"。此與臨床功能性便秘類似。

在這個過程中，胃腸血流持續減少，胃腸排空延緩，因而大便雖硬也不能用攻下之法，待到有便意的時候，用蜜煎導而通之，土瓜根及大豬膽汁也皆可為導。

【原文】陽明病，脈遲，汗出多，微惡寒者，表未解也，可發汗，宜桂枝湯。（234）

【病理生理】陽明病，脈遲，為中寒之證，當無汗，今汗出多，微惡寒，則說明機體正在積極地產熱以散寒，故可先用桂枝湯以助機體解表散寒。

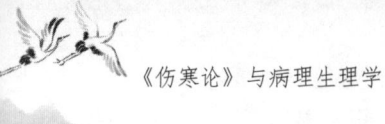

【原文】陽明病，脈浮，無汗而喘者，發汗則愈，宜麻黃湯。(235)

【病理生理】陽明病，若為中寒當脈遲，今反脈浮，則說明裡寒已解，僅剩表寒未除，若無汗而喘者，可酌情給與麻黃湯助機體發汗解表。

■ 茵陳蒿湯與肝細胞性黃疸

【原文】陽明病，發熱汗出者，此為熱越，不能發黃也；但頭汗出，身無汗，劑頸而還，小便不利，渴引水漿者，此為瘀熱在裡，身必發黃，茵陳蒿湯主之。(236)

茵陳蒿湯方

茵陳六兩　梔子十四枚（擘）　大黃二兩（去皮）

上三味，以水一鬥二升，先煮茵陳，減六升，內二味，煮取三升，去滓，分三服。小便當利，尿如皂莢汁狀，色正赤，一宿腹減，黃從小便去也。

【病理生理】"陽明病，發熱汗出者"，說明散熱機制尚可，裡熱或血液中的熱可隨之散出，紅細胞不會因熱而受損，不會發生溶血性黃疸，故"不能發黃也"。

"陽明病，但頭汗出，身無汗，劑頸而還，小便不利，渴引水漿者"，說明體液的損耗影響了血容量，機體當優先調節血容量，啟動了神經—體液調節機制，可使腹腔內臟器官肝、膽、胃、腸等血流減少、功能下降，可使血液黏滯度增加，可促進抗利尿激素等的分泌，血液中的熱因而不能及時完全散出，或者說高滲性脫水的情況沒有得到及時改善，紅細胞就會受損。

紅細胞受損後，因為紅細胞被破壞，非結合膽紅素形成增多，大量的非結合膽紅素運輸至肝臟，必然使肝臟（肝細胞）的負擔增加，當超過肝臟對非結合膽紅素的攝取與結合能力時，則引起血液中非結合膽紅素濃度增高。同時，當肝臟功能處於下降的狀態時，也可因肝細胞的負荷增加而受損，其攝取、結合非結合膽紅素的能力必然會進一步降低，導致非結合膽紅素在血液中濃度持續不降而出現黃疸，故曰"瘀熱在裡在血，身必發黃"，當用茵陳蒿湯治療。

茵陳蒿湯的用藥思考：茵陳蒿，味苦、辛，性微寒，可清肝熱，並可增加肝細胞排毒解毒功能，現代研究發現，其保肝作用機理可能為誘導肝藥酶、增強肝臟的解毒功能、保護肝細胞膜的完整和促進肝細胞的再生及改善肝臟微循環。梔子、大黃合用入血，清血熱並助機體及時排出血液中的代謝終產物和毒素。

【原文】陽明證，其人喜忘者，必有畜血。所以然者，本有久瘀血，故令喜忘，屎雖硬，大便反易，其色必黑，宜抵當湯下之。（237）

【病理生理】陽明病，胃家實，腸道內容物滯留，腸腔內壓力增高，使腸內的血管與腸壁相互擠壓，因直腸靜脈無靜脈瓣，血液易於淤積而使靜脈擴張，加之直腸上、下靜脈叢壁薄、位淺、抵抗力低，末端直腸黏膜下組織又鬆弛，均有利於靜脈擴張，都可使直腸靜脈回流發生障礙，繼而形成靜脈淤血。因為靜脈回流障礙，回心血量減少，易造成組織器官的缺血缺氧，而腦細胞最為敏感，最易出現中樞神經系統功能障礙，如煩躁、善忘等，故曰"其人喜忘者，必有畜血。所以然者，本有久瘀血，故令喜忘"。

因為長期的靜脈淤血使靜脈通透性增高，血液通過擴大的內皮細胞間隙和受損的基底膜漏出血管外，可引發淤血性出血，出現便血，故而"屎雖硬，大便反易，其色必黑"也，用抵當湯下淤血。可參考124條。

【原文】陽明病，下之，心中懊憹而煩，胃中有燥屎者，可攻。腹微滿，初頭硬，後必溏，不可攻之。若有燥屎者，宜大承氣湯。（238）

【病理生理】陽明病，瀉下造成體液損耗。

"心中懊憹而煩，胃中有燥屎者"，屬陽明中風或熱燥之證，可先用小承氣湯攻下。

若腹微滿，初頭硬後溏，說明其為陽明中寒或寒燥之證，不可攻之。

若腹中排氣，燥結已成，導致麻痺性腸梗阻，可用大承氣湯治療。

【原文】病人不大便五六日，繞臍痛，煩躁，發作有時者，此有燥屎，故使不大便也。（239）

【病理生理】病人不解大便五六日，繞臍痛，煩躁，發作有時者，此為燥屎堵塞腸道所致，與臨床腸梗阻類似。

【原文】病人煩熱，汗出則解，又如瘧狀，日晡所發熱者，屬陽明也。脈實者，宜下之；脈浮虛者，宜發汗。下之與大承氣湯，發汗宜桂枝湯。（240）

【病理生理】"病人煩熱，汗出則解"，雖皮溫下降，但血溫仍高，故"又如瘧狀"，又開始發熱，以下午3時到5時最為明顯，此為裡熱，為體

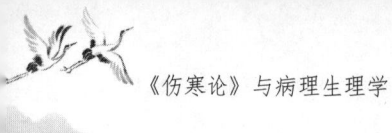

液損耗引起的散熱障礙，當屬陽明也。

陽明病脈實者，胃家實，表已解，宜用下法，可酌情給與大承氣湯。脈浮虛者，自汗出，微惡寒，表仍未解，宜用汗法，可酌情給與桂枝湯。

【原文】大下後，六七日不大便，煩不解，腹滿痛者，此有燥屎也。所以然者，本有宿食故也，宜大承氣湯。(241)

【病理生理】大下之後，體液損耗，六七天不大便，煩不解，腹滿痛，當為大便燥結堵塞腸道，類似臨床腸梗阻。之所以會這樣，是因為本就有宿食宿便，說明機體存在麻痺性腸梗阻的情況，可酌情給與大承氣湯治療。

【原文】病人小便不利，大便乍難乍易，時有微熱，喘冒不能臥者，有燥屎也，宜大承氣湯。(242)

【病理生理】"病人小便不利，大便乍難乍易，時有微熱"，說明機體存在水、電解質代謝紊亂的情況。

若為陽明中風證或熱燥狀態，通常伴有腸梗阻或低鉀血症，胃腸平滑肌及呼吸肌動力因此下降。心肌細胞的興奮性、自律性、傳導性因此受到影響，就會出現喘冒不能臥及燥屎堵塞腸道的情況，可酌情給與大承氣湯治療。

■ 吳茱萸湯與低容量性低鈉血症

【原文】食穀欲嘔，屬陽明也，吳茱萸湯主之。得湯反劇者，屬上焦也。(243)

吳茱萸湯方　吳茱萸一升（洗）　人參三兩　生薑六兩（切）　大棗十二枚（擘）

上四味，以水七升，煮取二升，去滓，溫服七合，日三服。

【病理生理】陽明病，不能食，食穀欲嘔，為中寒，說明胃腸血流減少，胃腸功能處於下降狀態，造成胃腸內容物排空障礙，故而不能食，嚴重者可因為胃腸壁缺血，導致胃腸黏膜損傷而造成吸收不良，故而大便初硬後溏。由於陽明中寒證本身存在體液損耗的情況，若影響了血容量，機體為了自保，就會啟動神經—體液調節模式，開啟自身輸液及自身輸血的代償機制，在這個過程中，除了血漿滲透壓因此被稀釋外，血管緊張素和血管加壓素（抗利尿激素）也會持續作用，使胃腸血管平滑肌強烈收縮而產生加壓作用，故而食穀欲嘔有兩種可能性：一為血管緊張素的持續作用，機體因為失液啟動腎素—血管緊張素—醛固酮以調節水鹽平衡，其效應為保鈉保水排氫排鉀，此當屬陽明中寒證，當為低滲性脫水或者說低容量性低鈉血症的表現。二為血管加壓素或者說抗利尿激素的持續作用，因為水的重吸收增加而導致水瀦留，細胞外液也因此增多，造成水中毒，或者說高容量性低鈉血症。

低滲性脫水（低容量性低鈉血症）的特點：因為細胞外液低滲，細胞外液會向細胞內轉移，可造成細胞水腫，中樞神經系統最先受到影響，引發腦細胞腫脹、顱內壓升高，出現頭痛、噁心、嘔吐、抽搐等表現，嚴重的腦細胞水腫可引發腦疝、呼吸中樞抑制甚至死亡。低滲性脫水通常不口渴，因為血漿滲透壓低，刺激不到口渴中樞，故不口渴。早期時患者的尿量也不減，只有到了血容量明顯下降，甚至休克階段，才會有尿量銳減，一旦進入休克階段，就不再是吳茱萸湯的治療範疇了。另外，低滲性脫水可造成高鉀血症，細胞外液低滲狀態可以使細胞外液進入細胞內，造成細胞水腫，細胞內低溶質，從而鉀離子順濃度差出細胞，繼而引發高鉀血症。

高血容量性低鈉血症，指的是稀釋性的低鈉血症，是因為輸入水過多或者水排出過少造成水在體內瀦留，造成血漿滲透壓下降和迴圈血容量增多的一種病理生理狀態，也是水過多和水中毒的一個稱謂。主要的臨床表現分為急性和慢性的兩種：急性會造成精神失常、頭痛、定向力障礙；慢性表現為表情淡漠、噁心、食慾減退和皮下組織腫脹等。

食穀欲嘔，屬陽明中寒，當給與吳茱萸湯治療。如服用吳茱萸湯後，得湯反而加重，說明與陽明中寒證無關，與水瀦留有關，可用五苓散通利三焦、化水利尿。

相較而言，吳茱萸湯證類似低容量性低鈉血症，可表現為細胞內水腫、細胞外液減少；五苓散證類似高容量性低鈉血症，可僅表現為細胞外液增多、水中毒。

吳茱萸湯的用藥思考：有報導認為，吳茱萸中含有血管緊張素Ⅱ受體拮抗劑，筆者認為，吳茱萸應該可作用於腎素—血管緊張素—醛固酮系統，並且對此血管緊張素Ⅱ受體有雙向調節作用，可先興奮後抑制，促進機體完成保鈉保水、排氫排鉀的自身體液調節機制。

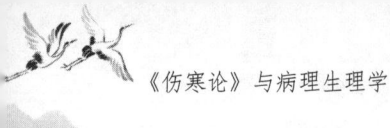

血管緊張素Ⅱ不僅是體內最強的縮血管劑，其加壓作用是去甲腎上腺素的40倍，而且還是一種生長因數，具有促進生長的作用，它可增加細胞內DNA、RNA含量及代謝轉化，也增加蛋白質的合成。血管緊張素Ⅱ還可刺激腎上腺分泌腎上腺素（兒茶酚胺等）和醛固酮，所以對兒茶酚胺的受體也有雙向調節作用，興奮β受體可以增強β腎上腺素的作用，可以啟動細胞膜上的鈉鉀泵，促進細胞外鉀離子進入細胞內，細胞內鈉離子出細胞，繼而改善細胞外液低滲狀態、高鉀狀態。

　　有效調節血管緊張素Ⅱ持續作用，可舒張血管平滑肌，解除外周血管平滑肌及腹腔內臟血管平滑肌的持續收縮狀態，增強消化系統功能。可調節醛固酮的生成，以助機體平衡水鹽代謝。

　　吳茱萸與生薑合用，可減少血管緊張素Ⅱ的生成，因為人類血管組織中的血管緊張素Ⅱ的70%由胃促胰酶催化，表明血管組織的血管緊張素Ⅱ主要由胃促胰酶途徑生成，而生薑有直接興奮胃平滑肌的作用，能使胃蛋白酶作用減弱，可增強胃腸的消化和吸收，可降低血管緊張素Ⅱ強烈收縮胃腸平滑肌的作用，所以可止嘔。

　　加人參、大棗，一方面補充能量，另一方面刺激胰島素的分泌，因為胰島細胞對血糖變化十分敏感，血糖水準是調節胰島素分泌最重要的原因。血糖濃度升高引起胰島素分泌，胰島素又使血糖濃度降低，血糖水準與胰島素之間相互制約，以維持血糖和胰島素水準的穩態。血中的氨基酸和脂肪酸水準對胰島素分泌的刺激作用具有協同效應。血糖濃度低時，血中氨基酸濃度增加只能對胰島素分泌起輕微作用，但如果血糖同時升高，氨基酸的刺激作用則可使胰島素分泌增多，交感神經興奮時釋放去甲腎上腺素，可通過作用於胰島β細胞膜上的α受體抑制胰島素的分泌，也可通過β受體刺激胰島素分泌。刺激胰島素的分泌會進一步增強鈉鉀泵的活性，因為胰島素是增強鈉鉀泵活性的主要激素，臨床治療高血鉀時給與胰島素+葡萄糖液，就可以使細胞外鉀離子進入細胞內，從而達到治療目的，胰島素可以同時解決高血糖和高血鉀的問題。

　　【原文】太陽病，寸緩關浮尺弱，其人發熱汗出，復惡寒，不嘔，但心下痞者，此以醫下之也。如其不下者，病人不惡寒而渴者，此轉屬陽明也。小便數者，大便必硬，不更衣十日，無所苦也。渴欲飲水，少少與之，但以法救之，渴者，宜五苓散。（244）

【病理生理】太陽病，本當發汗解表，卻用了下法，仍惡寒，不嘔，但心下痞，"病發於陰而反下之，因作痞"。

若沒有用下法，發熱汗出後，出現不惡寒而渴者，說明病情進一步發展，從太陽病轉屬陽明病。若小便數者，大便必硬，即使不大便數日，也沒有明顯的腹脹、腹痛等症，說明還未發展為陽明胃家實證。若渴欲飲水，只能少少飲用，津液便可自行恢復，多次過量飲用反而容易稀釋血漿晶體滲透壓，造成水中毒或水瀦留的狀態，若因此口渴且小便不利者，可給與五苓散治療。

【原文】脈陽微而汗出少者，為自和也；汗出多者，為太過。陽脈實，因發其汗，出多者，亦為太過。太過者為陽絕於裡。亡津液，大便因硬也。（245）

【病理生理】"脈陽微而汗出少者"，為外來致病因素已消除，或者說處於體溫下降期，此為機體的體溫調節防禦機制，病將自愈；"汗出多者"，為發汗太多，津液損耗，造成水、電解質的代謝紊亂，故為太過也。

機體津液損耗太過，除了可造成水、電解質的代謝紊亂，還會影響有效迴圈血量，機體從脫水到缺血缺氧，大便因硬也。

【原文】脈浮而芤，浮為陽，芤為陰，浮芤相搏，胃氣生熱，其陽則絕。（246）

【病理生理】脈浮而芤，脈浮大而中空，為功能亢進但津液不足的狀態，消耗大於儲備，代謝活動加快，消化系統等興奮性增高，易導致脫水。若機體因脫水而導致鉀代謝紊亂，肌肉、胃腸等器官因此動力下降，就會處於軟癱麻痺狀態，故而"胃氣生熱，其陽則絕"。

■ 麻子仁丸與慢性便秘

【原文】趺陽脈浮而澀，浮則胃氣強，澀則小便數，浮澀相搏，大便則硬，其脾為約，麻子仁丸主之。（247）

麻子仁丸方

麻子仁二升　芍藥半斤　枳實半斤（炙）　大黃一斤（去皮）　厚樸一尺（炙，去皮）　杏仁一升（去皮尖，熬，別作脂）

上六味，蜜和丸，如梧桐子大，飲服十丸，日三服，漸加，以知為度。

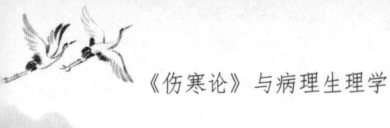

【病理生理】趺陽（即衝陽穴，在足背第二、第三蹠骨間，屬足陽明胃經）脈浮而澀，說明機體的代謝亢進，但津液不足；副交感神經興奮，胃腸血流增加，胃腸功能亢進，故而胃氣強；同時，腎血流增加，腎小球濾過率增加，故而小便數；若副交感神經過度興奮，胃腸的動力過度亢進，反會影響胃腸的排空。同時，小便次數過度頻繁也會損耗正常的血容量，故曰浮澀相搏，大便則硬，其脾為約，消化系統的功能因胃腸功能亢進、血容量下降而受到制約，為裡虛也，與臨床慢性便秘類似，不可再用承氣湯類急攻下，當給與麻子仁丸緩下。

麻子仁丸的用藥思考：麻子仁、杏仁補充津液，可增加胃腸管壁的油脂，以滋潤胃腸道；芍藥有解痙作用，可制約胃腸平滑肌的過度亢進，可促進局部血流；大黃、厚樸、枳實瀉胃熱通大便，用丸劑功效緩和專一，防止大下後津液的損耗。

【原文】太陽病三日，發汗不解，蒸蒸發熱者，屬胃也。調胃承氣湯主之。（248）

【病理生理】太陽病三日，發汗解表沒有作用，說明病情有了進一步的發展。"蒸蒸發熱者"，因發汗使體液流失，影響了散熱機制，機體被動性體溫升高，體溫升高增強機體的生物化學反應，使基礎代謝率顯著增加，故而蒸蒸發熱。

蒸蒸發熱又使體液消耗顯著增加，造成水、電解質代謝紊亂，當屬陽明中風證，給與調胃承氣湯治療最佳，不但泄熱以降低機體代謝率，還可幫助機體調節水、電解質的代謝平衡。

【原文】傷寒吐後，腹脹滿者，與調胃承氣湯。（249）

【病理生理】傷寒吐後，損耗了消化液及體液，直接造成水、電解質代謝紊亂，導致胃腸平滑肌輕度麻痺，造成胃腸排空障礙，腸內壓因而增高，就會出現腹脹滿。可酌情給與調胃承氣湯治療。若大便因此燥結堵塞腸道，則當酌情給與小承氣湯或大承氣湯治療。

【原文】太陽病，若吐、若下、若發汗後，微煩，小便數，大便因硬者，與小承氣湯和之愈。（250）

【病理生理】太陽病，若用了吐法、下法或汗法後，損耗了津液，出現煩躁、小便數的情況，大便因而硬，且伴有陽明中風證，可酌情給與小承氣湯攻下，大便通胃氣和，則愈。

【原文】得病二三日，脈弱，無太陽柴胡證，煩躁心下硬，至四五日，雖能食，以小承氣湯，少少與微和之，令小安。至六日，與承氣湯一升。若不大便六七日，小便少者，雖不受食，但初頭硬，後必溏，未定成硬，攻之必溏，須小便利，屎定硬，乃可攻之，宜大承氣湯。(251)

【病理生理】得病二三日，脈弱，說明病情有了進一步的發展，無太陽表證，也無少陽柴胡證，若煩躁，心下硬，能食，不大便者，為陽明中風證，也為陽明熱燥之證。

為什麼心下硬？因為腸內容物堵塞腸道，影響了腸管的血液迴圈，靜脈、淋巴回流受阻導致體腔積液，故而心下硬，當先給與小劑量的小承氣湯微通腸道，腹中若有排氣，心下硬有所緩解，可再給與剩下的劑量治療。

若不大便六七日，小便少者，不能食，則為陽明中寒證，也為陽明寒燥之證，若誤用了小承氣湯，大便必初頭硬後溏。因為小便少為機體自身輸液及自身輸血的方式，津液有所補充，血供有所保障，大便也就不會完全燥結，故而誤用攻下的方法必然造成大便初頭硬後溏；待到小便利、大便硬時，才可用攻下之法，可酌情給與大承氣湯。

那麼，陽明中寒證是如何演化成大承氣湯證的呢？

若為陽明中寒證，從小便少到小便利，說明腦細胞已然受損，神經—體液調節機制不再有效，類似臨床中樞性尿崩症的狀態，中樞性尿崩症的臨床表現有兩方面：

1. 因抗利尿激素分泌不足而引起的多飲多尿、煩渴。
2. 與病因有關的表現，如占位病變引起的頭痛等症候。

抗利尿激素分泌不足可導致水的重吸收減少，因而尿崩症會排出大量稀釋尿，腎臟排水多於排鈉，故大多數病人初期排尿次數增加，尿量增多，之後出現煩渴多飲。一旦出現煩渴多飲，失水大於失鈉，寒極化熱，就進入陽明中風證的狀態，繼而譫語潮熱，繼發麻痺性腸梗阻，可酌情給與大承氣湯治療。

■ 大承氣湯與青光眼

【原文】傷寒六七日，目中不了了，睛不和，無表裡證，大便難，身微熱者，此為實也，急下之，宜大承氣湯。(252)

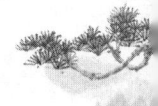

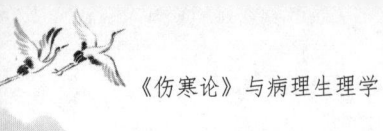

【病理生理】傷寒五六日，病情有了進一步的發展，若出現了水、電解質代謝紊亂，導致眼內房水迴圈障礙，眼壓就會升高。

眼內容物有房水、晶狀體、玻璃體，其中對眼壓影響最大的是房水。血漿是形成房水的母液，房水中所含的電解質和其他成分，基本上和血液中相同。在一般情況下，房水的產生和排泄是保持著一種動態平衡，即在一定時間內，產生的房水和排出的房水的量是相等的。在房水和虹膜毛細血管之間，也存在水分和電解質的相互交換作用。若血漿晶體滲透壓增高，房水滲透壓因而受到影響，房水的排出就會減少，就會造成眼內液體增加而導致眼內壓力升高，眼壓升高會損害視神經，視野變小，最終導致失明，與臨床青光眼類似。急性發作時表現為眼脹、視力銳減、眼球堅硬如石等，若伴有大便難，身微熱者，則為陽明熱燥之實證，當及時用大承氣湯泄熱通便，以調節水、電解質代謝紊亂。大承氣湯類似高滲脫水劑，使眼球內瀦留的房水排出以降低眼壓。

【原文】陽明病，發熱汗多者，急下之，宜大承氣湯。（253）發汗不解，腹滿痛者，急下之，宜大承氣湯。（254）

【病理生理】陽明病，發熱汗多，汗出不解，造成陽明中風證，使大便燥結堵塞腸道，引發腸梗阻。腹滿痛者，說明已經影響了腸壁的血液迴圈，如果不及時疏通腸道，就會由單純性腸梗阻發展為絞窄性腸梗阻腸道，繼而腸道缺血壞死，故當急下之，首選大承氣湯。

【原文】腹滿不減，減不足言，當下之，宜大承氣湯。（255）

【病理生理】陽明中風證，大便燥結堵塞腸道，引發腸梗阻，導致腸內壓升高，停止排氣排便，持續性腹脹，遍及全腹，與臨床低位麻痺性腸梗阻類似，當用下法，首選大承氣湯。

【原文】陽明少陽合病，必下利，其脈不負者，為順也；負者，失也，互相克賊，名為負也；脈滑而數者，有宿食也，當下之，宜大承氣湯。（256）

【病理生理】陽明少陽合病，因為陽明病的津液損耗，機體啟動了神經—體液調節機制，繼而影響了消化系統功能，若膽汁因此分泌不足，腸道得不到足夠的膽汁化脂，就會造成脂肪瀉，故必下利。若脈滑而數，是有宿食的表現，胃腸內容物因熱而燥結，堵塞了腸道，當下之，酌情給與大承氣湯。

【原文】病人無表裡證，發熱七八日，雖脈浮數者，可下之。假令已下，脈數不解，合熱則消穀喜饑，至六七日，不大便者，有瘀血，宜抵當湯。（257）

【病理生理】"病人無表裡證"，說明在表無惡寒惡風，在裡無大便硬。"發熱已七八日"，一方面說明機體處於代謝亢進的狀態，一方面說明機體因此會有大量的物質消耗及體液損耗。若發熱、多汗、不惡寒、口渴，可用白虎湯清熱降溫；若蒸蒸發熱，影響了機體的水、電解質代謝平衡，脈浮數者，可用調胃承氣湯泄熱以改善水、電解質代謝紊亂。

如果用了調胃承氣湯後，"脈數不解，合熱則消穀喜饑，至六七日不大便者"，說明熱入血室，影響了腸管血液迴圈，導致靜脈淤血，腸蠕動功能因此下降，使腸內容物停止運行，與臨床血運行腸梗阻類似，可用抵當湯治療。

【原文】若脈數不解，而下不止，必協熱便膿血也。（258）

【病理生理】此條接上一條。還有一種情況，脈數（有熱）不解，下利不止，說明胃腸道發生了炎性反應，存在滲出性腹瀉的可能性。隨著消化液的流失，腸道的黏液屏障遭到破壞，腸道黏膜必然受損，可使膿血混入糞便，形成膿血便，臨床可見細菌性痢疾、潰瘍性結腸炎等。

此條與上一條說明了出現脈數的三種可能性：

1. 與燥有關，影響水、電解質的代謝，涉及脫水，不大便為特徵表現，可酌情給與調胃承氣湯。

2. 與瘀有關，影響血液迴圈，涉及靜脈淤血，屎雖硬，大便反易，黑便為主。

3. 與熱有關，在表影響機體的散熱機制，發熱、惡熱為主，可用白虎湯等治療；在裡涉及炎性反應，引發胃腸道的炎症，滲出性腹瀉為主，可酌情給與葛根黃芩黃連湯。若進一步發展為協熱便膿血，可酌情給與白頭翁湯治療。

【原文】傷寒發汗已，身目為黃，所以然者，以寒濕在裡不解故也，以為不可下也，於寒濕中求之。（259）

【病理生理】傷寒發汗解表後，身目黃，之所以會這樣，是因為機體本身存在水、電解質代謝紊亂的情況，或者說寒在裡不在表，這種情況下再用汗法損耗體液，只會加重水、電解質的代謝紊亂，引發血漿滲透壓的

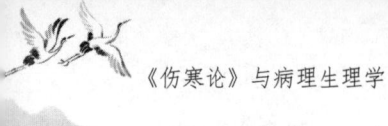

改變，紅細胞因此受損，造成溶血性黃疸。

此時不可用下法，根據造成水、電解質代謝紊亂的原因來酌情治療，寒濕應該是紅細胞水腫的狀態，為低滲性脫水的表現。

【原文】傷寒七八日，身黃如橘子色，小便不利，腹微滿者，茵陳蒿湯主之。（260）

【病理生理】傷寒七八日，因體溫持續上升期產熱大於散熱，機體物質消耗及體液損耗增加，因而啟動神經—體液調節機制，交感—腎上腺髓質系統持續興奮，可使內臟器官肝、膽、胃、腸等血流減少，肝功能因此下降，其攝取、結合非結合膽紅素的能力降低，結果導致非結合膽紅素在血液中濃度增高而出現黃疸，故身黃如橘子色。胃腸功能因此下降，胃腸內容物排空障礙，故腹微滿；因為抗利尿激素的分泌增加，故而小便不利。此與臨床肝細胞性黃疸類似。總膽紅素和結合與非結合膽紅素均增高，為肝細胞性黃疸，皮膚黏膜呈淺黃色或金黃色，與身黃如橘子色雷同。

■ 梔子柏皮湯與溶血性黃疸

【原文】傷寒身黃發熱，梔子柏皮湯主之。（261）

梔子柏皮湯方

肥梔子十五個（擘） 甘草一兩（炙） 黃柏二兩

上三味，以水四升，煮取一升半，去滓，分溫再服。

【病理生理】傷寒，處於體溫持續上升期，隨著物質消耗及體液損耗，血液黏滯度和血流阻力也會增加，當機體的血液黏滯度和血流阻力增大時，必會影響血液迴圈，血液中老化破損的紅細胞形成的非結合膽紅素不能及時運送到肝臟進行正常代謝，使非結合膽紅素在血中瀦留，超過正常水準而出現黃疸，此黃疸為輕度，呈淺檸檬色，急性發作時可有發熱、寒戰、頭痛等，並有不同程度的貧血和血紅蛋白尿（尿呈醬油色或茶色），可用梔子柏皮湯治療。

■ 麻黃連軺赤小豆湯與寒冷性蕁麻疹

【原文】傷寒瘀熱在裡，身必黃，麻黃連軺赤小豆湯主之。（262）

麻黃連軺赤小豆湯方

麻黃二兩（去節）　連軺二兩（連翹根也）　杏仁四十個（去皮尖）赤小豆一升　大棗十二枚（擘）　生梓白皮一升（切）　生薑二兩（切）甘草二兩（炙）

上八味，以潦水一鬥，先煮麻黃再沸，去上沫，內諸藥，煮取三升，去滓，分溫三服，半日服盡。

【病理生理】傷寒，瘀熱在裡，身必發黃，其發病原因與臨床寒冷性蕁麻疹類似。皮膚受到寒冷刺激後，導致肥大細胞活化，從而引起皮膚黏膜下小血管擴張和通透性增加、血漿滲出較多而致局限性水腫，形成瘙癢性風團或血管性水腫，部分患者會出現全身反應，若因此影響了正常的血液迴圈，導致膽紅素的運輸受阻，必會出現黃疸。

體內的膽紅素大部分來自衰老紅細胞裂解而釋放出的血紅蛋白，包括間接膽紅素和直接膽紅素，間接膽紅素通過血液迴圈運至肝臟，通過肝細胞的作用，生成直接膽紅素，直接膽紅素是一種水溶性的物質，可以通過腎小球濾過膜，從尿液中排出。

皮膚黏膜下小血管若因寒冷刺激而持續擴張，勢必影響靜脈、組織液及淋巴回流，導致血液迴圈不暢，膽紅素的運輸因此受阻，故身必發黃，當用麻黃連軺赤小豆湯治療。

麻黃連軺赤小豆湯的用藥思考：麻黃、杏仁重在散寒解表，連軺重在降低毛細血管的通透性以抗過敏，赤小豆重在促進血液中水分的新陳代謝以利尿消腫，生梓白皮重在除黃解毒清熱，生薑、大棗、炙甘草重在補充能量。

少陽病與應激反應

辨少陽病脈證并治

【原文】少陽之為病，口苦咽乾目眩也。(263)

【病理生理】這一條描述了少陽病的基本病理生理過程及臨床表現，與機體的神經內分泌調節機制有關，為機體抗損傷過程中的應激反應。

應激反應是一個動態的連續過程，適度的應激可快速啟動防禦機制及動員儲備，增強機體抗損傷能力；強烈或持久的應激反應因為高耗能的狀態可造成代謝紊亂，導致器官功能障礙，反而加重機體損傷的程度。口苦、咽乾、目眩，便是應激反應中神經內分泌調節過程中出現的器官功能障礙的投射。

應激反應中，在神經內分泌的調節過程中，消化道血管平滑肌及括約肌處於收縮狀態，不但影響消化功能，還易導致膽汁淤滯、反流或胃液反流，口苦就是其中的一個表現；應激反應中，唾液腺分泌減少，唾液少而黏稠，故感到咽乾；應激反應中，若瞳孔持續散大，會直接影響瞳孔的調節能力，導致視力模糊下降，故目眩也。

此條文說明了三個問題：

1. 病位在半表半裡，口、目、咽均屬機體半表半裡的範疇，涉及感覺器官的功能障礙。

2. 機體處於損傷與抗損傷的應激反應中，涉及炎性反應。

3. 機體的神經內分泌調節機制尚強，若持續作用會引起相關器官功能障礙。

■ 小柴胡湯與上呼吸道感染

【原文】少陽中風，兩耳無所聞，目赤，胸中滿而煩者，不可吐下，吐下則悸而驚。(264)

【病理生理】少陽中風，為機體應激過程中的血管防禦反應，是機體的一種抗損傷反應。應激反應有利於提高心排血量，增加肺泡通氣量，保證心、腦和骨骼肌的血液供應，因而有十分重要的防禦代償意義。

外感受器是位於皮膚和體表的各類感受器，分佈在皮膚、黏膜、視器和聽器等處，接受來自外界環境的刺激，如觸、壓、痛、溫度、光、聲等物理刺激和化學刺激，經換能作用轉變為感覺神經衝動，由傳入通路至相應的感覺中樞，產生不同的感覺。

在應激反應中，如果體表外周血流持續減少，其防禦機制就會相對薄弱。當機體受到過強的外界刺激時，外感受器最先反應，啟動以抗損傷為主的血管防禦反應，也就是早期的炎症反應，局部組織血管平滑肌由收縮變為舒張，血流由快變慢，滲出增加，不但能使表面組織得到較多的氧、營養物質和守衛物質，其滲出液還能稀釋毒素、中和毒素並帶走毒素。

但過強的炎症反應，也會造成相關器官功能障礙，比如耳內的滲出物會引起分泌性中耳炎，分泌性中耳炎是以中耳積液及聽力下降為特徵的滲出性中耳炎；比如眼部分泌物增多，眼睛充血、發紅，易引發紅眼病，也就是急性卡他性結膜炎；比如鼻腔分泌物增多，鼻腔黏膜充血或者水腫，患者經常會出現鼻塞，流清水涕，鼻癢，喉部不適，咳嗽等症候。

應激反應中，由於肺泡通氣量及肺血流量的持續增加，液體滲出相對增多，胸腔負壓相對增大，可影響肺的通氣、換氣功能，故胸中滿而煩。

綜合分析，少陽中風，兩耳無所聞，目赤，胸中滿而煩者，與臨床急性上呼吸道感染類似。急性上呼吸道感染簡稱上感，又稱感冒，是包括鼻腔、咽或喉部急性炎症的總稱。廣義的上感不是一個疾病診斷，而是一組疾病，包括普通感冒、病毒性咽炎、喉炎、皰疹性咽峽炎、咽結膜熱、細菌性咽—扁桃體炎。狹義的上感又稱普通感冒，是最常見的急性呼吸道感染性疾病，全年皆可發病，冬春季較多。各種導致全身或呼吸道局部防禦功能降低的原因，如受涼、淋雨、氣候突變、過度疲勞等可使原已存在於上呼吸道的或從外界侵入的病毒或細菌迅速繁殖，從而誘發本病。

上呼吸道感染可並發咽鼓管炎，咽鼓管是連接鼻咽腔和中耳腔的一個管道，其主要生理功能是：

1. 保持中耳內外壓力平衡。

2. 引流作用，鼓室和咽鼓管產生的分泌物，可通過咽鼓管不斷向鼻咽部排出。

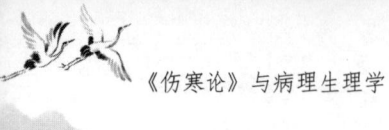

3. 防聲作用，關閉狀態下的咽鼓管能阻擋說話和呼吸的聲音直接傳入鼓室，防止逆行感染的保護作用，能夠阻止鼻咽部的液體、異物，以及細菌、病毒等感染物進入鼓室腔。

通常以上功能得以維持保護中耳腔的正常生理功能。上呼吸道感染後引起的充血、水腫造成咽鼓管堵塞，從而導致中耳腔內的氣體吸收，形成負壓，影響中耳腔的正常生理功能，導致耳悶、耳堵、聽力下降等症候，故而兩耳無所聞。上呼吸道感染可並發結膜炎，導致咽結膜熱，臨床主要表現為發熱、咽炎、結膜炎三大症候，自覺流淚、眼紅和咽痛，常伴有耳前淋巴結腫大和壓痛。

很顯然，上呼吸道感染既不是病在表的太陽病，也不是病在裡的陽明病，而是病在表裡之間的少陽病，故其治療既不適合汗法，也不適合吐下之法。在機體以血管防禦為主的應激反應的過程中，血管外的滲出液相對增加，血容量相對減少，若再用吐法或下法，進一步損耗津液，導致有效迴圈血量減少，機體就會進入應激反應的耗竭期，除了對中樞效應產生影響外（驚恐、焦慮、抑鬱等），外周效應也更為明顯，易導致心肌缺血，故曰"不可吐下，吐下則悸而驚"。當酌情給與柴胡劑治療。

【原文】傷寒，脈弦細，頭痛發熱者，屬少陽。少陽不可發汗，發汗則譫語，此屬胃。胃和則愈；胃不和，煩而悸。（265）

【病理生理】傷寒，說明病從外來，處於體溫上升期，交感神經和運動神經相對興奮；脈弦細，說明機體處於應激狀態中；頭痛發熱，伴有上呼吸道感染者，當屬少陽病。

少陽病不可發汗，發汗反而增加體液的消耗，導致水、電解質代謝紊亂，繼發陽明證，故發汗則譫語，此屬陽明胃家實也。若津液自行恢復，胃腸功能正常則病癒，故曰"胃和則愈"；若津液沒有及時得到補充，不但胃腸功能受到影響，有效迴圈血量也會因此減少，則"煩而悸"。

【原文】本太陽病不解，轉入少陽者，脅下硬滿，乾嘔不能食，往來寒熱，尚未吐下，脈沉緊者，與小柴胡湯。（266）

【病理生理】"本太陽病不解，轉入少陽者"，說明病情有了進一步發展，機體因此啟動了應激反應，"脅下硬滿，乾嘔不能食，往來寒熱"，與臨床膽囊炎類似（可參考109條）。

尚未經吐下之法，脈沉緊，說明機體沒有明顯的津液損耗，沒有水、電解質的代謝紊亂，僅為膽囊的充血水腫，可先給與小柴胡湯解熱消炎，若服用後，出現嘔不止，心下急，說明膽道還有堵塞，可用大柴胡湯治療。

【原文】若已吐、下、發汗、溫針，譫語，柴胡湯證罷，此為壞病。知犯何逆，以法治之。（267）

【病理生理】如果用了汗、吐、下法及溫針，出現了譫語，說明機體體液耗竭，進入了水、電解質代謝紊亂的狀態，即使出現了少陽病的相關臨床表現，也已經不是柴胡劑治療的範疇了，此為難治之病，可根據實際臨床表現，採用相關的治療方法。

【原文】三陽合病，脈浮大，上關上，但欲眠睡，目合則汗。（268）

【病理生理】太陽、陽明、少陽合病，機體在體溫調節的過程中，若交感神經持續興奮，不但能量消耗增加，還會造成內分泌紊亂，使機體進入高代謝的狀態，脈當浮大。"但欲眠睡，目合則汗"，即剛閉上眼睛時汗液就大量湧出，汗出後患者可能驚醒，入睡後會再次出很多汗，同時伴有烘熱、手心、腳心的煩熱，頭暈、消瘦等症候，為神經內分泌功能失調的表現，類似臨床甲亢症。

甲亢就是以高代謝為特徵的疾病，表現為怕熱、多汗、手抖、心慌、失眠、體重明顯下降、情緒不穩定、自律神經功能紊亂、女性月經紊亂、男性性欲減退等。

【原文】傷寒六七日，無大熱，其人躁煩者，此為陽去入陰故也。（269）

【病理生理】傷寒六七日，病情有了進一步的發展，"無大熱，其人躁煩者，此為陽去入陰故也"，說明從太陽病直接發展為少陰病，少陰病為組織器官缺血缺氧的狀態，躁煩為休克早期的表現。

【原文】傷寒三日，三陽為盡，三陰當受邪，其人反能食而不嘔，此為三陰不受邪也。（270）

【病理生理】太陽傷寒一個階段後，如果逐步啟動太陽、陽明、少陽防禦機制，機體的抗損傷步驟使組織器官的形態結構受損，可以進展為三陰證（太陰、少陰、厥陰）。若其人胃口好且不嘔，說明機體的防禦能力尚強，組織器官的功能及形態結構均未受損，便不會發展為三陰證，故曰"此為三陰不受邪也"。

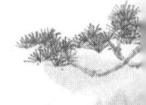

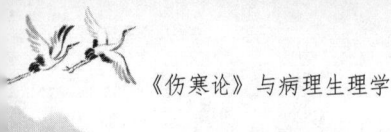

【原文】傷寒三日，少陽脈小者，欲已也。(271)

【病理生理】傷寒三日，太陽病波及少陽（神經內分泌調節），但少陽脈沒有隨之變大（沒有過度反應），說明外來致病因素的力量減弱，機體抗損傷的能力增強，病將痊癒。

【原文】少陽病，欲解時，從寅至辰上。(272)

【病理生理】此條從"人與天地相應"的觀點，指出少陽病證與時間的關係。字面理解，寅時，即3~5時；卯時，即5~7時；辰時，即7~9時。從淩晨3時至上午9時是少陽病證的變化時段。

太陰病與缺氧缺血

辨太陰病脈證并治

【原文】太陰之為病，腹滿而吐，食不下，自利益甚，時腹自痛。若下之，必胸下結硬。（273）

【病理生理】本條描述了太陰病的基本病理生理過程和主要臨床表現及治療禁忌，涉及有效迴圈血量的減少，部分組織器官本身的功能障礙及形態結構的改變，其中消化系統功能及形態結構的改變尤為明顯。

太陰病，為有效迴圈血量減少、部分組織器官血液灌流量減少的狀態，消化系統最先反應（腹腔內臟器官血流減少最明顯），主要表現為胃腸動力障礙及吸收不良。

因胃腸血流減少導致胃腸缺血缺氧，使胃腸道運動功能發生障礙，胃腸消化不良、胃腸蠕動減慢，表現為腹脹滿、嘔吐、食不下等。因胃腸的缺血缺氧導致胃腸黏膜吸收面積的功能結構受損，造成胃腸吸收不良，使多種營養物質未能充分消化或不能順利地通過腸壁吸收入血，以致營養物質從糞便中排出，引起相應營養物質缺乏的現象，表現為腹瀉下利等。因胃腸黏膜的功能結構受損導致胃腸道屏障功能障礙，引發胃腸黏膜的炎性反應、糜爛、潰瘍等，表現為時腹自痛等。

若因胃腸消化吸收不良而誤用下法，體液被損耗，血容量進一步減少，有效迴圈血量持續下降，機體為了自保，就會啟動神經—體液調節機制，加快心率，啟動腎素—血管緊張素—醛固酮系統，通過自身輸液的方式以增加血容量，以保證重要組織器官心腦的灌注量，但心率過快及水鈉瀦留反而加重心臟前負荷，可繼發心源性水腫。

心源性水腫可呈現全身性或局限性水腫，特點為：水腫逐漸形成，首先表現為尿量減少，肢體沉重，體重增加，然後逐漸出現下肢及全身水腫。水腫先從身體的下垂部位開始，逐漸發展為全身性水腫。伴有右心衰竭和靜脈壓升高的其他症候和體徵，如心悸、氣喘、頸靜脈怒張、肝大，

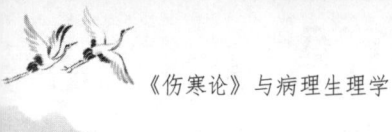

甚至胸腔積液、腹水等。故曰"若下之，必胸下結硬"。

此條文說明了四個問題：

1. 機體的有效迴圈血量已經下降，部分組織器官的灌流量已呈現不足。
2. 腹腔內臟器官功能及形態結構已然受損，消化系統表現尤為明顯。
3. 機體自身的代償機制仍然發揮作用。
4. 太陰病禁止用攻下的方法治療。

【原文】太陰中風，四肢煩疼，陽微陰濇而長者，為欲愈。（274）

【病理生理】太陰病為有效迴圈血量開始減少的狀態，在裡胃腸血流減少最明顯，在表外周血流減少最明顯。太陰病若感受風寒，外周血流減少則更明顯，若骨骼肌的血供因此減少，其正常功能受到抑制，會直接影響四肢肌肉關節的正常活動，導致靜脈及淋巴回流障礙等，故而四肢煩疼。"陽微陰濇而長"，說明血供開始恢復，外來致病因素開始衰退，機體很快會痊癒。

【原文】太陰病，欲解時，從亥至醜上。（275）

【病理生理】此條從"人與天地相應"的觀點，指出太陰病證與時間的關係。字面理解，亥時，即 21~23 時；子時，即 23~1 時；丑時，即 1~3 時。即從 21 時至次日淩晨 3 時是太陰病證的變化時段。

【原文】太陰病，脈浮者，可發汗，宜桂枝湯。（276）

【病理生理】太陰病，脈若浮，即有病在表的徵象，有外周血液迴圈不暢，可用汗法，用桂枝湯促進外周血液迴圈。

■ 四逆輩與腹腔內臟組織器官的血液灌流量

【原文】自利不渴者，屬太陰，以其臟有寒故也，當溫之，宜服四逆輩。（277）

【病理生理】太陰病，主要表現為胃腸動力障礙及吸收不良，嘔吐或腹瀉可直接降低血容量，機體為了增加血容量，啟動神經—體液調節機制，啟動腎素—血管緊張素—醛固酮系統，通過減少水鈉的排出，血容量代償性增加，故而"自利不渴"。腹腔內臟組織器官血液灌流量相對減少為臟有寒的狀態。同時，自利不渴也說明機體在太陰病階段尚有代償能力，神經—體液調節尚能發揮作用。

太陰病當用溫裡之法，以提高腹腔內臟組織器官的血液灌流量，所有治療四肢厥逆、下利的湯方均有溫裡的作用，如附子理中湯、桂枝人參湯、四逆湯等。

【原文】傷寒脈浮而緩，手足溫者，系在太陰，太陰當發身黃，若小便自利者，不能發黃，至七八日，雖暴煩下利，日十餘行，必自止，以脾家實，腐穢當去故也。（278）

【病理生理】太陽傷寒，脈當浮緊，機體處於體溫上升期，通過外周血管收縮及骨骼肌戰慄以產熱。在這個過程中，體表血流減少，肌肉對氧的需求量大幅增加，代謝產物如乳酸等增多，隨著局部的代謝產物增多，外周血管開始擴張，血漿外滲，可繼發微循環淤血性水腫，嚴重影響回心血量及有效迴圈血量，造成腹腔內臟組織器官血液灌注量減少，故曰手足自溫者，為病入太陰。

微循環的血液淤滯可導致組織器官的灌流量下降，也可導致微血管性溶血性貧血，可繼發溶血性黃疸，故曰"太陰當發身黃"。若小便自利，說明機體尚有代償能力，神經—體液調節機制尚強，可通過抑制抗利尿激素的分泌維持水、電解質代謝平衡，防止血漿外滲稀釋細胞外液。若細胞外液因此處於低滲狀態，紅細胞就會腫脹破裂而引發溶血性黃疸，故"小便自利者，不能發黃"。機體的代償機制持續一段時間後，隨著血容量的增加，組織器官的血供得到保障，胃腸血流增加，其消化吸收功能得到改善，該消化的消化，該吸收的吸收，該排空的排空，故曰"至七八日，雖暴煩下利日十餘行，必自止，以脾家實，腐穢當去故也"。

這一條也同時說明，太陰病時不但自身代償機制尚強，而且沒有失代償，還可以痊癒。

■ 桂枝加芍藥湯、桂枝加大黃湯與胃腸排空障礙

【原文】本太陽病，醫反下之，因爾腹滿時痛者，屬太陰也，桂枝加芍藥湯主之。大實痛者，桂枝加大黃湯主之。（279）

<u>桂枝加芍藥湯方</u>

桂枝三兩（去皮）　芍藥六兩　甘草二兩（炙）　大棗十二枚（擘）生薑三兩（切）

上五味，以水七升，煮取三升，去滓，溫分三服。本雲桂枝湯，今加

芍藥。

<u>桂枝加大黃湯方</u>

桂枝三兩（去皮）　芍藥六兩　甘草二兩（炙）　大棗十二枚（擘）生薑三兩（切）　大黃二兩

上六味，以水七升，煮取三升，去滓，溫服一升，日三服。

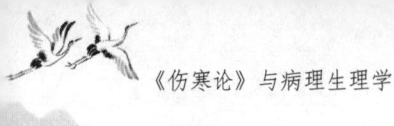

【病理生理】本為太陽病，當發汗解表，醫者反用了寒涼瀉下之法，胃腸黏膜因寒而血流減少，胃腸血管平滑肌因寒而痙攣，外來致病因素因瀉下之法而入裡，胃腸功能受到影響，表現為腹脹腹痛者，可發展為太陰病，當用桂枝加芍藥湯以解痙散寒祛邪。

若胃腸血管平滑肌痙攣，導致胃腸排空障礙，腸道內容物因而停滯，腹脹滿脹痛不止，當用桂枝加大黃湯治療。

【原文】太陰為病，脈弱，其人續自便利，設當行大黃芍藥者，宜減之，以其人胃氣弱，易動故也。（280）

【病理生理】太陰病，脈弱，胃腸血液灌流量低，處於胃腸動力障礙及吸收不良的狀態，其人可有便秘，也可有腹瀉，此時當慎用大黃、芍藥等促進下利的藥。

少陰病與休克

辨少陰病脈證并治

【原文】少陰之為病，脈微細，但欲寐也。（281）

【病理生理】本條描述了少陰病的基本病理生理過程和主要臨床表現，在有效迴圈血量減少的基礎上，涉及微循環的缺血缺氧，涉及全身組織器官灌流量不足，為重要生命器官和組織細胞發生功能、代謝障礙及結構損害的全身性病理過程。

"少陰之為病，脈微細"，"微"為機體動力不足或者說代償能力不足的表現，"細"則為微循環缺血缺氧的狀態，"但欲寐"（精神不濟、乏力、嗜睡或失眠等），為組織器官血液灌流量不足的狀態，除了腹腔內臟器官的血液灌注不足，其重要器官心、腦血液灌流量也已經呈現不足徵象。

本條文說明了兩個問題：

1. 機體各組織器官均處於缺血缺氧的狀態。
2. 機體即將進入失代償狀態。

【原文】少陰病，欲吐不吐心煩，但欲寐，五六日自利而渴者，屬少陰也。虛故引水自救。若小便色白者，少陰病形悉具，小便白者，以下焦虛有寒，不能制水，故令色白也。（282）

【病理生理】少陰病，為組織器官血液灌流量長期不足的狀態，除了消化系統功能受到影響外，神經系統、呼吸系統、循環系統、泌尿系統功能均會受到影響。"欲吐不吐、心煩、但欲寐"，說明機體自身仍有調節能力，處於不完全失代償狀態，比如長期缺血缺氧可引起組織毛細血管增生，特別是心臟和腦最顯著，這便是煩躁或心煩、但欲寐的由來。

組織毛細血管增生的代償意義：縮短了氧從血管向組織細胞彌散的距離，可緩解缺血缺氧。但這種狀態持續一段時間後，會出現自利而渴，自利為胃腸功能部分失代償的表現，口渴為機體的神經—體液調節機制尚能發揮作用，口渴中樞仍然作用，機體這種不完全失代償狀態，屬少陰病的

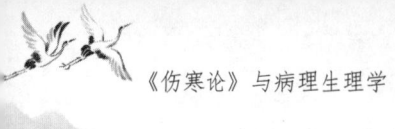

範疇。自利造成體液大量丟失，有效迴圈血量顯著下降，位於下丘腦視上核容量感受器就會刺激口渴中樞，通過口渴來主動飲水，以補充血容量，故曰"虛故引水自救"。

如何鑒別是否到了少陰病的狀態？看小便，主要是看尿滲透壓。尿滲透壓可直接反映腎臟的濃縮稀釋功能。通過尿滲透壓的檢查，可發現機體中潛在的疾病。如尿液滲透壓低，可能存在抗利尿激素代謝的問題，會不自主多喝水，導致尿液稀釋，尿崩症就是一個典型的例子，也可能由於腎功能不全。

正常腎臟可通過尿液排出身體中的代謝終產物、毒素等，但腎功能不全的患者，腎臟排泄毒素的功能受到損害，排泄能力下降，毒物蓄積在體內，不能夠隨尿液排出，此時尿液的滲透壓或比重亦會處在一個相對比較低的狀態。小便色白，當為尿滲透壓低、尿比重低的狀態，涉及組織器官的功能、代謝障礙及結構損害，故曰"小便色白者，少陰病形悉具"。因為腎臟的血液灌注量不足，造成腎臟的功能、代謝障礙及結構損害，影響了腎臟的濃縮功能，導致低滲尿，臨床表現為尿量多、次數也多，或尿量不多、但次數多，夜尿增多最為明顯，故曰"以下焦虛有寒，不能制水，故令色白也"。

尿液的稀釋和濃縮，取決於充足的血容量，腎小球要有充足的血液灌注；還取決於腎臟的結構功能完整，本身沒有疾病狀態；也與內分泌有關，取決於醛固酮、抗利尿激素分泌機制正常等。對處於組織器官灌流量不足、自身代償機制不能完全發揮作用的少陰病而言，極易導致腎衰竭或腎病症候群的發生。

【原文】病人脈陰陽俱緊，反汗出者，亡陽也，此屬少陰，法當咽痛而複吐利。（283）

【病理生理】"病人脈陰陽俱緊"，此時應該無汗，但是反而有汗出，說明機體的自身調節機制失去了作用，機體處於不完全失代償狀態中，故曰"亡陽也，此屬少陰病"。

少陰病表現為組織器官的缺血缺氧，當心肌處於缺血狀態時，首先會出現咽喉痛，臨床上有以咽喉疼痛為首發症候的急性心肌梗死的病例，本身存在心功能不全的患者，出現咽喉痛，如找不到明確原因，就要警惕心肌梗死的發生。這是因為咽喉和心臟的神經受到同一節段脊神經的支配，當心肌缺血時，產生的乳酸、丙酮酸、磷酸等酸性物質及多肽類物質，會刺激神經產生疼痛，並擴散至咽部的迷走神經，誘發咽喉疼痛症候。同時，由於心肌的缺血影響了心排血量，導致其他組織器官功能障礙，胃腸道的消化吸收功能最先受到影響，或嘔吐或下利，故曰"法當咽痛而複吐利"。

【原文】少陰病，咳而下利譫語者，被火氣劫故也，小便必難，以強責少陰汗也。（284）

【病理生理】少陰病，若強用溫熱解表的方法發汗，會進一步降低血容量，減少組織器官的灌流量，肺血流因此減少，必會加重肺組織的缺血缺氧，導致肺動脈高壓、肺水腫等，誘發肺源性心臟病。再加上腹腔內臟組織器官血流減少，造成胃腸消化吸收功能障礙，就會發生咳而下利。

同時，強用溫熱解表的方法發汗，還會損耗體液，使機體處於脫水加缺血狀態，重要器官腦組織必會受到影響，導致中樞神經系統功能障礙，就會出現譫語等症；當機體處於脫水加缺血狀態時，就會啟動自身體液調節機制，通過抑制小便來達到自身輸液的方式，故曰小便必難，這也說明機體還未進入完全失代償階段。

【原文】少陰病，脈細沉數，病為在裡，不可發汗。（285）

【病理生理】少陰病，機體處於缺血缺氧狀態中，若出現了手腳涼、出冷汗、心率快、脈沉、脈細數、煩躁等，為休克前期狀態，為病在裡，不可發汗。

【原文】少陰病，脈微，不可發汗，亡陽故也；陽已虛，尺脈弱澀者，復不可下之。（286）

【病理生理】少陰病，脈微、尺脈弱澀者，說明組織器官因缺血缺氧而動力不足，不可發汗，也不可用下法。

【原文】少陰病，脈緊，至七八日，自下利，脈暴微，手足反溫，脈緊反去者，為欲解也，雖煩下利，必自愈。（287）

【病理生理】少陰病脈緊，為機體的代償機制發揮作用的狀態，或者說與疾病抗爭的狀態。一個階段後，脈緊變化為脈微，手足反溫，說明機體的微循環得到了改善，組織器官即將獲得足夠的氧氣和營養物質，其功能即將恢復，雖然仍有心煩下利，但必自愈。

所以對於少陰病的發展轉歸而言，脈象的變化由緊變微、手足的溫度

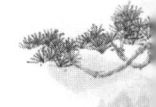

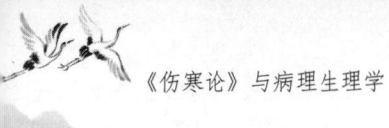

由涼變溫，至關重要，意味著即將痊癒。

【原文】少陰病，下利，若利自止，惡寒而蜷臥，手足溫者，可治。(288)

【病理生理】此條說明機體尚有自身調節能力，尚能改善微循環缺血缺氧的情況，故可治。

【原文】少陰病，惡寒而蜷，時自煩，欲去衣被者，可治。(289)

【病理生理】少陰病，惡寒而蜷，時自煩，感覺熱不想蓋被子，說明機體尚有自身調節能力，代償機制仍然發揮作用，故可治。

【原文】少陰中風，脈陽微陰浮者，為欲愈。(290)

【病理生理】少陰中風，外來致病因素直中少陰，脈陽微陰浮，說明外來致病因素的力量已然薄弱，機體內部的血容量充足，血液迴圈暢通，機體仍有較強的自身調節機制，故而即將痊癒。

【原文】少陰病，欲解時，從子至寅上。(291)

【病理生理】本條從"人與天地相應"觀點，指出少陰病證與時間的關係。字面理解，子時，即23~1時；丑時，即1~3時；寅時，即3~5時。即從23時至次日5時是少陰病證的變化時段。

【原文】少陰病，吐利，手足不逆冷，反發熱者，不死；脈不至者，灸少陰七壯。(292)

【病理生理】少陰病，嘔吐下利，手足不涼，反發熱，說明機體的自身調節機制仍然發揮作用，處於代償狀態，故仍可治療。脈仍微弱者，可用灸法。有學者認為，當溫灸關元穴。

【原文】少陰病八九日，一身手足盡熱者，以熱在膀胱，必便血也。(293)

【病理生理】少陰病，一個階段後，組織器官長期缺血缺氧造成組織中氧分壓下降，二氧化碳、乳酸等代謝產物增多，血漿中氫離子濃度增高（酸中毒），均可使血管平滑肌對兒茶酚胺的反應性降低，微動脈由收縮變為舒張（一身手足盡熱），微靜脈仍然保持一定收縮，血液就會淤滯在微循環，導致靜脈回流受阻，若因此造成盆腔靜脈淤血（熱入膀胱），必會導致淤血性出血（必便血也）。

【原文】少陰病，但厥無汗，而強發之，必動其血，未知從何道出，或從口鼻，或從目出者，是名下厥上竭，為難治。(294)

【病理生理】少陰病，微循環處於缺血缺氧的狀態中，外周血管收縮，四肢冰冷，故"但厥無汗"，此時若強用汗法發汗，使外周血管由收縮變為舒張，易導致微循環血液淤滯，繼而引起淤血性出血，或口鼻出血，或眼底出血，類似臨床休克進展期，也就是微循環淤血性缺氧期，為難治。

【原文】少陰病，惡寒身蜷而利，手足逆冷者，不治。（295）

少陰病，吐利，躁煩四逆者，死。（296）

少陰病，下利止，而頭眩時時自冒者，死。（297）

少陰病，四逆惡寒而身蜷，脈不至，不煩而躁者死。（298）

少陰病，六七日，息高者死。（299）

少陰病，脈微細沉，但欲臥，汗出不煩，自欲吐，至五六日自利，復煩躁不得臥寐者死。（300）

【病理生理】以上六條描述了少陰病可從不完全失代償狀態發展為完全失代償狀態的臨床表現。若組織細胞長期處於缺血缺氧狀態，就會造成酸鹼平衡紊亂、水電解質代謝紊亂、休克及多個系統功能障礙，使機體進入惡病質狀態，繼而失代償，就會導致死亡。

■ 麻黃細辛附子湯與急性支氣管炎

【原文】少陰病，始得之，反發熱，脈沉者，麻黃細辛附子湯主之。（301）

<u>麻黃細辛附子湯方</u>

麻黃二兩（去節）　細辛二兩　附子一枚（炮，去皮，破八片）

上三味，以水一鬥，先煮麻黃，減二升，去上沫，內諸藥，煮取三升，去滓，溫服一升，日三服。

【病理生理】少陰病，機體處於微循環障礙及組織器官缺血缺氧的狀態，機體的體溫調節能力非常弱，沒有足夠的力量產熱，當脈沉、無發熱。

"反發熱，脈沉"，說明機體初得少陰病，外感風寒時，腦組織還未缺血缺氧，中樞神經系統尚能作用，體溫調節機制尚能代償，交感神經及運動神經仍然可以興奮以產熱，故反發熱。

若機體處於缺血缺氧狀態（少陰病），尚有代償能力，血氧分壓下降小於 60mmHg，就會刺激外周化學感受器頸動脈體和主動脈弓，反射性興

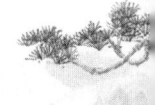

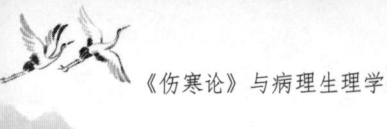

奮呼吸中樞以增加肺通氣量，使呼吸加深加快，提高心排血量及肺血流量，以改善組織器官的缺血缺氧。若此時外感風寒，肺血管因此收縮，不但減少肺血流，還易造成氣道狹窄，影響肺泡清除水的能力，導致肺通氣功能障礙，可誘發急性支氣管炎等。此種情況下，如果發熱、脈沉可給與麻黃細辛附子湯治療。

急性支氣管炎發病初期常常表現為上呼吸道感染症候，患者通常有鼻塞、流清涕、咽痛和聲音嘶啞等臨床表現。而全身症候較為輕微，但可出現低熱、畏寒、周身乏力，自覺咽喉部發癢，並有刺激性咳嗽及胸骨後疼痛。早期痰量不多，但痰液不易咳出，2~3日後痰液可由黏液性轉為黏液膿性。受涼、吸入冷空氣或刺激性氣體可使咳嗽加劇或誘發咳嗽，晨起時或夜間咳嗽常較顯著。咳嗽也可為陣發性，有時呈持久性咳嗽。咳嗽劇烈時常常伴有噁心、嘔吐及胸部、腹部肌肉疼痛。如伴有支氣管痙攣，可有哮鳴和氣急。一般而言，急性支氣管炎的病程有一定的自限性，全身症候可在4~5天內消退，但咳嗽有時可延長數周。查體有時可發現乾性囉音，咳嗽後消失；肺底部偶可聽到濕性囉音，伴有支氣管痙攣時，可聽到哮鳴音。通常白細胞計數正常，胸部X線片檢查無異常。

麻黃附子細辛湯的用藥思考：炮附子、麻黃合用可宣肺，可增加肺血流，可提高肺泡清除水的能力，可增強機體的體溫調節能力，驅除外來致病因素；細辛，可疏通、擴張呼吸管道，可改善氣道狹窄，可提高肺泡通氣量。

■ 麻黃附子甘草湯與代償性肺氣腫

【原文】少陰病，得之二三日，麻黃附子甘草湯微發汗。以二三日無證，故微發汗也。（302）

麻黃附子甘草湯方

麻黃二兩（去節）　甘草二兩（炙）　附子一枚（炮，去皮，破八片）

上三味，以水七升，先煮麻黃一二沸，去上沫，內諸藥，煮取三升，去滓，溫服一升，日三服。

【病理生理】本條接上一條。少陰病，肺血管收縮、氣道狹窄、肺泡清除水的能力下降一個階段後，可造成肺動脈高壓，可使肺部終末細支氣管出現異常持久的擴張，可導致細支氣管的形態結構受損，若此時再用細辛擴張支氣管等呼吸管道,恐會破壞肺泡壁和細支氣管。這種情況下,可給與麻黃附子甘草湯治療。

麻黃附子甘草湯能夠治療代償性肺氣腫。肺氣腫是指終末細支氣管遠端的氣道彈性減退,過度膨脹、充氣和肺容積增大或同時伴有氣道壁破壞的病理狀態。肺氣腫是由慢性支氣管炎引起的,過程比較緩慢。在終年不愈的情況下出現咳嗽、咳痰,多在冬季發病,或在傷風感冒時症候明顯。患者咳痰量不多,痰多呈黏性,不易咳出,症候反反復複,與慢性支氣管炎的症候相似,但有時伴有呼吸困難,呼吸不暢,有時出現喘息,症候時輕時重。早期呼吸困難症候並不明顯,但隨著病情加重,病理損害的加深,則會出現呼吸困難,同時也可出現心臟方面損害的症候。

麻黃附子甘草湯的用藥思想:之所以去細辛加炙甘草,是因為炙甘草可以防止麻黃、炮附子對肺泡壁和細支氣管的損傷,可以制約支氣管平滑肌的痙攣收縮,還可以提高機體的免疫功能。

■ 黃連阿膠湯與高排出量心力衰竭

【原文】少陰病,得之二三日以上,心中煩,不得臥,黃連阿膠湯主之。(303)

黃連阿膠湯方

黃連四兩　黃芩二兩　芍藥二兩　雞子黃二枚　阿膠三兩(一云三挺)

上五味,以水六升,先煮三物,取二升,去滓,內膠烊盡,小冷,內雞子黃,攪令相得,溫服七合,日三服。

【病理生理】少陰病,若心肌細胞處於缺血缺氧的狀態,必然影響心臟的泵血功能,導致心排血量下降。當心輸出量開始下降時,機體就會動用心力儲備,啟動神經—體液調節機制,增加心排血量以適應機體代謝的需要。這種有充分時間動員代償機制的心功能不全,通常沒有明顯臨床症候,只有在疾病後期機體代償能力喪失時,心衰的表現才逐漸明顯。

啟動神經—體液調節機制有利的一面:維持動脈血壓,心排血量增加,組織灌注量增加;不利的一面:長期過度血容量增加,可加重心臟前負荷,使心臟由功能不全發展為心力衰竭。心功能不全是包括心臟泵血功能受損之後,由完全代償到部分代償再到失代償的全過程,而心力衰竭是

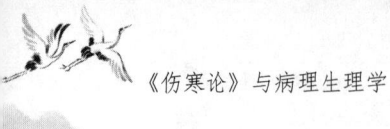

指心功能不全之後的失代償階段。

"少陰病，得之二三日以上"，說明機體動員代償機制有一段時間，若持續處於高代謝水準，心排血量及周圍迴圈血液灌流量持續增加，就會進入高動力迴圈狀態，繼而增大心臟前負荷（容量負荷），繼發離心性肥大等。"心中煩，不得臥"，一方面提示神經—體液調節機制仍然作用，機體仍有能力代償，故而心中煩；另一方面說明機體的心臟容量負荷已然增大，因為平臥位會增加回心血量，使心臟過度充盈，讓原本心臟容量負荷增大的狀態加重，所以不得臥。這也提示患者存在右心腔擴大等心肌本身的病變，也存在高排出量心力衰竭的風險，即將進入失代償期。

所謂高排量性心力衰竭，心排血量絕對高於正常，如甲亢、嚴重貧血、維生素B1缺乏等，主要原因是高動力迴圈狀態，血容量擴大，靜脈回流增加，心臟過度充盈，導致心臟負荷顯著增大，代償階段心排血量明顯高於正常，處於高動力迴圈階段，一旦心衰，心排血量下降（即使仍然高於正常人的心排血量，依舊滿足不了甲亢等原本高動力迴圈的需求），便不能滿足患病機體的高代謝水準，加重組織器官的缺血缺氧，誘發全身性炎症反應症候群。

全身性炎症反應症候群是機體內促炎—抗炎自穩失衡所致的、伴有免疫防禦功能下降的、持續不受控制的炎症反應，臨床表現可概括為"兩個加快、兩個異常和兩高一低一過度"，即呼吸頻率與心率加快；體溫與外周白細胞計數或比例異常；高代謝狀態和高動力迴圈狀態；組織器官低灌注和過度炎症反應。

所以，當機體進入少陰病一個階段後，出現心中煩、不得臥，說明機體已然存在高排出量心力衰竭及全身性炎症反應症候群的風險，可及時給與黃連阿膠湯治療。

黃連阿膠湯的用藥思考：黃連解熱，可降低機體代謝率，其中的小檗鹼成分能減慢心率，使舒張期延長，有利於心臟休息，減輕心臟前後負荷，有一定的抗心衰作用；黃芩、白芍合用，可減慢血流，可減少周圍迴圈血液灌流量，可降低毛細血管的通透性，可減少滲出；黃連、黃芩合用，可清熱，可消炎，可清除代謝產物；阿膠、雞子黃補血補液，預防代謝率降低、動力迴圈下降時發生高排出量心力衰竭。

■ 附子湯與退行性骨關節病

【原文】少陰病，得之一二日，口中和，其背惡寒者，當灸之，附子湯主之。（304）

少陰病，身體痛，手足寒，骨節痛，脈沉者，附子湯主之。（305）

附子湯方

附子二枚（炮，去皮，破八片）　茯苓三兩　人參二兩　白朮四兩　芍藥三兩

上五味，以水八升，煮取三升，去滓，溫服一升，日三服。

【病理生理】少陰病，機體處於缺血缺氧的狀態中，剛開始的時候，口中和（口中沒有燥渴），說明機體還有能力代償，通過神經—體液調節機制以進行水的重吸收，來完成自身輸液、自身輸血的代償機制。

但機體這種保水的代償機制極易誘發稀釋性低鈉血症，造成靜脈、組織液、淋巴回流障礙。同時，因為器官血流的重新分佈，皮膚外周、腹腔內臟器官血管平滑肌處於收縮狀態，血供減少，故出現背惡寒，身體痛，手足寒，胃腸排空障礙等症候。

"骨節痛，脈沉"，則說明機體已經進入靜脈回流受阻的低動力性缺氧狀態，因為靜脈回流受阻，造成骨內靜脈回流不暢，由於橫穿骨皮質的靜脈血管無瓣膜，很容易造成血液反流入骨髓腔內，骨內血量增多，迴圈受阻，繼而發生滲出、骨間質水腫等改變。同時，骨內血量增多及髓腔內容增加均可使骨內壓升高，而後者又加重骨內靜脈回流障礙和組織受壓，骨內靜脈回流障礙可刺激新骨的形成，造成骨質硬化及骨關節炎的多樣病理變化，可導致非炎症性的退行性骨關節病，其病理變化是關節軟骨的退行性變和繼發骨質增生硬化及軟骨下骨的囊性變，其臨床表現為關節疼痛（常為休息痛，表現為休息後出現疼痛，活動片刻即緩解，但活動過多後，疼痛又加劇）、關節僵硬（常出現在早晨起床時或白天關節長時間保持一定體位後），檢查受累關節可見關節腫脹、壓痛，活動時有摩擦感或"咔嗒"聲，病情嚴重者可有肌肉萎縮及關節畸形。

由於骨內壓和骨內病理改變相互作用，互為因果，形成惡性循環，繼而導致回心血量減少，心排血量下降，嚴重時會加重組織器官的缺血缺氧。為了防止機體從完全代償發展為失代償狀態，應及時給與附子湯

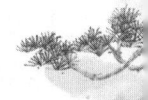

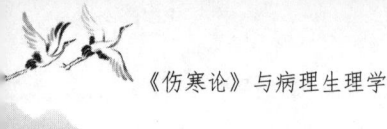

治療。

附子湯的用藥思考：炮附子提高心肌收縮力以增加心排血量；茯苓、白朮、白芍合用調節水、電解質代謝平衡，增強局部血液迴圈，促進靜脈及淋巴回流；人參補充能量以助機體修復受損的部位。

附子湯證與類風濕關節炎有些類似。類風濕關節炎是一種自身免疫病，以侵蝕性關節炎為主要特徵，其病理基礎是滑膜炎。發病初期的關節表現為關節晨僵、腫脹、疼痛等，最後可發生關節畸形，並喪失關節正常的功能。其特徵是多關節受累，呈對稱性多關節炎，易受累的關節有手、足、腕、踝及顳頜關節等，其他還可有肘、肩、頸椎、髖、膝關節等，經常伴有貧血、骨質疏鬆、心血管疾病、肝腎損害等關節外器官受累。

■ 桃花湯與潰瘍性結腸炎

【原文】少陰病，下利便膿血者，桃花湯主之。（306）

少陰病，二三日至四五日，腹痛，小便不利，下利不止便膿血者，桃花湯主之。（307）

桃花湯方

赤石脂一斤，一半全用，一半篩末　乾薑一兩　粳米一升

上三味，以水七升，煮米令熟，去滓，溫服七合，內赤石脂末方寸匕，日三服。若一服愈，餘勿服。

【病理生理】少陰病，機體處於缺血缺氧的狀態，持續一段時間後，機體仍有能力代償，通過抗利尿激素及血管緊張素等的分泌以完成自身輸液、自身輸血的代償機制，所以有小便不利的表現。在這個過程中，胃腸血管持續收縮，胃腸血流持續減少，胃腸進入缺血缺氧的狀態，其黏膜因此受損，腸道屏障功能因此下降，小腸吸收面積的結構功能因此被破壞，就會導致腹瀉、腹痛、便膿血等症，引發非感染性的腸黏膜的潰瘍糜爛，類似於臨床最常見的潰瘍性結腸炎，早期症候以腹瀉為主，排出含有血、膿和黏液的糞便，常伴有陣發性結腸痙攣性疼痛，並裡急後重，排便後可緩解。輕型患者症候較輕微，每日腹瀉不足5次，重型每日腹瀉在5次以上，為水瀉或血便，腹痛較重，有發熱症候，體溫可超過38.5℃，脈率大於90次/分。應該給與桃花湯治療。

桃花湯證與缺血性腸病也有類似，凡能引起內臟血流量下降的原因均

可引發腸道缺血，導致缺血性腸炎。無論何種原因引起的腸道缺血，其臨床表現類似，最常見的表現是突發左下腹痙攣性疼痛，伴有明顯便意，在之後的 24 小時內便血，為鮮紅色或暗紅色，血與糞便混勻，出血量不大，極少需輸血，否則需考慮其他診斷。由於腸道缺血導致腸功能紊亂，可出現噁心、嘔吐、噯氣、腹脹、腹瀉等症候。病變早期腸黏膜及黏膜下層出現出血及水腫，黏膜呈暗紅色。伴隨病程的進展及病變的加重，表層黏膜壞死、潰瘍形成，造成潰瘍性結腸炎。臨床治療時 α 腎上腺素能激動劑或 β 受體激動劑等可作為外源性刺激進一步降低腸道血液流量，誘發或加重缺血性腸病的發生，所以桃花湯中不可用附子。

桃花湯的用藥思考：赤石脂就是多水高嶺土，易碎、質軟有很強的吸水性。從藥理學來看，口服赤石脂可以減少對胃腸道的刺激，從而起到吸附性止瀉的作用，可以使凝血的時間和出血的時間明顯縮短，從而起到止血的作用；乾薑可增加胃腸的血流，提高胃腸消化吸收功能；粳米可直接補充血容量。

【原文】少陰病，下利便膿血者，可刺。（308）

【病理生理】少陰病，下利便膿血，除了藥物治療外，也可用針刺的方法，至於刺何穴位，當據證而定。

■ 吳茱萸湯與腦細胞水腫

【原文】少陰病，吐利，手足逆冷，煩躁欲死者，吳茱萸湯主之。（309）

吳茱萸湯方

吳茱萸一升（洗）　人參三兩　生薑六兩（切）　大棗十二枚（擘）

上四味，以水七升，煮取二升，去滓，溫服七合，日三服。

【病理生理】少陰病，胃腸血流減少，胃腸功能紊亂（多種病因所致的胃腸道的功能性與器質性疾病伴有多種消化道症候和體徵）導致消化吸收不良，引發嘔吐腹瀉，造成胃腸道消化液大量丟失，進一步損耗血容量，使有效迴圈血量持續下降。

機體因失液啟動交感—腎上腺髓質系統，交感神經興奮，兒茶酚胺分泌增加，α 受體興奮，外周血流減少，造成微循環的缺血缺氧，故而手足逆冷。同時，若 α 受體持續興奮可抑制細胞膜上的鈉鉀泵的活性，細胞內鈉出不來，細胞外鉀進不去，可造成細胞外液低滲狀態，水向細胞內

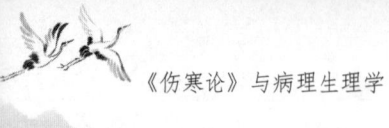

轉移，中樞神經系統最為敏感最先反應，腦細胞因此腫脹，顱內壓因此升高，出現煩躁、噁心、嘔吐、頭痛等表現，嚴重的腦細胞水腫可引起腦疝、呼吸中樞抑制甚至死亡，故曰煩躁欲死。也可造成高血鉀，急性輕度高血鉀對肌肉神經及心肌細胞的影響是興奮性升高，中重度高血鉀則為興奮性下降。

同時，機體因有效迴圈血量持續下降，啟動腎素—血管緊張素—醛固酮系統。腎素—血管緊張素—醛固酮系統為體內腎臟所產生的一種升壓調節體系，可引起血管平滑肌收縮及保水、保鈉效應，持續作用可造成血管平滑肌的強烈收縮和水、鈉瀦留。

此外，交感—腎上腺髓質系統及腎素—血管緊張素—醛固酮系統的持續作用均可使機體的分解代謝增強，當血漿中蛋白質因為胃腸功能障礙而生成減少、丟失增多、分解反而增強時，血漿膠體滲透壓就會因此下降，影響組織液的回流，加重細胞外液低滲狀態。

交感—腎上腺髓質系統及腎素—血管緊張素—醛固酮系統的持續作用均可提高胰高血糖素的分泌、降低胰島素的分泌，導致高血糖，而胰島素是增強鈉鉀泵活性的主要激素，因此增加胰島素的分泌或滅活胰高血糖素的作用可以同時解決高血糖、高血鉀、低血鈉的問題。在這種複雜的情況下，必須用吳茱萸湯解決根本問題。

吳茱萸湯的用藥思考：吳茱萸、生薑合用可調節血管緊張素的作用，可增強細胞膜上的鈉鉀泵作用，可調節水、電解質代謝紊亂，可直接提高胃腸的動力；人參、大棗則可快速補充津液，可提高血漿膠體滲透壓，也可刺激胰島素的分泌，增強鈉鉀泵的活性。

另外，少陰病，吐利，手足逆冷，煩躁欲死者，說明機體處於代償狀態，交感—腎上腺素髓質系統及腎素—血管緊張素—醛固酮系統仍然興奮，心腦的血流已經相對增加，故不用附子類湯方，若用附子恐會增加心肌耗氧量。

■ 豬膚湯與高代謝症候群

【原文】少陰病，下利，咽痛，胸滿，心煩，豬膚湯主之。（310）

豬膚湯方

豬膚一斤

上一味，以水一鬥，煮取五升，去滓，加白蜜一升，白粉五合，熬香，和令相得，溫分六服。

【病理生理】少陰病，下利，咽痛，胸滿，心煩，是機體失液後進入高代謝狀態，這也是機體的代償機制，目的是提高機體的應激能力及保護重要臟器（心、腦）的功能。但同時，這種高代謝狀態易引發高代謝症候群。

高代謝症候群是指機體代謝亢進，碳水化合物以及蛋白質、脂肪代謝異常所出現的一系列證候群，比如貧血、疲勞、失眠、呼吸急促、出汗過多、心率加快等。

在機體處於這種高代謝的過程中，所產生的乳酸、丙酮酸、磷酸等酸性代謝產物及多肽類物質，會刺激神經產生疼痛，並擴散至咽部的迷走神經，誘發咽喉疼痛症候。然究其根本原因在於失液，豬膚湯非常適合治療這種高代謝狀態下誘發的咽痛。

豬膚湯的用藥思考：豬皮，味甘、性涼，富含蛋白質、碳水化合物等，除了能補充能量外，還可促進合成代謝；蜂蜜、米粉，味甘，性平，富含碳水化合物等，除了能快速補充血容量外，還能止痛。

■ 甘草湯與過敏性咽炎、桔梗湯與阻塞性肺通氣不足

【原文】少陰病，二三日，咽痛者，可與甘草湯；不差，與桔梗湯。（311）

甘草湯方

甘草二兩

上一味，以水三升，煮取一升半，去滓，溫服七合，日二服。

桔梗湯方

桔梗一兩　甘草二兩

上二味，以水三升，煮取一升，去滓，溫分再服。

【病理生理】少陰病，二三日，機體處於缺血缺氧的狀態，免疫力相對下降，容易出現咽痛的症候，此咽痛既反映著組織器官如心臟和肺臟的功能，也說明機體目前仍有較強的代償機制，與臨床過敏性咽炎有些類似。

過敏性咽炎屬於免疫系統疾病，初發時，通常在醫院檢查時心肺功能顯示都是正常的，後期，心肺功能都相應發生不同程度損害，主要臨床表

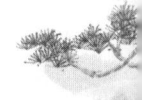

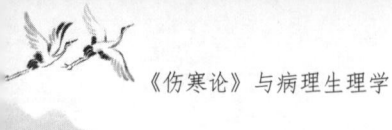

現為咽喉腫痛或咽癢咳嗽不止,午後或勞累後加重、嚴重時聲音嘶啞等。因此,治療不可簡單等同普通病菌感染類型的咽炎,增強機體細胞免疫力、改善過敏體質是防治過敏性咽炎的核心環節。甘草湯為首選方劑。

甘草湯的用藥思考:甘草有類糖皮質激素作用,允許和增強機體的應激反應,提高心血管系統對兒茶酚胺的敏感性,減少兒茶酚胺的降解,維持循環系統對兒茶酚胺反應性,通過增加心肌和血管平滑肌腎上腺素能受體的數量,保證血管對兒茶酚胺的反應性,以保證重要臟器心腦的血供氧供;同時,對細胞還有保護作用,穩定溶酶體膜減輕細胞損傷;還可抑制促炎介質的生成和釋放,有抗炎止痛作用。

咽喉是進行飲食、呼吸、發聲音的器官,上連口鼻,下通肺胃,是連接口腔和肺胃的通路。若機體因此出現肺通氣障礙,氣道內黏液積聚無法排出,造成阻塞性肺通氣不足,桔梗湯為首選。

桔梗湯的用藥思考:在甘草湯的基礎上加了一味桔梗,桔梗所含皂苷口服時對咽喉黏膜及胃黏膜造成某種程度的刺激,反射地引起呼吸道黏膜分泌亢進,使痰液稀釋,促使其排出,粗製桔梗皂苷有鎮咳作用。

■ 苦酒湯與聲帶潰瘍

【原文】少陰病,咽中傷,生瘡,不能語言,聲不出者,苦酒湯主之。(312)

苦酒湯方

半夏(洗,破如棗核)十四枚 雞子一枚(去黃,內上苦酒,著雞子殼中)

上二味,內半夏,著苦酒中,以雞子殼置刀環中,安火上,令三沸,去滓,少少含咽之,不差,更作三劑。

【病理生理】少陰病,是機體處於缺血缺氧的狀態,要通過興奮交感—腎上腺髓質系統以保證重要臟器心腦的血供氧供。在這個過程中,腎上腺素分泌較多,聲帶(聲帶是發聲器官的主要組成部分,位於喉腔中部)持續處於緊張狀態易受損,發生腫脹,甚至出現小結、息肉、潰瘍等情況,引發聲音嘶啞。聲音嘶啞是喉部病變或全身病變的一個症候,好發於用聲過度者。當用苦酒湯開嗓治療。

苦酒湯的用藥思考:半夏可直接作用於咽喉,消瘡散結化痰;苦酒

（醋）消除咽喉腫疼、解熱毒；雞子滋陰以潤喉。

■ 半夏散及湯與扁桃體炎

【原文】少陰病，咽中痛，半夏散及湯主之。（313）

半夏散及湯方

半夏（洗）　桂枝（去皮）　甘草（炙）

上三味，等分，各別搗篩已，合治之，白飲和，服方寸匕，日三服。若不能散服者，以水一升，煎七沸，內散二方寸匕，更煮三沸，下火令小冷，少少咽之。半夏有毒，不當散服。

【病理生理】少陰病，當機體因過度疲勞、受涼等因素而使抵抗力下降時，易誘發扁桃體炎。扁桃體位於消化道和呼吸道的交匯處，是免疫活性器官，具有很重要的免疫功能，它會產生大量的淋巴細胞，並使整個機體發生免疫反應。

正常情況下，由於扁桃體表面上皮完整和黏液腺不斷分泌，可將細菌與隨同脫落的上皮細胞從隱窩口排出，因此保持著機體的健康，但當扁桃體上皮供血不足、防禦機能減弱、腺體分泌功能降低時，扁桃體就會遭受細菌感染而發炎，隱窩內上皮壞死細菌與炎性滲出物聚集其中，隱窩引流不暢，導致本病的發生和發展。

扁桃體炎遷延不愈可導致慢性扁桃體炎，主要表現有四種：

1. 反復發作咽痛，每遇感冒、受涼、勞累、睡眠欠佳或煙酒刺激後咽痛發作，並有咽部不適及堵塞感；

2. 口臭，因扁桃體內細菌的繁殖生長及殘留於扁桃體內的膿性栓塞物導致；

3. 扁桃體腫大，肥大的扁桃體可使吞咽困難，說話含糊不清，呼吸不暢或睡眠時打鼾；

4. 全身表現，扁桃體內的細菌、膿栓常隨吞咽進入消化道，從而引起消化不良。

如細菌毒素進入體內，可有頭痛、四肢乏力、容易疲勞或低熱等表現。這種情況下，首選半夏散及湯治療。

半夏散及湯的用藥思考：半夏稀釋降解清除局部堆積的壞死細菌及炎性滲出物；桂枝、炙甘草合用改善局部缺血的狀態，加快局部的血液迴圈，促進局部的新陳代謝。

■ 白通湯與乳酸酸中毒、白通加豬膽汁湯與酸中毒昏迷

【原文】少陰病，下利，白通湯主之。（314）

少陰病，下利，脈微者，與白通湯。利不止，厥逆無脈，乾嘔煩者，白通加豬膽汁湯主之。服湯，脈暴出者死，微續者生。（315）

白通湯方

蔥白四莖　乾薑一兩　附子一枚（生，去皮，破八片）

上三味，以水三升，煮取一升，去滓，分溫再服。

白通加豬膽汁湯方

蔥白四莖　乾薑一兩　附子一枚（生，去皮，破八片）　人尿五合　豬膽汁一合

上五味，以水三升，煮取一升，去滓，內膽汁、人尿和令相得，分溫再服。若無膽亦可用。

【病理生理】少陰病，組織器官處於相對低灌注狀態，由於組織器官灌注不足，動脈血中含氧量較低或血壓較低等原因，組織細胞獲取不到足夠的氧，導致細胞無氧酵解增加，乳酸大量產生，可引起乳酸性酸中毒。同時，嚴重腹瀉使含 HCO_3^- 的鹼性腸液大量丟失，除了造成酸鹼平衡紊亂，也可引發水、電解質紊亂。乳酸酸中毒是代謝性酸中毒的常見原因，症候輕者可僅有嗜睡、食欲下降、腹瀉、呼吸稍深快，可用白通湯治療。

白通湯的用藥思考：用乾薑、生附子強心通脈，以改善組織器官低灌注狀態，用蔥白提高肺泡通氣量，以加強肺對酸鹼平衡紊亂的呼吸性調節作用。

病情較重或重症患者還伴有噁心、嘔吐、口唇發紺、低血壓、體溫低、脈弱、脫水、呼吸深大、意識障礙、四肢反射減弱、瞳孔擴大、深度昏迷或休克，可用白通加豬膽汁湯方治療。

白通湯加豬膽汁湯的用藥思考：在白通湯的基礎上加豬膽汁以刺激腸道的消化吸收，以減少腸內腐敗物質的產生；加人尿以快速改善水、電解質失衡的狀態。

此病起病急，病情危重，病死率高，嚴重威脅患者生命，需緊急救治。服湯後脈象由無脈突然變成洪大，乃油盡燈枯之象，進入低排低阻型

休克晚期狀態，完全失代償，將死；由無脈開始緩緩有微脈，心肌收縮力開始回升，動脈灌注量開始增加，為起死回生之象。

■ 真武湯與心源性水腫

【原文】少陰病，二三日不已，至四五日，腹痛，小便不利，四肢沉重疼痛，自下利者，此為有水氣，其人或咳，或小便利，或下利，或嘔者，真武湯主之。(316)

真武湯方

茯苓三兩　芍藥三兩　白朮二兩　生薑三兩（切）　附子一枚（炮，去皮，破八片）

上五味，以水八升，煮取三升，去滓，溫服七合，日三服。若咳者，加五味子半升，細辛一兩，乾薑一兩；若小便利者，去茯苓。若下利者，去芍藥，加乾薑二兩；若嘔者，去附子，加生薑，足前為半斤。

【病理生理】少陰病，機體處於缺血缺氧的狀態，因此啟動了自身輸液、自身輸血的代償機制。繼而出現以下情況：

1. 心率持續加快，以提高心排血量，維持動脈血壓，有利於冠脈的血液灌流。

2. 抗利尿激素分泌增加、腎素—血管緊張素—醛固酮系統啟動，保水保鈉，使血容量持續性代償增加。

3. 減少外周及腹腔內臟器官的血流，以保證重要臟器心腦的供血，進而血流持續重新分佈。

以上反應有利於生命的維持，同時也對機體產生了不利的一面，使心肌耗氧量增加，心肌負荷增大，水鈉瀦留，靜脈回流及組織液回流受阻，繼而影響右心功能，引發心源性水腫。

心源性水腫，主要由右心衰引起，其機制主要是由於有效迴圈血容量減少，腎血流量減少，繼發性醛固酮增加、水鈉瀦留、靜脈血淤、毛細血管靜水壓升高、組織液回收率降低所致。水腫的程度可因心力衰竭的程度而異，從輕微的腳踝水腫到嚴重的全身性水腫。特點是水腫首先出現在身體的低垂部位，對於能站起來活動的患者首先出現在腳踝內側，可以走路。活動後症候明顯，休息後症候減輕或消失。經常臥床者腰骶部明顯，面部一般無水腫。水腫呈對稱凹形，通常伴有頸靜脈擴張、肝臟腫大和靜

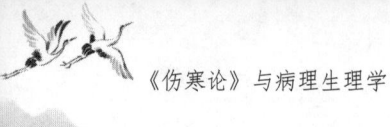

脈壓升高。比較嚴重的情況，還可能出現右心衰的其他表現，如胸腔積液和腹水。

心源性水腫可引起胃腸、肝、腎功能障礙，腹腔積液，下肢水腫等，故而腹痛、小便不利、四肢沉重疼痛，當用真武湯治療。

"小便利"，說明機體仍有能力代償，腎臟排水的功能仍然作用，以此維持血漿晶體滲透壓，避免低鈉血症的發生，故小便利去茯苓。

"或咳者"，早期因為機體的血流重新分佈，心、腦、肺血流相對增加，晚期隨著回心血量的減少，心、腦及肺血流會減少，肺血流減少、肺血管收縮、肺動脈壓升高，易引發肺水腫，故而咳，可加五味子、細辛、乾薑。

"或自下利"，說明機體已經存在胃腸黏膜缺血缺氧的情況，影響了其消化吸收功能，故去芍藥加乾薑。

"或嘔者"，說明機體的神經—體液代償機制比較強，抗利尿激素及血管緊張素的作用強烈，故不需要再加炮附子促進兒茶酚胺類激素的分泌，故曰"若嘔者，去附子，加生薑"。

■ 通脈四逆湯與休克晚期

【原文】少陰病，下利清穀，裡寒外熱，手足厥逆，脈微欲絕，身反不惡寒，其人面色赤，或腹痛，或乾嘔，或咽痛，或利止，脈不出者，通脈四逆湯主之。（317）

【病理生理】少陰病，下利清穀，丟失體液後導致血容量進一步下降，機體啟動代償機制，通過增加外周阻力、血液重新分佈等方式減少了微循環的灌流量，加重了組織器官的缺血缺氧，導致組織損傷與器官功能障礙，使組織、細胞對氧的利用發生障礙，ATP生成減少，乳酸和二氧化碳堆積，氫離子增加，使血管平滑肌對兒茶酚胺的反應性降低，故而裡寒外熱，手足冰冷，脈微欲絕。

組織、細胞利用氧的能力下降，氧氣進入卻因細胞損傷無法完全利用，毛細血管中氧合血紅蛋白增多，皮膚可呈紅色或暗紅色，故而身反不惡寒，其人面色紅；或腹痛；或乾嘔；或咽痛；或利止脈不出，進一步說明機體腹腔內臟器官組織處於缺血缺氧的狀態，還未完全失代償，臨床介於低排高阻型休克（心排血量降低，總外周阻力增高，見於低血容量、心源性休克）與低排低阻型休克（心排血量和總外周阻力下降，見於各類休克晚期）之間，一旦進入低排低阻型休克，機體就會完全失代償，將死。在這種緊要關頭，及時用通脈四逆湯治療。

通脈四逆湯的用藥思考：在四逆湯增強心肌收縮力、提高心排血量、增加微循環灌注量的基礎上，乾薑的量加倍以加強組織細胞利用氧的能力，並促進全身血液迴圈。

■ 四逆散與動脈硬化

【原文】少陰病，四逆，其人或咳，或悸，或小便不利，或腹中痛，或泄利下重者，四逆散主之。（318）

四逆散方

甘草（炙）　枳實（破，水漬，炙乾）　柴胡　芍藥

上四味，各十分，搗篩，白飲和服方寸匕，日三服。咳者，加五味子、乾薑各五分，並主下利；悸者，加桂枝五分；小便不利者，加茯苓五分；腹中痛者，加附子一枚，炮令坼；泄利下重者，先以水五升，煮薤白三升，煮取三升，去滓，以散三方寸匕內湯中，煮取一升半，分溫再服。

【病理生理】少陰病，機體為滿足應激需求，內環境穩態發生適應性變化與重建，其本質是一種適應和防禦反應，有利於維持自穩態和增強機體的適應能力，但過強或持續時間過長的應激代償機制，也可導致急性或慢性的器官功能障礙和代謝紊亂。

比如，若交感—腎上腺髓質系統持續興奮，外周阻力增大，外周小血管長期收縮，兒茶酚胺使血小板數目增多、黏附聚集性增強，使白細胞及纖維蛋白原濃度升高，使血液黏滯度增加，繼而促進動脈硬化的形成，使動脈管壁增厚、變硬，失去彈性、管腔狹小，影響正常的血液迴圈，導致微循環不良，造成組織器官的血液灌流量減少，故而四逆；同時，交感—腎上腺髓質系統持續興奮，心肌耗氧量增加，分解代謝長期大於合成代謝，可造成高血壓、高血脂、高血糖、高尿酸、心肌缺血等，促進動脈粥樣硬化的形成。

在動脈粥樣硬化形成前，大多數患者幾乎無任何臨床症候，隨著血管狹窄，累及不同器官時可出現相應的缺血症候，如頭暈、頭痛、咳嗽、胸悶、心悸、胸痛、腹痛、頑固性高血壓，下肢壞疽等。

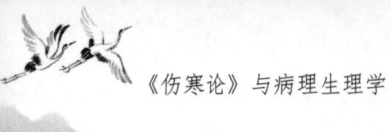

随著動脈粥樣硬化形成，大多數患者或多或少有心悸、胸痛、胸悶、頭痛、頭暈、四肢涼麻、四肢酸懶、跛行、視力降低、記憶力下降、失眠多夢等臨床症候。

對於機體而言，體表外周及腹腔內臟器官血管最先發生動脈硬化。體表外周動脈血管硬化以下肢動脈狹窄最常見，可出現下肢發涼、麻木和間歇性跛行，即行走時小腿麻木、疼痛以至痙攣，休息後消失，再走時又出現，嚴重時可持續性疼痛，足背動脈搏動減弱或消失。腹腔內臟器官動脈血管硬化包括腸系膜動脈硬化（表現為進食後腹痛，腹痛多發生在進食後10分鐘左右，逐漸加重，約1小時後緩解，可伴有噁心、噯氣、腹脹、便秘或腹瀉等）及腎動脈硬化（可引起頑固性高血壓和腎功能不全，可伴有小便不利）等。

這種應激代償機制持續時間過長或過強所引發的動脈硬化，造成局部血液迴圈障礙，當用四逆散治療。

四逆散的用藥思考：柴胡可調節應激反應，可促進合成代謝，預防高血脂等造成動脈粥樣硬化的誘因；芍藥、炙甘草合用可直接作用於持續收縮的血管平滑肌，包括四肢及腹腔內臟器官，並促進局部血液迴圈；枳實破氣消積，與芍藥合用可疏通血管，可清除血管壁上堆積的"垃圾"。

■ 豬苓湯與腎功能不全

【原文】少陰病，下利六七日，咳而嘔、渴，心煩不得眠者，豬苓湯主之。（319）

豬苓湯方

豬苓（去皮） 茯苓 澤瀉 阿膠 滑石（碎）各一兩

上五味，以水四升，先煮四味，取二升，去滓，內阿膠烊消，溫服七合，日三服。

【病理生理】少陰病，下利，損耗了體液，導致有效迴圈血量減少，故而口渴。機體因此啟動了代償機制：有效迴圈血量減少→交感神經興奮→腎血管收縮→腎血流減少→腎小球濾過率降低→醛固酮和抗利尿激素代償性分泌增加→尿量、尿鈉減少。

這種腎灌流量急劇下降所引起的水鈉瀦留極易造成腎功能不全，使代謝終產物和毒性物質不能及時排出體外，以致產生水、電解質和酸鹼平衡紊亂，並伴有腎臟內分泌功能障礙的病理過程。

水鈉瀦留可導致容量負荷過度，除了能引起不同程度的皮下水腫（眼瞼、雙下肢）或（和）體腔積液（胸腔、腹腔）外，還可引起肺水腫，直接造成肺功能障礙，典型症候為咳嗽、咳痰、痰中帶血、呼吸困難，夜間尚能平臥，活動後氣促等，有些患者雖然症候不典型，但肺水腫已非常明顯，因呼吸困難及咳嗽、咳痰的症候很輕，所以易被忽略。如發展為肺間質纖維化，則可有明顯的呼吸困難，約半數患者可並發胸腔積液，多為纖維素性滲出液，少數為血性。

同時，因為代謝終產物或代謝廢物不能及時排出體外，易造成氮質血症，會出現體內尿素氮、肌酐、多胺等升高的情況。如果體內的尿素氮比較高，可以出現胃腸道刺激症候，胃部疼痛、噁心、嘔吐、食欲減退、腹瀉等，也有一部分患者可能會出現消化道出血的現象。多胺類還可引起厭食、噁心、嘔吐和蛋白尿，並能促進紅細胞溶解，抑制促紅細胞生成素的生成，促進腎性貧血、腎性水腫、腹水等。

另外，腎功能不全可使骨髓內血小板生成受抑制，患者常有出血傾向，出現鼻出血、牙齦出血、消化道出血等症候。失眠、心煩、注意力不集中、記憶力減退則為腎功能不全對神經系統的早期影響，也說明機體處於急性代償階段。

機體下利六七日後，出現咳而嘔渴，心煩不得眠，小便不利，為腎功能不全的早期表現，雖然導致尿量減少和氮質血症等，但腎小管功能尚屬正常，機體仍有較強的代償機制，此時當用豬苓湯治療。

■ 大承氣湯與血運性腸梗阻

【原文】少陰病，得之二三日，口燥咽乾者，急下之，宜大承氣湯。（320）

少陰病，自利清水，色純青，心下必痛，口乾燥者，可下之，宜大承氣湯。（321）

少陰病六七日，腹脹不大便者，急下之，宜大承氣湯。（322）

【病理生理】少陰病，腸道因缺血缺氧而失去正常蠕動功能，使腸內容物不能正常運行而滯留，滯留的腸內容物壓迫腸管壁，靜脈回流及淋巴回流受阻，造成腸道血運障礙，可引發血運性腸梗阻，可進一步導致腸道的淤血、水腫、滲出及壞死。

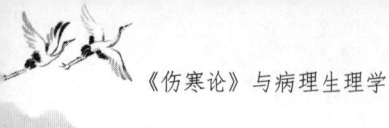

腸道的淤血水腫及滲出可使水丟失在腸腔，再加上腸道內容物滯留形成的腸道高滲狀態，可使膽汁、胰液、小腸液等進入腸腔，導致下利色純青的清水（因為膽汁、胰液、小腸液屬於鹼性液，故色純青），繼而造成高滲性脫水及酸鹼平衡紊亂，故而口燥咽乾或口乾燥。

腸壁的血供障礙亦使腸肌受累致腸蠕動功能減低或消失，腸腔內容物因此滯留，可增加腹內壓，故而腹脹、不大便；腸壁及系膜的淤血外滲會導致腹腔積液，引起急而劇烈的腹痛，呈持續性陣發性加劇，故而腹痛。

此證與臨床血運性腸梗阻類似，血運性腸梗阻屬於一種絞窄性腸梗阻，在腸梗阻中比較少見，佔各類腸梗阻的3%左右，常伴有唇乾舌燥、眼窩內陷、皮膚彈性消失、尿少或無尿等脫水症候，嚴重時可導致腸壁壞死、穿孔，繼發彌漫性腹膜炎、血性腹水及嚴重的膿毒血症，病情危重且進展較快。當務之急，可用大承氣湯急下之。

■ 四逆湯與組織器官低灌注狀態

【原文】少陰病，脈沉者，急溫之，宜四逆湯。（323）

四逆湯方

甘草二兩（炙） 乾薑一兩半 附子一枚（生用，去皮，破八片）

上三味，以水三升，煮取一升二合，去滓，分溫再服，強人可大附子一枚，乾薑三兩。

【病理生理】少陰病，一旦出現組織器官低灌注狀態，脈沉、脈搏細數、四肢冰冷、肛溫下降等為比較突出的休克早期表現，當用四逆湯急溫之。

【原文】少陰病，飲食入口則吐，心中溫溫欲吐，復不能吐，始得之，手足寒，脈弦遲者，此胸中實，不可下也，當吐之；若膈上有寒飲，乾嘔者，不可吐也，當溫之，宜四逆湯。（324）

【病理生理】少陰病，當機體處於缺血缺氧狀態時，便會啟動應激代償機制，一方面通過減少外周及腹腔內臟器官血流以保證重要臟器心腦的供血，此時微循環及胃腸道處於相對缺血的狀態，勢必影響其消化吸收功能。另一方面通過增加血管加壓素（抗利尿激素）及血管緊張素的分泌，使胃腸道血管平滑肌處於持續收縮狀態，不利於靜脈、淋巴回流，不利於胃腸的排空，故而乾嘔（作嘔吐之態，但有聲而無物吐出，或僅有涎沫而無食物吐出），此乾嘔為組織器官缺血或低灌注的狀態，當用四逆湯治療。

【原文】少陰病，下利，脈微澀，嘔而汗出，必數更衣，反少者，當溫其上，灸之。（325）

【病理生理】少陰病，胃腸的缺血缺氧造成消化不良及吸收不良，就會出現嘔吐及下利不止的情況，若下利次數反而減少，出現出冷汗、四肢冰冷、面色蒼白、煩躁不安等，為休克早期的表現，可酌情給與乾薑附子湯，也可用溫灸之法。

厥陰病與多器官功能障礙

辨厥陰病脈證并治

【原文】厥陰之為病，消渴，氣上撞心，心中疼熱，饑而不欲食，食則吐蚘。下之利不止。（326）

【病理生理】本條描述了厥陰病的基本病理生理過程及主要臨床表現，為有效迴圈血量銳減，組織器官血流灌注廣泛持續顯著減少，致全身多個生命重要器官功能及結構嚴重損傷的綜合症候群。此時機體自身的神經—體液調節機制開始失調，其代償功能從部分失代償走向完全失代償。

所謂有效迴圈血量，是指單位時間內通過心血管系統進行迴圈的血量。有效迴圈血量依賴於三個因素，即充足的血容量、有效的心搏出量和完善的周圍血管張力。當其中任何一個因素的改變超出了人體的代償限度時，即可導致有效迴圈血量急劇下降，造成全身組織、器官氧合血液灌流不足和細胞缺氧而發生休克。

厥陰病，消渴為機體有效迴圈血量急劇下降的標誌反應。氣上撞心、心中疼熱為心臟搏動的頻率和（或）節律異常的表現，嚴重影響心搏出量，反映心肌功能及結構受損的狀態。心肌的功能及結構受損後除了影響心排血量，還會繼發靜脈淤血，其中體循環淤血（包括門靜脈高壓引起的肝臟淤血、胃腸淤血等），可導致肝、胃腸功能障礙，淤血水腫等，可出現肝功能減退、消化不良、腹脹、噁心、嘔吐、疲乏、水腫、頸靜脈怒張、腹水、發紺等症候，故曰"饑而不欲食、食則吐蚘"。

在這種情況下，若反用攻下之法進一步損耗體液及血容量，導致有效迴圈血量急劇下降，就會加重組織器官的缺血缺氧及組織細胞的變性壞死，胃腸黏膜的形態結構因此受損就會影響其吸收功能，故而"下之利不止"。

在機體啟動代償機制的過程中，若微循環處於缺血缺氧的狀態，說明神經—體液調節機制尚能代償，若微循環由缺血性缺氧發展為淤血性缺氧，外周血管張力受到影響，由外周阻力增加、外周血管收縮變化為外周阻力降低、外周血管擴張，則說明神經—體液調節機制開始失去作用，機體的內環境穩態開始失控，機體進入休克中晚期階段的失代償狀態。

休克初期，組織器官多表現為功能性衰竭，大多屬於少陰病，說明機體尚處於部分失代償狀態；休克中晚期，組織器官多表現為器質性衰竭，且涉及多個系統，大多屬於厥陰病，說明機體進入完全失代償狀態。

此條文說明了三個問題：

1. 機體處於淤血性缺氧的狀態。
2. 涉及多個系統的功能衰竭、結構損害及代謝障礙。
3. 機體進入完全失代償階段。

【原文】厥陰中風，脈微浮為欲愈，不浮為未愈。（327）

【病理生理】厥陰病中風，脈微浮，說明機體的代償機制尚可，還未完全失代償，病情有好轉的跡象，也說明此為厥陰病最初或相對較輕的表現；如果脈象的表現不是微浮，而是浮大，則說明機體進入失代償階段，病情很難好轉。

【原文】厥陰病，欲解時，從丑至卯上。（328）

【病理生理】此條從"人與天地相應"的觀點，指出厥陰病證與時間的關係。字面理解，丑時，即凌晨1~3時；寅時，即3~5時；卯時，即5~7時。即從凌晨1時至7時是厥陰病證的變化時段。

【原文】厥陰病，渴欲飲水者，少少與之，愈。（329）

【病理生理】此條可能有缺文，不再贅述。

【原文】諸四逆厥者，不可下之，虛家亦然。（330）

【病理生理】微循環的缺血缺氧導致末梢血供、氧供減少，同時伴有腹腔內臟器官的血流減少，胃腸因此缺血缺氧減少導致胃腸排空障礙等，此時不可用攻下法，故曰"諸四逆厥者，不可下之，虛家亦然"。

【原文】傷寒先厥，後發熱而利者，必自止。見厥復利。（331）

【病理生理】傷寒，先出現末梢血流減少的狀態而四肢冰冷，後出現發熱而下利，說明機體的代償能力尚強，中樞神經系統尚能作用，產熱機制仍能運行，故而下利必自止。如果末梢血流持續減少，造成微循環的缺血缺氧，胃腸血供因此減少，導致缺血性腸炎等，就會嚴重影響其吸收功能，故曰"見厥復利"。

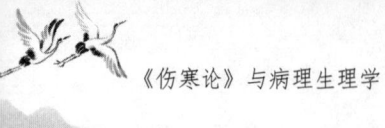

【原文】伤寒始發熱六日，厥反九日而利，凡厥利者，當不能食，今反能食者，恐為除中。食以索餅，不發熱者，知胃氣尚在，必愈，恐暴熱來出而復去也，後日脈之，其熱續在者，期之旦日夜半愈，所以然者，本發熱六日，厥反九日，復發熱三日，並前六日，亦為九日，與厥相應，故期之旦日夜半愈。後三日脈之，而脈數，其熱不罷者，此為熱氣有餘，必發癰膿也。（332）

【病理生理】傷寒，起初發熱六日，說明機體代償機制尚存，之後出現微循環缺血缺氧並伴有組織器官的低灌注，如四肢冰冷伴有因胃腸缺血缺氧而引起的下利，則說明機體的代償能力開始減弱，胃腸功能障礙當食欲不振或不能食，今反食欲佳、胃口好，恐為"回光返照"之象。人在瀕臨死亡的時候，組織細胞內能夠儲能、供能的重要物質三磷酸腺苷（ATP），會迅速轉化為二磷酸腺苷（ADP），同時釋放出巨大能量，使機體各系統、各器官迅速獲得強大動力，人就會突然表現出非凡的活力，但ATP的能量只能維持很短的時間，所以人在臨終前出現的興奮也會十分短暫。

患者吃完東西後，若不發熱不興奮，說明不是回光返照，而是胃腸動力開始恢復，病情必會緩解。若出現暴熱隨即轉冷的現象，猶如油盡燈枯前的剎那明亮，說明生命即將到達盡頭，恐為除中。若第二天脈象微浮發熱，說明其中樞神經系統的功能開始恢復，其體溫調節機制開始正常運行，病情將在凌晨夜半時分好轉。若之後三天出現脈數，熱不解，則可引發癰膿，類似臨床癰病（細菌感染）。

癰病多發生於抵抗力低下的成人，多發生於皮膚較厚的頸項、背部和大腿，大小可達10厘米或更大，初為彌漫性浸潤性紫紅斑，表面緊張發亮，觸痛明顯，之後局部出現多個膿頭，有較多膿栓和血性分泌物排出，伴有組織壞死和潰瘍形成，可見竇道，局部淋巴結腫大。臨床上患者自覺搏動性疼痛，可伴有發熱、畏寒、頭痛、食欲不振等全身症候，嚴重者可繼發菌血症、毒血症、敗血症導致死亡。

【原文】傷寒脈遲六七日，而反與黃芩湯徹其熱，脈遲為寒，今與黃芩湯，複除其熱，腹中應冷，當不能食，今反能食，此名除中，必死。（333）

【病理生理】傷寒，脈遲六七日，因為有效迴圈血量急劇下降，組織器官灌流量嚴重不足，腹腔內臟器官胃腸的血供不足而致胃腸動力不足，故而腹中應冷當不能食，今反能食，為回光返照之象，此時卻用了黃芩湯，把機體的最後一點熱能或動力清除，必死。

【原文】傷寒先厥後發熱，下利必自止，而反汗出，咽中痛者，其喉為痺。發熱無汗，而利必自止，若不止，必便膿血，便膿血者，其喉不痺。（334）

【病理生理】傷寒，先厥後發熱，說明機體仍有能力代償，交感—腎上腺髓質系統仍然發揮作用，機體仍可通過減少外周及腹腔內臟器官的血流以產熱抗敵，故而"下利必自止"。

在這個過程中，應該是發熱、無汗、惡寒，此時反汗出，則說明機體進入失代償狀態。由於外周血管的灌流量減少，加重了組織器官的缺血缺氧，導致酸性產物堆積及局部代謝產物增加，降低了血管平滑肌對兒茶酚胺類縮血管物質的反應性，致使外周血管擴張，故"反汗出"，因此影響了回心血量，必會加重各組織器官的缺血缺氧，咽中痛為機體缺血最初的表現，喉痺為機體缺氧最初的表現。

《素問・太陰陽明論》說："喉主天氣，咽主地氣。"咽與喉，相連而有別。咽在後，下連食道，直貫胃腑，為胃之系；喉在前，下通氣道，連於肺臟，屬肺之系。

《靈樞・憂恚無言》說："咽喉者，水穀之道路也；喉嚨者，氣之所以上下者也。"可見咽與喉，一個關係到血的化生，一個關係到氣的出入，各司其職，其區別所在，古人早有認識。

另外，若發熱無汗，下利反不止，則說明因此加重了胃腸缺血缺氧的狀態，腸道免疫屏障因此被損害，大量腸黏膜壞死、破損、脫落均可造成內毒素移位，發生腸源性內毒素血症。

腸源性內毒素血症，是因在患者機體免疫功能比較低下的情況下，腸道免疫屏障受到一定的損害，內毒素進入血液迴圈。患者可以表現出發熱、高熱不退、寒戰、食欲減退、疲乏、倦怠、無力等全身表現。隨著病情的進展，患者會表現出白細胞計數明顯改變，心、腎、肝等各個臟器功能衰竭的病情發生，引發膿血便，這也說明機體進入失代償狀態。

便膿血者，若伴有發熱，說明其產熱機制尚能作用，肺血流量相對增加，其通氣功能尚可，故曰"便膿血者，其喉不痺"。

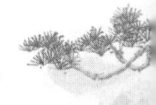

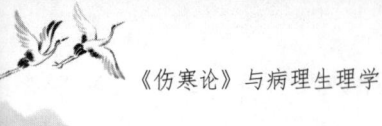

【原文】傷寒一二日至四五日，厥者必發熱，前熱者後必厥，厥深者熱亦深，厥微者熱亦微，厥應下之，而反發汗者，必口傷爛赤。（335）

【病理生理】傷寒，一段時間後，發展為四肢逆冷，說明微循環及組織器官均處於低灌注的狀態，為微循環的缺血缺氧期。隨著乳酸等酸性產物堆積及代謝產物的增加，必會啟動炎症細胞釋放過量炎症介質，導致全身性炎症反應，早期表現為體溫過高，故"必發熱"。

從體溫升高到體溫過低，機體進入失代償階段，組織器官缺血缺氧的狀態越嚴重，全身炎症反應的病情就越嚴重，可發展為敗血症休克期，並伴有多器官功能衰竭及彌散性血管內凝血等，甚至死亡。若此時再用汗法擴張微血管以散寒解表，則會加速彌散性血管內凝血（DIC）的形成。

DIC 的臨床表現複雜多樣，但主要表現為出血、休克、器官功能障礙和貧血。出血是 DIC 最初及最常見的臨床表現，患者可有多部位出血傾向，如皮膚淤斑、紫癜、咯血、消化道出血等。輕者僅表現為局部（如注射針頭處）滲血，重者可發生多部位出血。

【原文】傷寒病，厥五日，熱亦五日，設六日，當復厥，不厥者自愈，厥終不過五日，以熱五日，故知自愈。（336）

【病理生理】傷寒病，微循環及組織器官低灌注導致四肢逆冷，因此導致全身炎症反應而發熱，這是機體抗損傷的方式，也說明機體尚能代償，治療一段時間後，若沒有再出現四肢逆冷的情況，說明機體缺血缺氧的狀態已然改善，病情即將好轉。

【原文】凡厥者，陰陽氣不相順接便為厥。厥者，手足逆冷者是也。（337）

【病理生理】厥，為機體微循環缺血缺氧的表現，表現為手足冰冷。

■ 烏梅丸與微循環淤血性缺氧

【原文】傷寒脈微而厥，至七八日膚冷，其人躁無暫安時者，此為臟厥，非蚘厥也。蚘厥者，其人當吐蚘令病者靜，而複時煩者，此為臟寒，蚘上入其膈，故煩，須臾複止，得食而嘔，又煩者，蚘聞食臭出，其人常自吐蚘。蚘厥者，烏梅丸主之，又主久利。（338）

烏梅丸方

烏梅三百枚　細辛六兩　乾薑十兩　黃連十六兩　當歸四兩　附子六

兩（炮，去皮） 蜀椒四兩（出汗） 桂枝六兩（去皮） 人參六兩 黃柏六兩

上十味，異搗篩，合治之，以苦酒漬烏梅一宿，去核，蒸之五升米下，飯熟搗成泥，和藥令相得，內臼中，與蜜杵二千下，丸如梧桐子大。先食飲服十丸，日三服，稍加至二十丸。禁生冷滑物臭食等。

【病理生理】"傷寒脈微而厥，至七八日膚冷，其人躁無暫安時者"，為微循環缺血缺氧及組織器官低灌注的狀態，與臨床休克早期類似。此時機體尚能代償，交感—腎上腺髓質系統興奮，兒茶酚胺分泌增加，心率加快、心收縮力增強、外周阻力升高，故而脈搏細數、脈壓差小、血壓下降不明顯；外周皮膚血管收縮，故而臉色蒼白、四肢冰冷、惡寒；中樞神經系統興奮，故而煩躁不安，此為臟厥，為微循環淤血性缺氧及組織器官低灌注狀態，與蚘厥不同。

"蚘厥者，其人當吐蚘"，為何會吐蚘？當機體的組織器官處於低灌注狀態時，因為胃腸的缺血缺氧導致胃腸黏膜防禦屏障被破壞，腸道微生態環境因此失衡，寄生蟲、細菌、病毒等大量繁殖，可突破黏膜屏障而移位進入血循環，造成內毒素血症。內毒素血症臨床症候主要決定於宿主對內毒素的抵抗力。內毒素血症可以出現在多系統的多種疾病中，通常導致致死性感染性休克、多器官功能衰竭、彌漫性血管內凝血等，病死率極高。

這種狀態下的吐蚘，一方面提示機體內部已發生全身性炎性反應；另一方面提示機體進入淤血性缺氧期，因為內毒素可導致微循環擴張，影響靜脈回流，減少回心血量，有效迴圈血量急劇下降，加重組織器官的低灌注狀態，乳酸等酸性產物堆積及局部代謝產物的增多，使血管平滑肌對兒茶酚胺的反應性降低，致使微循環血液淤滯、血栓形成等。

一旦進入微循環淤血性缺氧期，機體就進入失代償狀態，此期為可逆性的失代償期，動脈血壓表現為進行性下降，常伴有酸中毒、高血鉀等水、電解質平衡紊亂及酸鹼平衡紊亂的疾病，繼而引發微血管麻痺性擴張，正式進入微循環衰竭期，此期為不可逆的失代償期，動脈血壓表現為進行性頑固性低血壓，並發彌散性血管內凝血（DIC），導致出血、血栓栓塞、休克、各臟器功能及形態受損等。若病者出現神志淡漠、昏迷等中樞神經系統功能抑制狀態，則進入不可逆的失代償期。

若"病者靜，而複時煩"，說明機體處於可逆性的失代償狀態。"得食

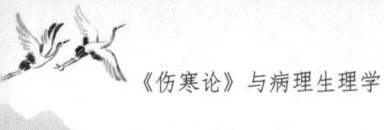

而嘔，又煩者，蚘聞食臭出，其人常自吐蚘，久利"均為蚘厥的表現，也屬可逆性的失代償期，當用烏梅丸治療。

烏梅丸的用藥思考：烏梅酸澀收斂，可生津，也可止吐、止瀉、止血，用苦酒（醋）浸泡可殺蟲，可對抗內毒素，可促進細胞的新陳代謝；細辛疏通微血管以改善微循環淤血性缺氧的狀態；當歸不僅可以促進造血功能，還可以擴張外周血管以抗血栓；蜀椒暖血抗凝以提高血管平滑肌細胞的反應性，可改善微血管麻痺；桂枝增加心排血量引血外達，且引領細辛、當歸、蜀椒作用於微循環，以改善微循環淤血性缺氧的狀態；黃連、黃柏清除酸性代謝產物堆積，降低局部血管的活性物質對血管內皮細胞的損害，可抗炎抗損傷；人參提供能量及造血物質以補液補血；附子、乾薑合用可給細胞提供動力以增強心泵功能，可促進血液迴圈，並加強器官組織細胞利用氧的能力以改善細胞缺血缺氧的狀態。

【原文】傷寒熱少微厥，指頭寒，嘿嘿不欲食，煩躁，數日小便利，色白者，此熱除也，欲得食，其病為愈。若厥而嘔，胸脅煩滿者，其後必便血。（339）

【病理生理】傷寒，微循環淤血性缺氧的情況比較輕，機體仍有能力代償，交感—腎上腺髓質系統持續興奮，通過減少末梢血流及腹腔內臟器官血流（胃、膽、腸、腎等）以保護重要器官心腦的供血供氧，故指頭寒、默默不欲食、煩躁、小便不利。

數日後，若微循環淤血性缺氧狀態得到改善，靜脈回流恢復，回心血量增多，胃腸、腎等血流增加，代謝產物等隨之排出，水、電解質代謝紊亂及酸鹼平衡紊亂得到改善，即將痊癒，故曰"小便利、色白者，此為熱除也，欲得食，其病為愈"。

若數日後，微循環淤血性缺氧的情況加重了，除了四肢逆冷外，還伴有體循環淤血，可引起胃腸、肝功能障礙，下肢水腫等，見於肝臟淤血、胃腸淤血、下肢淤血，可致肝大、壓痛等，可出現肝功能減退、消化不良、腹脹、噁心、嘔吐、疲乏、水腫、頸靜脈怒張、腹水、消化道出血等，故曰"若厥而嘔，胸脅煩滿者，其後必便血"。

【原文】病者手足厥冷，言我不結胸，小腹滿，按之痛者，此冷結在膀胱關元也。（340）

【病理生理】病者手足厥冷，處於微循環缺血性缺氧狀態，時間久了，會發展為微循環淤血性缺氧，繼而影響靜脈回流。靜脈回流受阻，壓力增高，可使血管內的液體漏出到腹腔、盆腔等，導致靜脈淤血水腫，引發腹腔積液、盆腔積液等。

"言我不結胸，小腹滿，按之痛"，則說明病在盆腔，積液在盆腔（盆腔積液的主要症候是感覺下腹部墜脹、疼痛及腰骶部酸痛等），故曰"冷結在膀胱關元也"。

【原文】傷寒發熱四日，厥反三日，復熱四日，厥少熱多者，其病當愈。四日至七日熱不除者，必便膿血。（341）

【病理生理】傷寒，發熱體溫升高與四肢逆冷、體溫下降交替反復出現，若四肢逆冷、體溫下降的情況開始有所改善，病情就會逐漸痊癒；若發熱體溫升高的情況持續不降，其代謝產物等得不到及時排出，必會引發腸源性內毒素血症，必便膿血。

【原文】傷寒，厥四日，熱反三日，複厥五日，其病為進。寒多熱少，陽氣退，故為進也。（342）

【病理生理】傷寒，機體處於微循環缺血性缺氧期時，體溫下降和體溫上升交替反復出現，說明機體的代償機制仍然發揮作用，當機體進入微循環淤血期後，就表現為體溫下降，皮膚蒼白發涼加重，花斑狀發紺，血壓下降，心肌搏動無力等，說明病情加重，進入失代償階段。

【原文】傷寒六七日，脈微，手足厥冷，煩躁，灸厥陰，厥不還者，死。（343）

傷寒，發熱下利，厥逆，躁不得臥者，死。（344）

傷寒，發熱，下利至甚，厥不止者，死。（345）

傷寒六七日，不利，便發熱而利，其人汗出不止者，死，有陰無陽故也。（346）

傷寒五六日，不結胸，腹濡，脈虛複厥者，不可下，此亡血，下之死。（347）

發熱而厥，七日下利者，為難治。（348）

【病理生理】以上六條均說明機體一旦進入微循環淤血期，就會出現體溫下降、血壓持續性下降、脈壓進行性下降、淤血性腹水等，腹腔內臟器官因低灌注而出現功能障礙及結構損害，重要器官組織心、腦也進入缺血缺氧的狀態，繼而引發水、電解質代謝紊亂及酸鹼平衡失調，機體進入

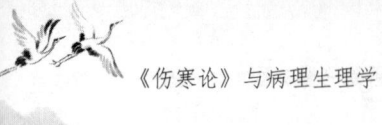

完全失代償階段，嚴重危及生命。

【原文】傷寒脈促，手足厥逆者，可灸之。（349）

【病理生理】厥陰病，脈促，說明機體仍有代償能力，當處於微循環缺血性缺氧期，手足厥逆者，可酌情溫灸關元穴。

■ 白虎湯與感染性休克

【原文】傷寒，脈滑而厥者，裡有熱，白虎湯主之。（350）

【病理生理】此條所述症候與臨床感染性休克類似，即宿主對感染反應失調所致的嚴重迴圈功能障礙，又稱為膿毒性休克，過去稱為敗血性休克。可由任何部位的感染引起，臨床上常見於肺炎、腹膜炎、膽管炎、泌尿系統感染、蜂窩組織炎、腦膜炎、膿腫等，故曰裡有熱。

感染性休克的發病機制：

1.微循環障礙：通過三個始動環節引起有效迴圈血量減少和微循環障礙。

（1）感染→毛細血管通透性增加→血漿外滲→血容量減少。

（2）感染→血管擴張→血管床容量增加→有效迴圈血量減少。

（3）感染→毒素及活性物質直接損傷心肌→心泵功能下降。

2.炎症與免疫功能障礙：炎症一方面引發全身炎症反應症候群，導致迴圈功能紊亂和多器官損傷；另一方面抑制天然免疫與特異性免疫，引發代償性抗炎反應症候群，使感染播散，從而促進休克的進展。

感染性休克早期，動—靜脈短路開放，組織器官低灌注量，臨床症候皮膚溫暖乾燥、脈洪大有力、低血壓、發熱、心動過速、呼吸急促、外周血白細胞增加等，可用白虎湯治療。

■ 當歸四逆湯與動脈痙攣型微循環不良、當歸四逆加吳茱萸生薑湯與動脈梗阻型微循環不良

【原文】手足厥寒，脈細欲絕者，當歸四逆湯主之。（351）

若其人內有久寒者，宜當歸四逆加吳茱萸生薑湯。（352）

當歸四逆湯方

當歸三兩　桂枝三兩（去皮）　芍藥三兩　細辛三兩　甘草二兩（炙）通草二兩　大棗二十五枚（擘，一法十二枚）

上七味，以水八升，煮取三升，去滓，溫服一升，日三服。

當歸四逆加吳茱萸生薑湯方

當歸三兩　芍藥三兩　甘草二兩（炙）　通草二兩　桂枝三兩（去皮）細辛三兩　生薑半斤（切）　吳茱萸二升　大棗二十五枚（擘）

上九味，以水六升，清酒六升和，煮取五升，去滓，溫分五服。一方水、酒各四升。

【病理生理】"手足厥寒，脈細欲絕者"，為微循環不良導致四肢肢端組織缺血缺氧的表現，與雷諾病類似，其以陣發性四肢肢端對稱間歇發白、發紺和潮紅為臨床特點，主要為肢端小動脈的痙攣引起的微循環不良，與交感—腎上腺髓質系統興奮導致血液迴圈中腎上腺素和去甲腎上腺素含量增高有關，因為交感神經過度興奮及兒茶酚胺持續作用，可直接誘發肢端小動脈的痙攣。

長期的血管痙攣，可使動脈內膜增生、血流不暢，再加上肢端小動脈的血流減少，少數患者最後可有血栓形成，管腔閉塞，伴有局部組織的營養性改變，嚴重者可發生指（趾）端潰瘍，偶有壞死。本病的診斷主要根據典型的臨床表現：①發作由寒冷或情緒激動所誘發；②兩側對稱性發作；③無壞死或只有很小的指（趾）端皮膚壞死。本病的發作過程，先是指（趾）動脈發生痙攣或功能性閉塞，其後毛細血管和小靜脈痙攣，因而局部皮膚呈現蒼白。動脈痙攣較小靜脈痙攣消退快。血管痙攣解除後，局部迴圈恢復，並出現反應性充血，故皮膚出現潮紅，然後轉為正常色澤。起病緩慢，一般在受寒冷後，尤其是手指接觸低溫後發作，故冬季多發。

根據指動脈的病變狀況，本病可分為痙攣型和梗阻型兩大組。

1. 痙攣型：有異常的腎上腺能受體改變，血小板上 α_2—受體活性明顯增加，致使血管對冷刺激的敏感性增高。痙攣型無明顯掌、指動脈梗阻，在室溫時指動脈正常，在臨界溫度時（18~20℃）才引起發作。這種由寒冷或情緒激動誘發的微循環不良，繼而造成四肢肢端組織的缺血缺氧，屬局部性迴圈障礙，治療首選當歸四逆湯治療。

2. 梗阻型：有明顯的掌、指動脈梗阻，多由免疫性疾病和動脈粥樣硬化所伴隨的慢性動脈炎所致。由於有嚴重的動脈梗阻，故室溫時指動脈壓明顯降低。梗阻型對寒冷的正常血管收縮反應就足以引起發作。治療首選當歸四逆湯加吳茱萸生薑湯。

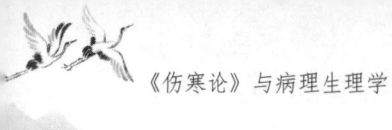

"其人內有久寒者"，說明機體已經存在有效迴圈血量減少的情況，因為有效迴圈血量減少，造成微循環及組織器官的缺血缺氧，屬全身性迴圈障礙，機體因此啟動代償機制，交感—腎上腺髓質系統強烈興奮，通過收縮外周血管及腹腔內臟器官血管平滑肌等以保證重要器官心腦的血供，同時，兒茶酚胺的持續作用可使血小板數目增多、黏附聚集性增強，也可使白細胞及纖維蛋白原濃度升高，使血液黏滯度增加，促進微血栓形成，造成動脈梗阻，繼而加重微循環不良。在這個過程中，為了增加能量供應，兒茶酚胺通過促進胰高血糖素分泌及抑制胰島素分泌而促進脂質動員及糖原分解，使血糖升高，使血液中游離脂肪酸增加；同時，由於胰島素的分泌減少，細胞膜上的鈉鉀泵活性下降（胰島素是增強鈉鉀泵活性的主要激素），可繼發低鈉及高鉀血症，細胞內液因此增多，可導致細胞水腫。

細胞水腫是細胞損傷中最早出現的改變，是細胞可逆性損傷的一種形式，也是機體代償作用的結果。這種內有久寒的手足厥寒通常伴有水、電解質代謝紊亂，故首選當歸四逆加吳茱萸生薑湯治療。

當歸四逆湯、當歸四逆加吳茱萸生薑湯的用藥思考：桂枝、白芍重在增加外周血流擴張外周血管以散寒解痙；當歸輔助桂枝、白芍促進外周血液迴圈，活血化瘀以抗血栓；細辛、通草疏通外周血管、微血管，以改善局部組織的供血供氧；大棗、炙甘草可補充血容量，可保護細胞以防止損傷；吳茱萸、生薑合用可改善血管平滑肌強烈收縮的狀態（作用機制可參考309條），可以啟動細胞膜上的鈉鉀泵，可以改善水、電解質紊亂，可以調節內分泌激素水準，可以擴張微血管並增強微血管血流。

筆者認為，當歸四逆加吳茱萸生薑湯可用於糖尿病並發症之早期的微循環改變，糖尿病的微循環改變不僅反映在腎臟和視網膜的微血管床，也同樣累及其他末梢微血管床，如四肢、皮膚、皮下組織、骨骼肌等。

■ 四逆湯與微循環缺血性缺氧

【原文】大汗出，熱不去，內拘急，四肢疼，又下利、厥逆而惡寒者，四逆湯主之。（353）

大汗，若大下利而厥冷者，四逆湯主之。（354）

四逆湯方

甘草二兩（炙） 乾薑一兩半 附子一枚（生用，去皮，破八片）

上三味，以水三升，煮取一升二合，去滓，分溫再服，強人可大附子一枚，乾薑三兩。

【病理生理】當機體進入休克早期，也就是微循環缺血性缺氧期，組織器官的血液灌注減少，其功能及結構開始受損，機體因此啟動代償機制，興奮交感—腎上腺髓質系統，減少外周及腹腔內臟器官血流以保護重要臟器心、腦的血供，隨著外周阻力的增大、汗腺分泌的增加、腹腔內臟小血管的持續收縮等，機體就會出現煩躁不安、惡寒、四肢冰冷、出冷汗、心率快、脈搏細數、胃腸功能障礙等症，此時機體仍有能力代償。

一旦機體出現"大汗出，熱不去，內拘急，四肢疼，又下利厥逆而惡寒"，說明四肢末梢及腹腔內臟組織器官如胃腸等已經處於缺血性缺氧狀態，其功能及結構已經損傷，機體即將進入微循環淤血性缺氧期，故當用四逆湯強心擴容。

這裡的大汗，為機體體溫調節機制失控的表現，交感神經控制著汗腺的分泌，參與體溫調節機制，交感神經受中樞神經系統支配，當大腦開始缺血缺氧時，中樞神經系統功能就會受到影響，體溫調節機制因此失控，故而大汗出又或熱不除；下利及厥冷，均為微循環及組織器官缺血缺氧的表現，再次說明機體即將進入失代償期，故仍用四逆湯回陽救逆。

■ 瓜蒂散與氣管內痰栓

【原文】病人手足厥冷，脈乍緊者，邪結在胸中，心下滿而煩，饑不能食者，病在胸中，當須吐之，宜瓜蒂散。（355）

瓜蒂散方

瓜蒂一分（熬黃） 赤小豆一分

上二味，各別搗篩為散已，合治之，取一錢匕，以香豉一合，用熱湯七合，煮作稀糜，去滓，取汁和散，溫頓服之。不吐者，少少加，得快吐乃止。諸亡血虛家，不可與瓜蒂散。

【病理生理】此條可與上一條進行對比。由氣管異物（氣管內痰栓）等引起的暫時性的乏氧性缺氧，導致交感神經興奮，收縮外周血管及減少胃腸血流等，也會出現手足厥冷等情況，同時氣管異物也會影響靜脈、淋巴回流，造成心下滿而煩等，此時的治療當用瓜蒂散清除氣管異物為主。

【原文】傷寒厥而心下悸，宜先治水，當服茯苓甘草湯，卻治其厥；

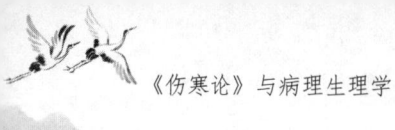

不爾，水漬入胃，必作利也。（356）

【病理生理】傷寒厥而心下悸，說明機體在啟動代償機制的過程中，造成了水鈉瀦留，當先治水，可酌情給與茯苓甘草湯，或真武湯，或茯苓四逆湯等。若仍單用四逆湯強心擴容，不但加重水鈉瀦留，還可造成水、電解質代謝紊亂，必會影響大小便的狀態。

【原文】傷寒六七日，大下後，寸脈沉而遲，手足厥逆，下部脈不至，咽喉不利，唾膿血，泄利不止者，為難治，麻黃升麻湯主之。（357）

麻黃升麻湯方

麻黃二兩半（去節）　升麻一兩一分　當歸一兩一分　知母十八銖　黃芩十八銖　萎蕤十八銖（一作菖蒲）　芍藥六銖　天門冬六銖（去心）　桂枝六銖（去皮）　茯苓六銖　甘草六銖（炙）　石膏六銖（碎，綿裹）　白朮六銖　乾薑六銖

上十四味，以水一升，先煮麻黃一二沸，去上沫，內諸藥，煮取三升，去滓，分溫三服，相去如炊三鬥米頃，令盡，汗出愈。

【病理生理】此條文存疑。太陽傷寒大下後，患者必然體液損耗，再加上手足厥逆、唾膿血、泄利不止等症候，病情已然由表傳裡，進入厥陰病的狀態，當為難治。但用麻黃升麻湯，實在無法自圓其說，既然已經唾膿血，說明存在靜脈淤血性出血的情況，再加上大下後仍泄利不止，怎敢再用麻黃、桂枝擴張微血管、促進汗腺分泌來發汗解表呢？所以此處存疑。可參考364條。

【原文】傷寒四五日，腹中痛，若轉氣下趣少腹者，此欲自利也。（358）

【病理生理】傷寒四五日，腹中痛並有排氣的表現，說明迷走神經開始興奮，胃腸開始蠕動，恢復其排空功能，這說明機體進入自我修復的狀態。

■ 乾薑黃芩黃連人參湯與胃腸黏膜缺血缺氧

【原文】傷寒，本自寒下，醫複吐下之，寒格，更逆吐下，若食入口即吐，乾薑黃芩黃連人參湯主之。（359）

乾薑黃芩黃連人參湯方

乾薑　黃芩　黃連　人參各三兩

上四味，以水六升，煮取二升，去滓，分溫再服。

【病理生理】機體進入微循環障礙及組織器官低灌注的狀態，外周及胃腸血流減少最明顯，繼而出現胃腸排空障礙等，若胃腸黏膜屏障因持續缺血被破壞，一方面會打破腸道的生態平衡，導致致病菌在腸黏膜定植；另一方面會損傷腸黏膜，造成腸黏膜水腫、糜爛、潰瘍和出血。繼而機體由胃腸排空障礙發展為胃腸吸收不良，導致腹瀉等，此腹瀉為胃腸缺血缺氧引發，故曰"本自寒下"。

若此時誤用了吐法、下法，大量損耗了消化液，就會加重微循環缺血缺氧的狀態，如果機體因此出現了食入即吐的症候，則說明機體的代償機制尚能運行，通過持續減少胃腸血流、收縮胃腸血管平滑肌來進行血液重新分佈，以保護重要器官心腦的供血供氧，通過增加抗利尿激素的分泌來完成自身輸液，當用乾薑黃芩黃連人參湯治療。

乾薑黃芩黃連人參湯的用藥思考：乾薑、黃連、黃芩合用可改善胃腸黏膜缺血缺氧的狀態，可抗炎抗損傷以維持胃腸道的生態平衡；人參則可提供能量、造血原料以補充血容量。

【原文】下利，有微熱而渴，脈弱者，今自愈。（360）

下利脈數，有微熱汗出，今自愈，設復緊為未解。（361）

【病理生理】下利，若出現微熱而渴，脈搏細數，心率快，說明機體的代償機制仍然運行，微循環障礙及組織器官低灌注的狀態可以得到改善。

若脈象緊迫，說明機體內部正在進行激烈的戰爭，損傷和抗損傷的力量相當，病情還未轉向改善。

【原文】下利，手足厥冷，無脈者，灸之不溫，若脈不還，反微喘者，死。少陰負趺陽者，為順也。（362）

【病理生理】這一條講灸法和脈象，不再贅述。

【原文】下利，寸脈反浮數，尺中自澀者，必清膿血。（363）

【病理生理】下利，脈當沉微、沉細，今寸脈反浮數、尺脈反澀，說明病情有了發展，機體從微循環的缺血缺氧期發展為淤血性缺氧期，必會引發內毒素血症，故必便膿血。

【原文】下利清穀，不可攻表，汗出必脹滿。（364）

【病理生理】下利清穀，一方面說明機體的組織器官（胃腸）已經處於缺血缺氧的狀態，另一方面說明機體的體液仍然大量被損耗，若此時再

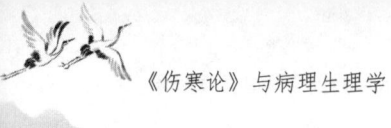

盲目使用汗法，只會進一步損耗體液，導致水、電解質代謝紊亂，造成鉀代謝失衡，胃腸血管平滑肌因此麻痹，輕則食欲不振、腹脹、噁心；重則麻痹性腸梗阻。故汗出必脹滿。

【原文】下利，脈沉弦者，下重也；脈大者，為未止；脈微弱數者，為欲自止，雖發熱，不死。（365）

【病理生理】下利、脈沉弦，說明機體存在水、電解質代謝紊亂，有水鈉瀦留，故下肢沉重；脈大，說明機體正在做最後的抗爭，即將進入失代償期；脈微弱，說明機體的代償機制仍然作用，處於休克早期，可以恢復，雖有發熱，暫時不會有生命危險。

【原文】下利，脈沉而遲，其人面少赤，身有微熱，下利清穀者，必鬱冒汗出而解，病人必微厥，所以然者，其面戴陽，下虛故也。（366）

【病理生理】下利，機體因失液而處於微循環缺血性缺氧期，表現出面色紅，說明組織器官利用氧的能力下降，氧氣進入卻無法充分利用，導致毛細血管中氧合血紅蛋白增多，面色可呈紅色或暗紅色，故曰"其面戴陽，下虛故也"；身有微熱，則說明機體仍有能力代償，通過興奮交感—腎上腺髓質系統，減少外周血流以保護重要臟器心腦的供血供氧等，故病人必微厥（手足涼），心、腦的供血供氧得到改善，必會出現一過性的眩暈等眩瞑反應，與臨床醉氧症類似。

當機體剛剛適應低氧環境，又重新進入氧氣含量相對高的環境，就會發生不適應，從而出現疲倦、無力、嗜睡、胸悶、頭昏、腹瀉等症候，產生所謂的醉氧反應，或者"脫適應反應"，可隨汗出而解。

【原文】下利，脈數而渴者，今自愈，設不差，必清膿血，以有熱故也。（367）

【病理生理】下利，出現脈數而渴，心率快、口渴、四肢冰冷等，若不及時治療，就會很快進入休克的失代償期，必引發腸源性內毒素血症，故必便膿血。

【原文】下利後脈絕，手足厥冷，晬時脈還，手足溫者生，脈不還者死。（368）

【病理生理】下利後脈絕，手足厥冷，說明機體出現周圍迴圈衰竭（升壓藥難以恢復），面色灰暗、蒼白，口唇和肢端發紺，靜脈塌陷、心音低弱、脈搏細弱甚至摸不到等，則進入失代償狀態，為休克晚期的表現。

這種狀況下，若24小時內脈象有所緩和，手足開始有溫度，則有生還的希望；若24小時內脈得不到緩解或手足厥冷得不到改善，則生命垂危。

【原文】傷寒下利，日十餘行，脈反實者死。（369）

【病理生理】厥陰病，下利不止，脈象反有力洪大，則進入回光返照的狀態，必死。

■ 通脈四逆湯與低排高阻型休克

【原文】下利清穀，裡寒外熱，汗出而厥者，通脈四逆湯主之。（370）

通脈四逆湯方

甘草二兩（炙） 附子大者一枚（生用，去皮，破八片） 乾薑三兩（強人可四兩）

上三味，以水三升，煮取一升二合，去滓，分溫再服，其脈即出者愈。面色赤者，加蔥九莖；腹中痛者，去蔥，加芍藥二兩；嘔者，加生薑二兩；咽痛者，去芍藥加桔梗一兩；利止，脈不出者，去桔梗加人參二兩。病皆與方相應者，乃服之。

【病理生理】下利清穀，因失液進一步損耗血容量，使組織器官進入缺血缺氧的狀態，機體為了自保，不得不通過毛細血管的增生，以縮短氧從血管向組織細胞彌散的距離，這便是裡寒外熱的由來；汗出而厥，說明交感—腎上腺髓質系統仍然可以發揮作用，汗腺分泌增加，外周阻力增大，為可逆性的失代償期。

"下利清穀，裡寒外熱，汗出而厥者"，說明機體進入低排高阻型的冷休克階段，此時機體體溫下降，皮膚蒼白發涼加重，花斑狀發紺（皮膚瘀血），血壓下降、心肌搏動無力、脈搏細速、心率加快、靜脈萎陷等，屬微循環瘀血性缺氧期。當用通脈四逆湯治療。

通脈四逆湯的用藥思考：在四逆湯強心擴容的基礎上加倍了乾薑的用量，一方面增加組織器官利用氧的能力；另一方面增強微循環的動力以防治微循環瘀血。

■ 白頭翁湯與腸源性內毒素血症

【原文】熱利下重者，白頭翁湯主之。（371）

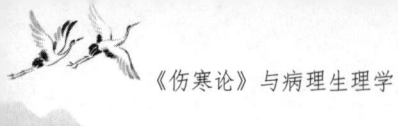

下利欲飲水者，以有熱故也，白頭翁湯主之。（373）

白頭翁湯方

白頭翁二兩　黃柏三兩　黃連三兩　秦皮三兩

上四味，以水七升，煮取二升，去滓，溫服一升，不愈，更服一升。

【病理生理】熱利下重，為厥陰病下利便膿血的狀態，可繼發腸源性內毒素血症；下利口渴欲飲水，為失液後有效迴圈血量下降的表現，也為微循環淤血性缺氧的狀態。機體在微循環淤血性缺氧的狀態下，外周免疫器官及腹腔內臟組織器官最先受到影響。

外周免疫器官包括淋巴結、脾臟（針對來自血液中抗原的免疫應答場所，也是體內產生抗體的主要器官）、黏膜相關淋巴組織（亦稱黏膜免疫系統，主要是呼吸道、腸道及泌尿生殖道黏膜固有層和上皮細胞下散在的無被膜淋巴組織，以及某些帶有生髮中心的器官化的淋巴組織，如扁桃體、小腸的派氏集合淋巴結、闌尾等，其作用是抵禦侵入腸道的病原微生物感染），是淋巴細胞和其他免疫細胞定居、增殖及產生免疫應答的場所（不論發生哪類免疫應答，都會引起局部淋巴結腫大），參與淋巴細胞再迴圈，有過濾清除病原體、血中異物、病毒及衰老死亡的紅細胞等作用。若外周免疫器官受損，可直接影響機體的免疫能力，可引發局部淋巴結腫大，導致血中毒素滯留，可造成呼吸道、腸道、泌尿生殖道黏膜的感染等。

在微循環淤血性缺氧的狀態下，腹腔內臟組織器官處於低灌注的狀態，若胃腸黏膜的功能及形態受損，再加上腸道黏膜免疫屏障被破壞，可導致消化吸收不良，可引發黏膜缺血、萎縮、破損、脫落，可造成內毒素移位，發生腸源性內毒素血症。另外，因為肝臟的缺血缺氧對內毒素的清除功能減退（大量內毒素在肝臟未經解毒溢入體循環）及門體系統功能障礙（來自腸道的內毒素繞過肝臟，未經滅活解毒，湧入體循環，形成內毒素血症），均可誘發內毒素血症。

內毒素血症可以出現在多系統的多種疾病中，病死率極高。症候和體徵有發熱，白細胞數變化，出血傾向，心力衰竭，腎功能減退，肝臟損傷，神經系統症候，以及休克等。出現下利便膿血口渴時，首選白頭翁湯治療。

白頭翁湯的用藥思考：《本草匯言》著重闡述白頭翁的藥效為"涼血，

消瘀，解濕毒"，與秦皮合用可涼血、止血、止痢，可抗凝化瘀解毒；黃連、黃柏合用可抗炎、可滅菌，可化解血中熱毒，可調整腸黏膜菌群失調，並對黏膜損傷具有一定的修復作用。

【原文】下利，腹脹滿，身體疼痛者，先溫其裡，乃攻其表。溫裡宜四逆湯，攻表宜桂枝湯。（372）

【病理生理】本條講了一個治療原則，即當機體同時出現表證和裡證時，如裡之下利腹脹滿，表之身體疼痛，若機體的組織器官已經出現缺血缺氧的狀態時，當先治裡，先用四逆湯改善組織器官缺血缺氧的狀態，改善後若仍有表證，再用桂枝湯促進體表的血液迴圈以改善身體疼痛。

【原文】下利譫語者，有燥屎也，宜小承氣湯。（374）

【病理生理】本條應該是"下利清水譫語者，有燥屎也，可先用小承氣湯治療"。具體詳解可參考321條。

【原文】下利後，更煩，按之心下濡者，為虛煩也，宜梔子豉湯。（375）

【病理生理】下利後，更煩，為機體失液後交感神經興奮的表現。按之心下濡，說明下後機體沒有出現結胸證，也沒有出現胃腸排空障礙，只是因失液導致交感神經的過度興奮，可用梔子豉湯治療。可參考76條。

【原文】嘔家有癰膿者，不可治嘔，膿盡自愈。（376）

【病理生理】此條所述，可參考臨床的慢性肺膿腫。此病是由於多種病因所引起的肺組織化膿性病變。早期為化膿性炎症，繼而壞死形成膿腫。

慢性肺膿腫有慢性咳嗽、咳膿痰、反復咯血、繼發感染和不規則發熱等，常呈貧血、消瘦等慢性消耗病態。臨床治療時需稀釋痰液，幫助機體把痰液咳出，將濃稠的痰液吐出，方能治癒。

【原文】嘔而脈弱，小便復利，身有微熱，見厥者，難治，四逆湯主之。（377）

【病理生理】"嘔而脈弱"，嘔吐損耗體液，機體因失液導致微循環缺血缺氧。機體為了自保，當減少小便以完成自身輸液的代償機制，同時減少外周血流以保護重要臟器心腦的供血。

"小便復利"，為小便由少開始變多，則說明腦細胞已經處於缺血缺氧的狀態，中樞神經系統功能受到影響，可引發中樞性尿崩症。同時，機體還可出現低血容量的表現，如心悸、心慌、血壓下降、四肢冰冷、休克及腎前性的氮質血症等。

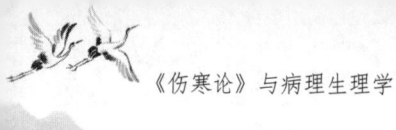

身有微熱，則說明機體還未完全失代償，此時當用四逆湯強心擴容以改善機體缺血缺氧的狀態。可參考29、225、354條。

【原文】乾嘔，吐涎沫，頭痛者，吳茱萸湯主之。（378）

【病理生理】乾嘔、吐涎沫、頭痛，為中樞神經系統功能障礙的表現，與水、電解質代謝失衡有關，主要是低容量性低鈉血症，腦細胞因此水腫，顱內壓因此升高，常會出現頭痛、噁心、嘔吐、困倦疲乏、肌無力或痙攣、癲癇發作甚至昏迷等，可用吳茱萸湯治療。可參考243條。

【原文】吐而發熱者，小柴胡湯主之。（379）

【病理生理】本條吐而發熱，當為病癒後因為勞累等因素又出現的症候，與自律神經調節有關，故先用小柴胡湯治療。可參考96條。

【原文】傷寒，大吐大下之，極虛，複極汗者，其人外氣怫鬱，複與之水，以發其汗，因得噦。所以然者，胃中虛冷故也。（380）

【病理生理】傷寒，用了吐法和下法後，損耗了大量的體液，影響了有效迴圈血量，故極虛。有效迴圈血量一旦下降，機體就會啟動代償機制，通過收縮外周及腹腔內臟血管平滑肌以減少血流，以保護重要臟器心腦的供血。如果此時再用汗法發汗，進一步損耗體液，可直接造成微循環及胃腸的缺血缺氧，嚴重影響胃腸功能，導致消化和吸收不良，故曰"胃中虛冷也"。同時，也可造成水、電解質代謝紊亂，導致水鈉瀦留，故而飲水則噦。

【原文】傷寒，噦而腹滿，視其前後，知何部不利，利之即愈。（381）

【病理生理】傷寒，出現噦而腹滿，可觀察大小便的狀態，若噦而不大便，主要問題在於胃腸排空障礙，可酌情給與相關治療方法；若噦而小便不利，主要問題在於水鈉瀦留，可酌情給與相關治療方法。這就是所謂視其前後，知何部不利，利之即愈。